肾藏精藏象研究丛书

从肾治未病理论与方药

主　编　任艳玲

主　审　郑洪新

中国中医药出版社

·北　京·

U0307573

图书在版编目（CIP）数据

从肾治未病理论与方药 / 任艳玲主编 . —北京：中国中医药出版社，2015.4

（肾藏精藏象研究丛书）

ISBN 978-7-5132-2001-9

Ⅰ . ①从… Ⅱ . ①任… Ⅲ . ①中医学—预防医学 ②肾（中医）—保健 Ⅳ . ① R211 ② R256.5

中国版本图书馆 CIP 数据核字（2014）第 198448 号

中 国 中 医 药 出 版 社 出 版

北京市朝阳区北三环东路 28 号易亨大厦 16 层

邮政编码 100013

传真 010 64405750

北京市泰锐印刷有限责任公司印刷

各地新华书店经销

*

开本 880×1230 1/32 印张 14.25 字数 377 千字

2015 年 4 月第 1 版 2015 年 4 月第 1 次印刷

书号 ISBN 978-7-5132-2001-9

*

定价 49.00 元

网址 www.cptcm.com

社长热线 010 64405720

购书热线 010 64065415 010 64065413

微信服务号 zgzyycbs

书店网址 csln.net/qksd/

官方微博 http：//e.weibo.com/cptcm

淘宝天猫网址 http：//zgzyycbs.tmall.com

《肾藏精藏象研究丛书》

为国家重点基础研究发展计划（973计划）中医理论基础研究专项资助。

为"基于'肾藏精'的藏象理论基础研究"项目的阶段性成果。

前　言

　　"治未病"一词首见于中医理论的奠基之作《黄帝内经》，在开篇《素问·上古天真论》中论述养生延年，即蕴涵着"治未病"的主要法则、具体方法及其重要意义。在次篇《素问·四气调神大论》中曰："圣人不治已病治未病，不治已乱治未乱，此之谓也。夫病已成而后药之，乱已成而后治之，譬犹渴而穿井，斗而铸锥，不亦晚乎？"首次提出了"治未病"的说法，以"渴而穿井，斗而铸锥"为喻，形象地阐释了"不治已病治未病"的预防医学思想，并从正反两个方面强调"治未病"的重要性。后世历代医家从临床实践出发对此不断发挥，将这一思想反映在防病治病的全过程，进一步丰富了"治未病"的理论内涵。

　　在中医学中，肾为五脏之一。肾的主要生理功能即"肾藏精"，由于肾所藏之精为"先天之精"，为脏腑阴阳之本、生命之源，故称肾为"先天之本"。肾所藏之精具有促进人体生长发育和生殖的作用。肾还具有主持全身水液代谢，使体内水液代谢平衡的作用，故称"肾者主水"。肾阴、肾阳为人体阴液、阳气的根本，两者相互制约、相互依存、相互为用，维持人体阴阳的动态平衡。在病变过程中，肾阴、肾阳亦常相互影响，肾阴虚发展到一定程度，可以累及肾阳，发展为阴阳两虚，即"阴损及阳"；肾阳虚发展到一定程度，也可累及肾阴，发展为阴阳两虚，即"阳损及阴"。肾精宜秘藏而不宜泄露，这一生理特点决定了肾在病理上以虚证居多，即使有实邪存在，亦多为本虚标实，所以治肾以多补少泻为宜。

而以养肾摄生、从肾论治为主要原则的治未病思想，也经过了漫长历史时期的沉淀，逐渐在中医学养生防病的理论体系中凸显出来。《黄帝内经》把"精、气、神"视为人体的"三宝"，视其为生命不可或缺的物质，故提倡要重视"精、气、神"的保养。其中，强调了保养正气，尤其是肾之精气的重要性。《素问·金匮真言论》曰"夫精者，身之本也"，明确了"精"是作为生命个体的物质基础。《素问·五常政大论》又曰"阴精所奉其人寿"，肯定了精在养生长寿方面的基础作用。《素问·通评虚实论》说"精气夺则虚"，又突出强调精气是人体生命活动的原动力，是防病抗衰的本源。从某种意义上说，"正气"也就是"真气""肾气""肾精"，其盛衰存亡既关系到疾病的发生，也关系到人体衰老的进程以及生命的存亡；肾气的自然盛衰，既决定人体生长衰老的过程，也是机体防病的关键因素。

本书编写者团队在"国家'973'计划中医理论基础研究专项"研究"基于'肾藏精'的藏象理论基础研究"的资助下，基于中医肾藏象学，系统研究中医之"肾"与"治未病"的学术源流、治疗原则，以及现代研究进展。同时，系统梳理总结食治之传统文化、药性特点以及配方规律，从来源、性味归经、功能主治、性能特点、用法用量、使用注意，从肾论治之本草集要，从肾论治药用拾璎等方面，全面阐释70味从肾治未病常用药的知识，并从出处、组成、用法、功用、主治、源流及临床运用等方面，全面阐释64首从肾治未病的常用方剂。

本书对中医从肾治未病的理论与方药进行了研究与探索，进一步丰富了中医治未病理论，提高其实用性，并有助于推进未病学的发展。由于笔者的学识、水平、能力有限，本书一定还存有很多不当之处，期待得到专家和广大读者的宝贵意见，以便再版时修订提高。

编委会

2014 年 8 月于辽宁沈阳

编写说明

　　本书是"国家'973'计划中医理论基础研究专项"资助课题成果。

　　全书分为总论和各论两部分。总论由3章构成，分别介绍了中医从肾治未病理论的学术源流，中医从肾治未病的基本原则，以及中医从肾治未病的现代研究。各论共2章，由从肾治未病的常用食物与药物，及从肾治未病的常用方剂构成。系统地从来源、性味归经、功能主治、性能特点、用法用量、使用注意、从肾论治之本草集要、从肾论治药用拾璎等方面，全面阐释70味常用从肾治未病的用药知识；并从出处、组成、用法、功用、主治、源流及临床运用等方面，全面阐释从肾治未病的64首常用方剂。本书前言及总论部分由任艳玲、朱辉、柳承希、辛华、冯秀芝等人完成，各论部分由于彩娜、李杨、刘立萍、姜开运、姜楠、张林、李然、张红梅、訾慧等人完成。

　　本书基于中医"肾藏精"藏象理论，系统研究从肾治未病的学术源流、治则，以及食、药、方的古今应用，是一部中医治未病的研究专著，可作为从事中医理论研究人员、高等中医药院校师生、关注健康的民众以及关注治未病研究的科研人员、医务界同仁的参考书。

目　录

总　论

总　论

第一章

中医从肾治未病理论的学术源流

中华民族有着五千多年的文明历史，早在殷商时期的历史文献《商书·说命》中就有"惟事事，乃其有备，有备无患"的论述，体现了当时人们已具有防患于未然的思想意识。随着中国文化的发展，这种思想影响到医学界，开始有医家认识到疾病也应该及早发现，及早治疗。"治未病"的起源可追溯到先秦时期，经过历代医家的充实和完善，逐渐形成了系统的治未病理论体系。以养肾摄生、从肾论治为主要原则的治未病思想，也经过了漫长历史时期的沉淀，逐渐在中医学养生防病的理论体系中凸显出来。

第一节　中医治未病概说

"治未病"是中医学的核心理念之一，是采取预防或治疗手段，防止疾病发生、发展的方法，包括未病先防、既病防变、愈后防复等内容。"治未病"是中医治则学的基本法则，也是中医预防保健的重要理论基础。早在《黄帝内经》中就提出了"不治已病治未病"的防病养生思想。《难经》《伤寒杂病论》等著作继承并发展了《黄帝内经》的理论，使中医预防理论日臻完善，备受瞩目。

一、治未病的由来

"治未病"一词首见于中医理论的奠基之作《黄帝内经》，在开篇《素问·上古天真论》中论述养生延年，即蕴含着"治未病"的主要法则、具体方法及其重要意义。在次篇《素问·四气调神大论》中曰："圣人不治已病治未病，不治已乱治未乱，此之谓也。夫病已成而后药之，乱已成而后治之，譬犹渴而穿井，斗而铸锥，不亦晚乎？"首次提出了"治未病"的说法，以"渴而穿井，斗而铸锥"为喻，形象地阐释了"不治已病治未病"的预防医学思想，并从正反两个方面强调"治未病"的重要性。

后世历代医家从临床实践出发对此不断发挥，将这一思想反映在防病治病的全过程，进一步丰富了"治未病"的理论内涵。如汉代著名医家张仲景在《金匮要略·脏腑经络先后病脉证》中曰："上工治未病，何也？师曰：夫治未病者，见肝之病，知肝传脾，当先实脾。"这成为"治未病"思想在临床运用中的经典论述。又有元末朱丹溪在《丹溪心法·不治已病治未病》中言："与其求疗于有病之后，不若摄养于无疾之先……未病而先治，所以明摄生之理……此圣人不治已病治未病之意也。"明代袁班将治未病思想了提升一个境界，其在《证治心传·证治总纲》中指出"欲求最上之道，莫妙于治其未病"。清代曹庭栋在《老老恒言·防疾》中则指出"以方药治已病，不若以起居饮食调摄于未病"。如此等等，不一而足。

可见，"治未病"这一伟大的医学理念源远流长，并在中医学漫长的发展历程中始终闪耀着光芒，成为中医学理论体系的一个重要组成部分，其与中医学的天人合一观、形神合一观、阴平阳秘观、正气为本观是一致的，它在整体观念指导下，贯穿于辨证论治的临床实践中。凡事预防在先，这是中医学家谨遵的古训。

二、治未病的内涵

中医"治未病"思想发展至今天，其概念的内涵不断扩展并逐渐趋于成熟。经过历代医家的总结完善，中医的"治未病"理论可以表达为"养生防病""欲病防作""既病防变""愈后防复"等多个层次，贯穿于无病状态、病隐而未显、病发而未传和病愈之后的巩固调理的全过程。

（一）养生防病

养生防病，是指在人体处于健康无病的状态时，应防止体内病因的发生和外邪的入侵，即要重视养生调摄以预防疾病的发生。如《素问·上古天真论》曰："虚邪贼风，避之有时，恬惔虚无，真气从之，精神内守，病安从来？"就是主张对外要避免外邪的侵袭，对内要注意调摄精神情志，避免情志过激和精气妄耗，才能保持真气充盛，使疾病无从发生。

（二）欲病防作

欲病防作，是指疾病欲作而未发，即在病情潜隐而尚未显露之时，采取及时的调理而防止疾病显现。欲病阶段机体往往仅有轻微的自觉不适症状，如孙思邈在《千金要方》中描述的"苦似不如平常"。欲病之病，其实质是人体处于未病和已病之间的一种状态，此时五脏六腑没有受损，气血津液还没有亏耗，神气犹未涣散，病势处于轻浅阶段，及时服药调理，每能痊愈。可见，"欲病"是"治未病"的重要阶段，只有及时治疗，早遏其路，防患于未然，才不致发展成为"已病"。

（三）既病防变

既病防变，是指机体已经出现病变，但是因为疾病具有由表及里、由浅入深、由皮毛肌腠到经络乃至脏腑的传变特点，所以应在起病之初，即当邪在肌表或适中经络之时，由于此时人体正气未衰，及早治疗必然易治易愈，人体也少受损伤。若错失时机，任其发展，则病邪深入，证候复杂，难以施治。再如，虽然机体的某些脏腑已有病变，但其他脏腑仍然是健康无病的，那么根据人体疾病传变的普遍规律，在这一时期就要考虑疾病向他脏传变的可能，应如清代医家叶天士在《温热论》中所强调的"务在先安未受邪之地"，在积极治疗已病脏腑的同时，对可能波及的未病脏腑采取恰当的调治措施，阻断疾病的传变途径。汉代张仲景在《金匮要略》中所载"见肝之病，知肝传脾，当先实脾"，同样也是这个道理。

（四）愈后防复

愈后防复，是指病后初愈，要防止因体弱而使疾病复发。因为病后正气的恢复是一个渐进的过程，正气要恢复到病前正常水平需要一定时间，这一时期正气尚不足，或兼有余邪未尽，若此时饮食起居、情志房室等调养不慎，则极易引起疾病的复发，因此要采取一定的措施以预防疾病再次发作。

三、治未病的时代意义

在当代社会，随着人们物质生活水平的不断提高和精神文明生活的日益丰富，人们的健康理念发生了重大变化，人们对自身健康状态的关注已从"已病图治"转变为"未病先防"。同时，大量的临床实践也使广大医务工作者越来越清楚地认识到"治未病"思想具有重要的指导意义和实践价值，从而自觉地运用它来指导养生和治疗疾病，使"治未病"这一理念更加深入人心。世界卫生组织也早在1996年就已明确指出：21世纪的医学不再继续以疾病为主要研究对象，而以人的健康为研究对象与实践目标的健康医学将是未来医学发展的方向。这说明未来医学的重心将从"治已病"向"治未病"转移。

随着人类社会文明的进步，生活、学习、工作等节奏不断加快，巨大的社会竞争压力使相当多的人处于亚健康状态，亚健康几乎是当今社会人群面临的通病。因此，处于健康和疾病之间的亚健康已经成为健康医学的主要课题之一，防治亚健康状态就是"治未病"最亟待解决的重大问题。亚健康人群的理化检查往往没有阳性体征，只有本人主观感觉的异常。针对这些"未病"的治疗，不仅可以帮助人们缓解病痛，提高生活质量，而且对于预防和控制潜在疾病的发生也会发挥不可低估的作用。而中医学辨证论治的灵活性和诊疗手段的多样性，以及常用中草药和针灸的相对安全性，使中医的"治未病"更具特色和优势。

21世纪，中国政府明确表示：国家卫生政策的重大调整之一是由治疗为主转为预防为主，将治疗环节向前移，即卫生政策的"战略前移"。这一政策的制定，无论是从卫生经济学角度，还是从医学科学发展的内在需要而言，都具有十分重要的现实意义。将大量的疾病治疗费用用于患病前的预防，不但可以减少经费支出，节省医疗资源，而且还可以取得良好的治疗效果，大大提高人们的生活质量。可见，伴随着社会文明的发展，"治未病"的理念越来越受到广泛地关注，特别是在近几年已经成为中医药研究的一个重点和热点。我们相信，中医"治未病"理念将对人类健康的维护做出巨大的贡献。

第二节　中医从肾治未病理论的起源

中医学基本理论体系的形成根植于中国文化的肥沃土壤，主要受中国古代哲学思想的影响。"治未病"思想也不例外，同样离不开中国传统哲学思想的指导。"治未病"思想的起源可追溯到先秦时期（一般将公元前221年以前的历史时期称为先秦时期，为与上古区别，以公元前21世纪初夏朝的建立作为上限）。先秦时期，在与自然和疾病的抗争中，人们逐渐认识到预防的重要性。比如，人类当时已经认识到居住在水湿环境易患"筋骨瑟缩"，而舞蹈可以宣导之。据甲骨文记载，当时的人们已知道通过洗脸、洗手、洗澡等来维护个人卫生，同时也懂得通过除虫、排水、清扫来调整外部环境卫生。随着社会的发展，人们更加注重对自身健康的保养，先秦的思想家在探讨自然规律及生命奥秘的过程中，逐渐形成了"治未病"以保养生命的观念。

这一时期对"治未病"思想的形成影响较大的，当属道家和儒家，尤其是创建中医理论体系的《黄帝内经》更是明确提出"治未病"思想。在这些学术流派中，重点提及了人体"精、气、神"的养护，也是中医从肾治未病理论的起源。

一、道家倡"道法自然，精气内守"

春秋战国时期的道家以老子、庄子为代表，主张"人法地，地法天，天法道，道法自然"。认为自然界万物处于经常的运动变化之中，这一基本法则即是"道"，主张人的生命活动只有符合自然规律，才能长寿。

道家提出精、气、神的概念，认为精、气是构成万物的要素，万物的生成与毁灭均是气的凝聚或消散的缘故。《庄子·如此游》曰："人之生，气之聚也，聚则为生，散则为死。"同样，精也是生命活动的物质基础，如《管子·内业》所言："精者，气之精者也。""精存自生，其外安荣，内脏以为泉源。"神则由精气而生，然又统驭精气的运化，并协调五脏的功能。《庄子·刻意》曰："精神四达并流，无所不及，上际于天，下蟠于地，化育万物。"在人体之中，肾主藏精，而人体的生命活动是由精、气、神维持的，在这三者中肾中之精气是构成人体的基本物质，也是人体生长发育及各种功能活动的物质基础。如果肾中精气不足会使身体元气不足，抵抗力下降，邪气易于乘虚而入。老子在《道德经》中提出"致虚极，守静笃"的观点，要求人们思想要安静清闲，不要有过多的欲望，这样就能使精气内守，安养精神，而祛病延年。

二、儒家主"中庸守衡，保养肾精"

以孔子、孟子为代表人物的儒家主要倡导"中庸"思想，认为保养生命要同待人处事一样不偏不倚，不能太过也不能不及，要达到人体内环境和机体内外环境的平衡。

孔子提出少、壮、老三个阶段的防病养生准则，如《论语》中"君子有三戒：少之时，血气未定，戒之在色；及其壮也，血气方刚，戒之在斗；及其老也，血气既衰，戒之在得"，即是根据人的年龄、各阶段生理特点的不同而提出的具体养生方法。其中"少年养生，戒之在色"，说明少年肾精未充、气血未定之时应注意防止肾精的耗损，精能化气生血，强调了年少时注意保养肾精的重要性。孔子也是最早提出婚龄问题的思想家，主张"男子三十而娶，女子二十而嫁"，《礼记》亦把其收入书中，这种说法与现代科学的论证基本相符。《黄帝内经》则从男女肾中精气充盛变化的生理效应上加以论证，后世医家多依而遵之。

三、《黄帝内经》构建未病理论，提"人身三宝，肾为主导"

《黄帝内经》是我国现存最早的一部医学典籍，是中国医学发展史上影响最大的鸿篇巨帙。它确立了中医学的理论体系，为中国数千年来的医学发展奠定了坚实的基础，因此被后世尊为"医家之宗"。

《黄帝内经》总结了春秋战国时期以前的养生防病的成就，提出了"治未病"的思想，为"治未病"理论的形成奠定了基础。《素问·刺热》曰："肝热病者左颊先赤……病虽未发，见赤色者刺之，名曰治未病。"要求医者掌握疾病传变的规律，密切注意病情，洞察其演变趋势，早遏其路，化解病邪，争取病变的良好转机。《灵枢·逆顺》曰："上工刺其未生者也。其次，刺其未盛者也……上工治未病，不治已病，此之谓也。"也说明在疾病发作前或未发展时，应把握时机，予以治疗，从而达到"治未病"的目的，并强调上工，即医术高明的医者是治疗未病的。《黄帝内经》有关"治未病"理论的论述主要包括未病先防和既病防变两个方面，其构成了中医"治未病"理论的基本框架。

在《素问·上古天真论》中较为详尽地论述了人体生、长、壮、老、已的生命过程及表现，突出了肾中精气在生命活动中的重要作用，是肾为"先天之本"的理论渊源。并强调肾气对人体生长发育和生殖功能的主导作用，提示了保养肾中精气对预防疾病、延年益寿的重要意义。同时指出，饮食起居、情志活动及情欲劳作等方面调理失当，也是导致衰老和疾病的重要原因。文中还论及"肾者主水,受五脏六腑之精而藏之,故五脏盛乃能泻"。说明肾精与五脏六腑之精相互为用的关系,成为后世补先天以促后天、补后天以养先天的主要理论依据。由此可见,《黄帝内经》为中医从肾治未病奠定了坚实的理论基础。

《黄帝内经》把"精、气、神"视为人体的"三宝",视其为生命不可或缺的物质,故提倡要重视"精、气、神"的保养。其中,强调了保养正气,尤其是肾之精气的重要性。《素问·金匮真言论》曰:"夫精者,身之本也。"明确了"精"是作为生命个体的物质基础。《素问·五常政大论》又曰:"阴精所奉其人寿。"肯定了精在养生长寿方面的基础作用。《素问·通评虚实论》说:"精气夺则虚。"又突出强调精气是人体生命活动的原动力,是防病抗衰的本源。我们知道,人体正气是精、气、血、津液等物质和脏腑经络等组织结构的功能与作用的体现,精、气、血、津液是产生正气的物质基础。在某种意义上说,"正气"也就是"真气""肾气""肾精",其盛衰存亡既关系到疾病的发生,也关系到人体衰老的进程以及生命的存亡。只有人体内的精、气、血、津液充沛,脏腑经络等组织器官的功能正常,人体内的正气才能充盛。所以,培护正气,必然要从养护精、气、血、津液以及脏腑经络的功能入手。《黄帝内经》之所以第一篇即以"上古天真"为题来阐述养生,就与重视先天"真气"有密切的关系,只有"真气从之",才能"病安从来"。真气,其实质就是一个以肾气、肾精为主的综合性概念名称。可见,肾气的自然盛衰,既是决定人体生长衰老的过程,也是机体防病的关键因素。

第三节 中医从肾治未病理论的形成

公元前 221 年,秦统一中国,中国社会出现了暂时稳定的局面。秦汉时期,道家、儒家思想有了新的发展,进一步影响和推动医学的发展。尤其汉代，是中医学发展的重要时期，"治未病"思想也在临床实践中得到了更大地发展。随着社会的发展，阶级划分的明确，尤其是上层阶级更加注重自身健康的保养，多途径地探索"治未病"的方法，以达到延年益寿的目的，这一时期出现了不少著名的医家和养生家，以及养生专论、专著，使"治未病"思想形成了较为完整的理论体系。

中医学认为肾为先天之本，内寓元阴、元阳，为一身阴阳之根。这一时期，许多医家都主张将益肾固精作为延缓衰老、强身益寿的重点。有"肾之盛则寿延，肾之虚则寿夭"之说法。因此，这一时期也是中医从肾治未病理论的形成时期。

一、《神农本草经》之上品"补肾强身，抗老防衰"

成书于东汉时期的《神农本草经》，是我国现存最早的中药学专著，共载中药 365 种，根据药物的性能和使用目的的不同分为上、中、下三品。据该书《神农本草经》序例所载："上药一百二十种，为君，主养命以应天，无毒，多服、久服不伤人。欲轻身益气，不老延年者，本上经。"此指上品药物 120 种，大多属于滋补强壮之品，具有补肾强身、抗老防衰的功效，而且安全无毒，多服、久服不伤人。有学者对《神农本草经》上、中、下三品药物进行分析，共选出"从肾论治"中药 164 种，其中上品药 110 种，所占比例最大，并且进一步筛选出"从肾论治"中药相关功效的主次顺序是：抗衰老、明目、促生殖、强筋骨、益精及聪耳、强志、主水、坚齿、华发、益髓、益肾气、充脑、强腰，从一定程度上反映了汉代以前用药物强身健体、益寿延年的从肾治未病的养生思想。

二、王充倡"先天禀赋定衰老寿夭"

王充是汉代道家思想的重要传承者与发展者，其在《论衡》中也有养生专论，提出了先天禀赋决定寿命长短的观点，如"若夫强弱夭寿，以百为数，不至百者，气自不足也。夫禀气厚则其体强，体强则其命长；气薄则其体弱，体弱则命短，命短则多病，寿短。"所谓禀气，即先天的禀赋。不难看出，王充认为人体的寿命长短及衰老进程与先天禀赋，即肾中精气密切相关，并已有寿命与遗传有关的创见。而且，王充还认识到养生应从胎孕时开始，也就是从禀受父母肾中精气开始，这种优生优育的思想也大大丰富了中医从肾"治未病"理论的内容。

三、仲景创"既病防变"，立"养慎"之说

东汉著名医家张仲景，著有《伤寒杂病论》，奠定了中医辨证论治的理论基础。张仲景十分重视疾病的预防，还强调既病之后要早期诊断、早期治疗以防止疾病的传变，因此可称其为"治未病"的专家。他在《金匮要略·脏腑经络先后病脉证》中云："适中经络，未流传脏腑，即医治之，四肢才觉重滞，即导引吐纳，针灸膏摩，勿令九窍闭塞。"皆指出既病之后，要早期治疗，防微杜渐，以防止疾病的传变。仲景最突出的贡献就是实现了对"既病防变"思想的具体应用，如"夫治未病者，见肝之病，知肝传脾，当先实脾，四季脾旺不受邪，即勿补之"。提出了根据五行相克规律确定的"治未病"原则，即肝病之后，培土健脾，先安未受邪之地，防止木邪乘土，病情深入，可谓"治未病"理论在临床应用的经典案例。

张仲景还从病因学角度提出了"养慎"的学术观点，强调"房室勿令竭乏，服食节其冷热苦酸辛甘，不遗形体有衰，病则无由入其腠理"。并通过一系列行之有效的措施，将防患于未然作为"治未病"的首务，如重视节欲保精、注意饮食起居、顺应自然规律及服用药物强壮身体等。

在疾病治疗上，仲景尤重视保护肾之阴阳，体现了其从肾治未病的既病防变思想。如在阳明病篇及少阴病篇均有"三急下"证，急下阳明之燥热以救少阴之真阴，正如后世温病学家所说"热邪不燥胃津，必耗肾液"，所以仲景见阳明燥热之证，恐其热耗肝肾之阴，而立急下之法，体现了其从肾治未病的防变思想。在少阴病篇，仲景提出急温肾阳的方

法，如《伤寒论》323 条"少阴病，脉沉者，急温之，宜四逆汤"。体现了少阴肾阳对全身脏腑阳气的重要作用，凡是治疗少阴病的寒证要急温之，用四逆汤急温，是防止亡阳之变。这就是仲景治中有防的思想，即要采取积极的态度，见微知著，防患于未然。

四、葛洪重"预防为主，保精固气"

东晋医家葛洪对"治未病"理论的形成亦有重要贡献，其著有《抱朴子》，提出"养生以不伤为本"，倡导节嗜欲、保性命的养生法则，并强调肾中精气对养生防衰的重要作用。如《抱朴子内篇·至理》有"身劳则神散，气竭则命终……气疲欲胜，则精灵离身矣"，主张养生防病要"保精固气"。而先天之精藏于肾，后天五脏之精代谢之后也归藏于肾，所以肾中所藏之精是人体生命活动的物质基础，人有此精则可化气生神，因此，只有肾精充盈方能维护生命之本。另外，葛洪在《仙药》一卷中论及灵芝、地黄、黄精等均有补肾益精、强身健体的作用，也是对药物养肾摄生的具体阐释。

五、陶弘景主"惜精养肾，防病延年"

南朝著名养生家陶弘景是继葛洪之后的道家养生派代表人物之一，通晓道、佛之理，亦精于医学，其编著的《养性延命录》是我国现存最早的一部养生专著。书中多处论及惜精养肾以防病延年的观点，诸如"保精则神明，神明则长生"。说明肾之精气充盛是人体健康长寿的关键所在，人体只有精气充足才能神气内守，神与精相互依存、相互影响，神由精气化生，反过来又支配精气的活动。书中还提及："今若不能服药，但知爱精节情，亦得一二百年寿也。"及"若欲延年少病者，诚勿施精，施精命夭残。"又有"皆由将身不谨，饮食过差，淫泆无度，忤逆阴阳，魂神不守，精竭命衰，百病萌生，故不终其寿。"这些论述无不说明肾精对人体养生防病、抗衰老的重要作用。

第四节　中医从肾治未病理论的发展

自唐代开始，中外文化交流日益增多，对中国人的思想意识形态产生了一定的影响，也积极地推动了中医学的发展。到了宋金元时期，中医学进入了一个不断发展完善和充实的时期，表现为各家学术争鸣。因而，这一时期中医的"治未病"理论也得到了一定的发展，尤其从肾治未病理论得到了更多医家的补充和发挥。

一、孙思邈创"层次论病"，倡"节欲保精"

唐代医家孙思邈极其重视"治未病"，他系统地将疾病分为"未病""欲病""已病"三个层次，并提出"上医医未病之病，中医医欲病之病，下医医已病之病"。他反复告诫人们要"消未起之患，治未病之疾，医之于无事之前"。孙思邈认为"治未病"应主要从养生防病和欲病早治着眼，其所著《备急千金要方》吸收了前人有关"治未病"的思想和成就，论述了大量与"治未病"有关的方法和措施，是此期最具代表性的论述"治未病"的著作。

孙思邈重视肾中精气，倡导节欲保精，如在《备急千金要方·养性》中记载："精竭则身惫。故欲不节则精耗，精耗则气衰，气衰则病至，病至则身危。"阐释了"精耗则气衰"的发病机制，强调了肾精对养生防病的重要作用。对眼病的发生，提出了"房事无节"的病因，如《千金要方》卷六曰："房室无节，极目远视，数看日月，夜视星火……"体现了精血同源，精亏血少，目睛不荣的发病机制，为临床防治眼疾提出了"从肾论治"的理念。孙思邈在书中还列举了诸多临床实践案例，如《千金要方》卷十中言："病新瘥未满百日，气力未平复，而以房室者，略无不死。"及"近者有一士大夫，小得伤寒，瘥以十余日，能乘马行来，自谓平复，以房室，即小腹急痛，手足拘挛而死。"

说明保养肾精对于疾病愈后的重要影响。

二、金元四大家的治未病学术思想

金元时期著名的金元四大家，不仅在医学理论方面独树一帜，更是临床治未病的专家，他们把医学理论向养生防病方面渗透，使中医治未病理论有所创新和发展，其中不乏以养肾固精为主的治未病理念，极大地推动了从肾治未病理论的发展。

（一）朱丹溪主张"滋补肾阴，节欲固精"

朱丹溪继承儒、道思想，宗《黄帝内经》与张仲景的养生观与治未病理论，重视对养生防病思想的阐发，强调"摄生于无疾之先"，如在《格致余论》中云："与其求疗于有病之后，不若摄养于无疾之先，盖疾成而后药者，徒劳而已。是故已病而不治，所以为医家之怯；未病而先治，所以明摄生之理。"

朱丹溪对养生理论的发挥是本自其"阳有余阴不足"和"相火论"的立论，主张顺四时以调养神气，饮食清淡以免升火助湿，以养阴精为宗旨，务使阴平阳秘，方能颐养天年。朱丹溪认为阴气"难成易亏"，强调阴精对人体的重要作用，所以在治疗上主张以滋阴为主，养生方面尤注重节欲固精。朱氏在《色欲箴》《房中补益论》等篇，围绕戒色欲、保肾精这一原则，对青壮年提出的养生要旨是"去欲主静"，要怡养寡欲以聚存阴精，而不使相火妄动，这一养生理念是从肾治未病理论在房事养生方面的重要发展。对于妇女胎孕期间的摄生，朱丹溪提出"儿之在胎，与母同体，得热则俱热，得寒则俱寒，病则俱病，安则俱安"，所以，要保证胎儿出生之后的健康状态，母体的饮食起居尤当慎密，反映了先天肾气对人体的重要影响，也可视为中医从肾治未病理论的重要内容。

（二）李东垣主张"顾护脾胃，以实元气"

李东垣注重调理脾胃，认为治未病首先要重视脾胃的调养，以扶助正气，抵御邪气。李东垣认为，人之早夭的根本原因在于元气耗损，提出"养生当实元气","欲实元气,当调脾胃"的观点。而且其多次阐述元气与脾胃的关系,如在《脾胃论·脾胃虚则九窍不通论》曰:"真气又名元气,乃先身生之精气也,非胃气不能滋之。"在《脾胃论·脾胃虚实传变论》曰:"脾胃之气既伤,而元气亦不能充,而诸病之所由生也。"强调调养后天脾胃之气以补先天肾中精气的重要性,也是后世延年益寿、防病治病的重要原则之一。李东垣顾护脾胃而益寿延年的治未病养生观,丰富了中医从肾治未病理论的内涵,也是从肾治未病的具体实施方法的体现。

(三)刘完素主张"主动摄养,重在养气"

刘完素是金元时期寒凉派的代表人物,学术上以倡"火热论"著称。在养生方面,刘完素认为"主性命者在乎人",强调人的寿命长短掌握在自己手中,只要发挥摄养的主观能动性,就能达到延年益寿的目的。他提出要顺应四时之气调养人身之气,方法上推崇养气、调气。其在《素问病机气宜保命集》中论述了精、气、神、形的调养,尤其强调气的保养。对于养气的方法,他认为当从调气、守气、交气三方面着手,从而达到舒畅阴阳、灌溉五脏、调畅气血的作用。刘完素提出"气者,生之元也","其治之之道,节饮食,适寒暑,宜防微杜渐,用养性之药以全其真",此"真"为真气,即肾中精气,生命物质的基础在于精,生命活动的维持赖于气,精充气足是健康长寿的保障,体现了其在养生防病方面注重从肾精、肾气着眼的治未病养生观。

(四)张从正主张"食补养生"

金元时期攻邪派代表人物为张从正,他认为病由邪生,邪去则正安,故治疗上主张祛邪扶正。其养生思想的核心是"君子贵流不贵滞",即重视"流通",提倡通过调饮食、施药物、戒房劳、练气功等方法来强身健体、延年益寿。张氏还提出"若欲长生,须得肠清"的观点,提倡"养生当用食补,治病当用药攻",反对"惟人参、黄芪为补"的狭隘观点。另外,在防病保健中,张从正还特别重视人与社会环境的整体观和机体与情志的整体观,从而丰富了中医治未病理论中有关医学社会学、心身医学等方面的内容。

第五节　中医从肾治未病理论的成熟

明清时期中医治未病的理论体系趋于完善，出现了很多著名的医家，他们在充实治未病理论的同时，在临床实践中诊治"未病"亦颇见功夫。随着命门学说的发展，中医从肾治未病理论也逐渐地发展成熟，如明代虞抟在《医学正传·命门主寿夭》中提出"肾气盛则寿延，肾气衰则寿夭"的观点，充分肯定了未病养生以养肾气为主的治未病养生观。

一、赵献可立"保养命门真火"

明代赵献可认为命门为"立命之门"，内藏元精、元气、元神，是人体生命活动的主要能量来源，也是未病养生的关键所在。如其在《医贯·内经十二官论》中曰："夫既曰立命之门，火乃人身之至宝，何世之养身者，不知保养节欲，而日夜戕贼此火？"指出了命门真火是人身之宝，人的一切生理功能都需要靠命门真火的推动，命门火旺则生命力旺盛，命门火衰则生命终止。因此，养生防病应以保养命门真火为要务。

二、张景岳倡"保养真火，治形保精"

明代杰出医家张景岳为温补派的代表人物，其进一步补充并发展了阳不足论，并形成了独具特色的水火命门说，对后世养肾摄生思想的发展也产生了积极的影响。他主张养生防病以保养真火为要，认为阳气之根在命门，命门主乎两肾，所以养阳必须养命门，而养命门的实质就在于养肾中真阳、元气，提出"阳强则寿，阳衰则夭"的论点。而且，他在疾病治疗中特别注重用温补真元的方法，善以附子、肉桂、干姜、人参等药为温补肾阳之用。

张景岳在《传忠录·治形论》中言："凡欲治病者必以形体为主，欲治形者必以精血为先。"其所言"形者"即阴之谓也，故又有"形以阴言，实惟精血二字足以尽之"的论述。可见他所论之"形"，实指精血而言，说明形赖精血为养，养精血即所以养形，并提倡用温补药物养精血，善用熟地黄以填补肾精。在《类经·摄生类》中曰："善养生者，必宝其精，精盈则气盛，气盛则神全，神全则身健，身健则病少。"再次明确指出养生之要在于治形保精，强调节欲保精的重要性，是对《黄帝内经》保养精气理论的发展，也是中医从肾治未病的养肾摄生思想的具体体现。张景岳还提出"中年求复，再振元气"的观点，认为中年时期是人体由盛而衰的转折时期，应该重视中年调养，尤贵在复元惜元。这一思想提示我们，对于预防早衰，防治老年病要从肾论治，保肾摄元。

三、叶天士主张"先安未受邪之地"

清代医家叶天士的治未病思想主要体现在其"先安未受邪之地"的立论，此语虽为肾水素亏而兼胃热内迫营血发斑之证而论，同时也反映了叶天士"未病先防，已病防传，愈后防复"的治未病思想。叶氏认为，温热之证极易伤津耗液，如果病人素有肾阴亏虚，虽邪在中焦而未传至下焦，也要在甘寒之中加入咸寒之品扶助下焦肝肾之阴，故保肝肾之阴属未雨绸缪、防微杜渐之举，是控制热病进一步发展传变的积极措施，这是从肾入手治未病在临床实践中的经典案例。

叶天士继承了《黄帝内经》肾气主宰人体生、长、壮、老、已全过程的思想，在《临证指南医案》中多处论述了下元、下焦虚亏与衰老的关系，如"男子向老，下元先亏"，"花甲以外年岁……到底下元衰矣"，"高年下焦根蒂已虚"等。说明了人体由"壮"到"已"的衰老过程，是由肾中精气的充足与否所决定的，也反映了其抗老防衰须从肾入手的养生理念。根据"冬不藏精，春必病温"的理论，叶氏认为对精血亏虚者，可在冬季进行"先安未病"之法治疗，主以滋补精血，防止春发温病，在其存世的医案中亦有体现。

第六节　中医从肾治未病理论的创新

中国近代史起始于 1840 年鸦片战争，伴随着西方医学的传入，中西医学发生了激烈的碰撞，治未病思想也有了新的发展，积极探索中医发展之路成为摆在中医药工作者面前的首要任务。中华人民共和国成立之后，党和政府大力提倡继承和发扬中医药学遗产，对"治未病"的研究也进入了一个崭新阶段。

一、治未病理论的创新发展

中华人民共和国成立以后，"预防为主"一直是我国卫生工作的基本方针。进入 21 世纪，随着社会文明的进步，由于生态环境的污染，饮食结构的改变，学习、工作、生活的压力增大，人口的剧增，以及疾病谱的改变等因素影响，人类从防治传染病转向防治人文、社会及心理疾病。医学模式由单纯的"生物医学模式"转向"生物 - 心理 - 社会医学模式"，新的医学模式的主要任务就是对慢性非传染性疾病的防治。因此，现代医学的理念由治愈疾病向预防疾病和提高健康水平方向做出了调整。世界卫生组织提出："医学的目的不仅仅是治疗疾病，更重要的是让你不生病。"医学发展趋势也由"以治病为目标，对高科技的无限追求"转向"预防疾病与损伤，维持和提高健康状态"。此时，中医"治未病"以及构建中医"治未病"的预防保健体系的重要性越来越凸显出来。中医"治未病"注重预防和治本的特点，愈加符合现代医学发展趋势，这就给"治未病"的发展带来了前所未有的机遇。"治未病"的主要目的就是让人不生病、少生病、迟生病、带病延年、提高生存质量，科学地指导人们改变陋习，提高生活质量，并加强人们自行管理健康的观念，把握健康，赢得健康，享受身心健康的快乐。

近几年，治未病理论更是受到人们的广泛关注，从文献整理、经验总结、现代研究到社会实践各个方面都得到了前所未有的发展，出版了很多相关的专著，全国性的学术交流活动日益频繁，促进了中医治未病理论及临床水平的提高，使其已成为一门独立的学科。一些高等中医药院校也相继开设了与治未病相关的中医养生康复专业，很多中医院也已经设立了治未病门诊，进一步推动了治未病理论应用于临床实践，治未病理论已经进入到一个新的发展时期。

二、从肾治未病理论在新时期的创新发展

21 世纪的医学是以人的健康为研究对象与实践目标的健康医学，随着生活水平的提高，人们更注重未病先防和防老抗衰。中医学认为，肾为先天之本，主藏精气，主生长发育和生殖。肾主持精气的功能正常，则可维持人体内外环境的稳定，从而不易受外邪侵扰，以达到防病延年的目的，因此，肾在人体防病抗衰中具有重要的作用。现代中医学者在继承历代医家从肾治未病的理论成果基础上，结合中医临床实践和现代医学的发展成果，使中医从肾治未病的理论得以有前所未有的发展创新。

中医学"肾"的含义较为广泛，除了包括现代解剖学肾脏的主要功能，即泌尿系统方面的功能外，也包括了其他系统器官的部分功能。因此，中医理论体系的"肾"是一个多功能的集合体系，包含骨骼系统、泌尿系统、生殖系统、内分泌系统及神经系统等多方面的功能，在调节整个机体的生命活动中占有重要地位。现代医学对衰老机理的研究，也从单纯的整体、器官水平，延伸到了细胞、分子水平，认为人体衰老的原因与肾中精气的变化明显相关。因此，只有补肾固精，扶其根本才能最大限度地延长人类的平均寿命，乃至渐臻天年。

现代研究表明，在整体层次上，"肾藏精"主要体现为"神经 - 内分泌 - 免疫网络"（NEI 网络）的调控作用；在细胞及分子层次上，"肾

藏精"主要或部分体现为干细胞及微环境的调和状态。"肾藏精"与在NEI网络整体调控下的内源性干细胞"沉默"休眠、"唤醒"激活、增殖分化，以及多种内在机制和微环境因素密切相关。干细胞既可以定向分化，为神经细胞、胰岛 β 细胞、免疫细胞等，又具有神经-内分泌-免疫网络作用的分子基础。可见，"从肾论治"的作用机制之一是动员"肾藏精"的生理功能，从而激活内源性干细胞和发挥微环境作用，同时调控 NEI 网络动态平衡。这一研究将对临床"从肾论治"相关疾病辨证论治规律方面具有指导作用和应用价值。

现代学者在对历代医家从肾论治医案进行筛查整理、归纳分析的过程中，提炼古人从肾论治的方药特点，对补肾中药的研究及重大新药创制提供了思路和借鉴，同时还加深了对古人从肾论治思路的理解和认识，丰富了肾藏象理论内涵。通过对《名医类案》《续名医类案》两部医著的系统整理发现，明代以前医家从肾论治医案所拟处方简明精炼，视肾中阴阳气血之不足选用滋阴壮阳、益气补血之经典处方，疗效卓著。宋代钱乙所创立的"六味地黄丸"冠诸方之首，东汉张仲景所制"金匮肾气丸"位居其二，一为滋阴，一为补阳，相得益彰，说明阴阳亏虚是从肾论治的最基础病机。

现代命门学说的研究，提出生命的调控中心不在心而在命门，认为人体十二官的功能活动受命门调控，五脏乃至全身阴阳受控于命门的阴阳，命门之火是人体的生命动力系统，并用命门调节理论指导中医临床对各系统疾病的治疗。因而，温补命门方药在临床应用相当广泛，如肾病综合征、支气管哮喘、再生障碍性贫血、甲状腺功能低下、系统性红斑狼疮、小肠吸收不良、冠心病、心功能不全、骨质疏松综合征、早老性痴呆、功能性子宫出血、不孕不育等都可通过调补命门达到较好的治疗效果。

众所周知，艾滋病的预防和治疗是医学中的难题，中医从肾治未病的思想则为防治艾滋病提供了有效的指导。艾滋病全称为"获得性免疫缺陷综合征"，是由艾滋病病毒感染后引起，这种病毒使人体免疫细胞功能受损，最终使人体丧失抵抗病邪的能力。中医学把免疫功能概括在元气之中，肾为元气之根，为真阴真阳所在，阳生阴长，则生化无穷，故肾是免疫功能的发源地，是生理活动的原动力。肾精充足，气血旺盛，身体健康，就会产生免疫功能，即屏障作用。艾滋病病程缠绵，易损及多脏腑系统，最终耗损肾精、伤及肾元，日久可以导致肾中精气亏耗。因此，培补肾元可以扶助机体正气，提高抗邪能力是预防艾滋病进展的一个重要环节。通过培补元气，如果能够重建免疫系统，那么艾滋病患者也许就不需要长期甚至终生用药了，就能够达到人与病毒的和谐相处。

综上所述，中医治未病理论是中华民族灿烂文化的重要组成部分，在世界传统医学领域处于领先水平。但是由于历史条件的限制，它并非完美无缺，如何运用现代科学技术，使其理论更加完整、方法更加科学，是我们面临的重大课题。所以，我们不仅要把古代医家的治未病思想很好的传承下来，而且还要在临床实践中，运用现代科学知识和方法，继续充实、丰富和发展治未病理论，把它提高到一个新的水平，使治未病理论更好地为人类的健康保驾护航。

第二章

中医从肾治未病的基本原则

中医"治未病"的概念首见于《黄帝内经》，奠基于《黄帝内经》《难经》，发展于《伤寒杂病论》，成熟于清代温病学家叶天士《温热论》。中医"治未病"思想在产生、形成、发展和成熟的过程中不断完善，对后代医家的研究和临床实践发挥了重大影响。中医学认为，肾藏精，精生髓，肾精化生的元气，为人体诸气之根本，具有推动人体生长发育，温煦和激发人体各脏腑、经络等组织器官的作用。肾为先天之本、五脏之本、生命之根、至阴之脏，内寓元阴元阳，故与疾病的发生、发展和变化密切相关。因此，探讨研究中医从肾治未病在中医肾系研究进展上具有重要意义。中医"治未病"思想的基本原则包括未病先防、既病防变、愈后防复，下面以这个原则为架构，论述中医从肾治未病的基本原则。

第一节　未病先防

未病先防，为治未病的最主要、最主导的原则。自古以来，中医学家注重预防重于治疗的观念，如《灵枢·逆顺》云："上工刺其未生者也……上工治未病，不治已病。"《千金要方》卷一云"上医医未病之病"等，而且强调疾病发生前应采取积极的预防措施。

一、道法自然，平衡阴阳

阴阳、五行学说是中医学理论体系的重要组成之一，是中国古代哲学思想与中医学的理论和实践经验的结合，是中医学独特的思维方式。自古以来，一直指导着人体疾病的治疗和预防、养生等方面，如此，中医"治未病"与阴阳、五行学说密切相关。《素问·刺禁论》云"肾治于里"，肾精化生元气，治理调节五脏乃至全身的阴阳，以保持机体内环境的稳定，同时维持机体与外环境的协调，以防御外邪的侵袭，发挥肾主外的功能。肾治于里可促进肾主外的功能，肾主外的功能可保持肾治于里的功能。正如《素问·阴阳应象大论》云："阴在内，阳之守也；阳在外，阴之使也。"

《灵枢·邪客》云："此人与天地相应者也。"人体的生理病理变化，直接受自然界规律的影响，故人体的生理病理特点与自然界的阴阳变化具有直接的关系，历代医家已重视并在医学实践上运用和发挥"道法自然，平衡阴阳"的原则，而使其成为中医"治未病"的特色理论。五脏中肾为阴中之阴而主水，与冬季相对应，肾藏精，藏真阴而寓元阳，精宜藏而不宜泄。《素问·四气调神大论》云："夫四时阴阳者，万物之根本也。所以圣人春夏养阳，秋冬养阴，以从其根，故与万物沉浮于生长之门。逆其根，则伐其本，坏其真矣。"冬季，其性属阴，万物收藏，平静凝敛，机体应该顺应冬季收藏之气以补养阴津。《素问·四气调神大论》云："冬三月，此为闭藏。水冰地坼，无扰乎阳，早卧晚起，必待日光，使志若伏若匿，若有私意，若已有得，去寒就温，无泄皮肤，使气亟夺，此冬气之应，养藏之道也。逆之则伤肾，春为痿厥，奉生者少。""逆冬气则少阴不藏，肾气独沉。"均提示若在冬天损伤体内的阳气，则会伤害肾气，因此在冬季应保持身体的温暖，使之避免损伤肾气。孙思邈也重视冬季养生的重要性，他在《千金要方》卷二十七云："此冬气之应，养藏之道也，逆之则伤肾。"再一次指出冬季应潜藏阳气，若劳动过度，汗出过多，则会使阳气耗散，导致抗病能力下降，从而使机体易进入疾病状态。

《素问·生气通天论》云："阴平阳秘，精神乃治；阴阳离决，精气乃绝。"体内阴阳保持协调平衡，则人体的生命活动正常，若人体阴阳失衡，出现偏盛或偏衰，就会造成人体生命活动失常，处于疾病状态。因此维持阴阳平衡是中医"治未病"的关键和根本目的。体内最重要的阴阳二气称为"元阴、元阳"，寄藏于肾，因此又称为"肾水、肾火"或"真阴、真阳"等。肾之阴阳偏衰，若肾阴不足，阴虚则阳相对偏盛，则虚火上炎，表现阳盛的症状，但这不是有余之火，是水之不足引起的，如肝肾阴虚不能敛阳所致的肝阳上亢证；肾阴不足，肾水不能上济心火，肾阴亏于下，心火旺于上，水火不济的心肾不交证等，在临床上常用滋养肾阴法。若肾阳不足，不能制阴而造成阴盛，表现为阳微阴盛的寒证，但这不是有余之寒，是真阳不足而致，如脾肾阳虚所致的水肿，在临床上常用温补脾肾之阳的治法。唐代王冰补注《素问·至真要大论》云："言益火之源，以消阴翳，壮水之主，以制阳光，故曰求其属也。"因为肾的阴阳是人体生殖功能的基本物质，所以在妇科疾病的治疗和预防中，尤其重视调治肾的阴阳。也有学者提出了"补肾调理月经周期法"，注重补肾调周，通过恢复患者体内的阴阳平衡，治疗和预防多种妇科疾病。

二、调养精神，舒畅七情

中医学强调"形神合一""形与神俱"，因为机体为形神相依的统一体，所以不仅应注重形体，而且应重视养神。《淮南子》卷一云："夫形者，生之舍也；气者，生之充也；神者，生之制也。一失位，则三者伤矣。"形体是生命的住宅，气血是生命的支柱，精神是生命的主宰。若失去了各地位的作用，则三者都会受到损伤。《医学心悟》卷一云："惜精神。人之有生，惟精与神。精神不敝，四体长春。"均指出精神对人体生命健康的重要性，因此通过调养精神，可以实现抗邪防病，达到治未病的目的。人的精神活动与人的生理、病理变化的关系非常密切。古代医家十分重视调畅情志，由于情志为五脏精气所化生，情志分别归属于五脏，而具有生克乘侮的规律，因此根据相互克制和相互制约的关系运动而变化。《素问·阴阳应象大论》云："怒伤肝，悲胜怒……喜伤心，恐胜喜……思伤脾，怒胜思……忧伤肺，喜胜忧……恐伤肾，思胜恐。"调养精神，舒畅情志，则会气机调畅、气血平和，可增强机体抗邪能力。《素问·上古天真论》云："恬惔虚无，真气从之，精神内守，病安从来。"提示调养精神，则会提高正气的抗病能力，可慎防未病之患。由于七情为五脏所主，七情妄动则会损伤阴精，因此调畅情志为保护肾精的一种方法，特别要注意息怒防恐以保肾精。因为怒为肝之志，怒则伤肝而疏泄太过，导致肾失闭藏而阴精消耗，而且恐为肾之志，恐惧过度而伤肾，肾伤则精关不固，则阴阳升降失常，会导致机体抗病能力下降。总之，调畅情志为从肾治未病的重要方法之一。精为生成形体之根本，为形之基，神的物质基础，神之本，生命化生之源，故精气充则形健而神充，精气亏则形弱而神衰。神由精所化生，肾藏精，精生髓，充脑生神，脑为髓海，脑为藏精气、出神明之处。脑与肾、肾与神密切相关，肾精充满，则保证脑神之用，故有"肾-骨-髓-血-脑"一体之论，《素问·脉要精微论》云："头者精明之府，头倾视深，精神将夺矣。"另外，通过神的调节作用，使机体主动适应自然阴阳四时变化，达到机体内外环境的统一，从而抵御外邪，体现了"天人合一"观。如此，肾具有调养精神的主导作用，不仅能舒畅情志，而且通过调摄肾精，可以御邪抗病，防治未病。

三、饮食调理，以资气血

随着现代社会的发展，人民生活水平的提高，饮食结构出现了巨大的变化，导致饮食及营养不平衡。许多疾病是饮食不节造成的，所以"调节饮食"为治未病的主要原则，在中国历史上，素有"医食同源"之说。"调节饮食"在中医学历史上，早已有详细而深刻的认识，提示饮食调节的重要性，以及防病治病的作用。早在《素问·上古天真论》

中即云："食饮有节……故能形与神俱，而尽终其天年，度百岁乃去。"而且提出了五味归属于五脏，调和五味，才能五脏得养，精、气、血功能正常，从而延年长寿。《素问·脏气法时论》云："五谷为养，五果为助，五畜为益，五菜为充。气味合而服之，以补精益气。"《素问·生气通天论》云："故谨和五味，骨正筋柔，气血以流，腠理以密，如是则骨气以精，谨道如法，长有天命。"唐代孙思邈代表专著《千金翼方·养老食疗篇》为中国现存最早的食饵养生方专篇，如《养老食疗第四》云："不知食宜者，不足以全生……故食能排邪而安脏腑……是故君父有疾，期先命食以疗之。食疗不愈，然后命药。"他非常重视"食治"，提出要首先使用饮食以治疗，不轻易服药。孙思邈还提出了"五脏病五味对治法"，通过调节五脏归属的五味调养五脏，从而防治疾病，而且归纳总结了四季调"五味"的规律，其中《千金要方》卷二十六云"季月各十八日省甘增咸以养肾气"，强调每一季节均要注重调养肾气的观点。

古代医家在中医学整体观念和天人相应理论的基础上，强调饮食节制的重要性。《素问·生气通天论》云："高粱之变，足生大丁，受如持虚。""因而饱食，筋脉横解，肠澼为痔。"《素问·痹论》云："饮食自倍，肠胃乃伤。"《黄帝内经》告诫人们饮食节制的重要性，若饮食失制，会导致脏腑功能紊乱，精、气、血功能失调，则容易发生疾病。五味偏嗜为损害健康的不良习惯，《素问·五脏生成论》云："多食咸，则脉凝泣而变色；多食苦，则皮槁而毛拔；多食辛，则筋急而爪枯；多食酸，则肉胝䐈而唇揭；多食甘，则骨痛而发落，此五味之所伤也。"《金匮要略·中风历节病脉证并治第五》云："味酸则伤筋，筋伤则缓……咸则伤骨，骨伤则痿。"张仲景在《金匮要略》中列举了禽兽虫鱼禁忌和果实菜谷禁忌，强调防病治病应该注意季节，避开各脏的旺季，防止损伤他脏，且论述了饮食卫生及预防食物中毒的饮食禁忌。孙思邈指出，通过合理安排饮食，防止疾病而维持健康，《千金要方》卷二十六云："食不欲杂，杂则或有所犯，有所犯者，或有所伤，或当时虽无灾苦，积久为人作患……凡常饮食,每令节俭。"元代忽思慧为著名的营养学家,他所著的《饮膳正要》为世界上最早的饮食卫生与营养学专著。《饮膳正要》卷一云:"故善养性者,先饥而食,食勿令饱,先渴而饮,饮勿令过。食欲数而少,不欲顿而多。盖饱中饥,饥中饱,饱则伤肺,饥则伤气。若食饱,不得便卧,即生百病。"指出了饮食饥饱适度的重要性及合适的饮食方法。饮食水谷是维持人体生命活动所必需的营养物质,是生成气血的物质基础。饮食入口,在脾胃的运化腐熟作用下,化生水谷精微,输布于五脏六腑等组织器官,故称"脾为后天之本,气血生化之源"。李中梓在《医宗必读·肾为先天本脾为后天本》云:"一有此身,必资谷气。谷入于胃,洒陈于六腑而气至,和调于五脏而血生,而人资之以为生者也。"指出了水谷精气的重要作用。若饮食所伤,则容易损伤脾胃的水谷精气。肾藏精,精分为先天之精和后天之精,由水谷精微所化生的后天之精,布散于各脏腑组织器官供给营养物质,五脏之精气与肾中精气都藏于肾,以激发机体生长发育和生殖能力。《素问·上古天真论》云:"肾者,主水,受五脏六腑之精而藏之。"《景岳全书》卷之十七云:"盖人之始生,本乎精血之源,人之既生,由乎水谷之养,非精血无以立形体之基,非水谷无以成形体之壮,精血之司在命门,水谷之司在脾胃……本赖先天为之主,而精血之海,又必赖后天之资。"藏于肾中的精气,都来源于水谷,在肾脏储藏的后天精气具有受纳各脏腑之精气,以及在各脏腑精气不足时给予补充的作用。《褚氏遗书·精血》云:"阳精阴血,皆饮食五味之实秀也。"精血同源——皆来源于水谷,精散在体内,血行在脉中,精血均发挥滋养、激发脏腑组织器官生理功能的作用。虽然饮食所伤直接影响脾胃,但与肾脏亦密切相关,会导致精血生成不足以及生理功能异常。

四、强身健体,动静相宜

适宜的运动和劳动,可增强人体对自然界的适应能力,使机体气血调和,脏腑功能旺盛,情绪舒畅,精神愉快,精力充沛,思维敏捷,反应灵敏，提高抗病能力，从而可以防病治病，延年益寿。许多古代医家对强身健体的养生法有独特的认识，其中主要为导引术，导引既能治病，也能防病，既可以祛除外邪，又可以活血行气、疏通筋脉。华佗继承了《黄帝内经》的思想，提出了注意生活调理，以防治疾病。他特别重视通过体育锻炼，实现防治疾病和保健、康复。《后汉书·方术列传》云："人体欲得劳动，但不当使极耳。动摇则谷气得消，血脉流通，病不得生。譬犹户枢，终不朽也。"华佗根据古代导引法，创编了"五禽戏"，流传至今，对治未病思想、现代运动医学及康复医学的形成和发展起到一定的推动作用。金代刘完素在《素问病机气宜保命集·原道论》中云："吹嘘呼吸，吐故纳新，熊经鸟伸，导引按跷，所以调其气也；握固凝想，神宫内视，五脏昭彻，所以守其气也；法则天地，顺理阴阳，交媾坎离，济用水火，所以交其气也。"他强调通过导引法，调理气息，通畅气机，达到防治疾病的目的。张景岳在《景岳全书·治形论》中提出了养形的重要性，云："奈人昧养形之道，不以情志伤其府舍之形，则以劳役伤其筋骨之形。内形伤则神气为之消靡，外形伤则肢体为之偏废。甚至肌肉尽削，其形可知，其形既败，其命可知。然则善养生者，可不先养此形，以为神明之宅；善治病者，可不先治此形，以为兴复之基乎。"而且李梴在《医学入门·卷首》云："盖人之精神极欲静，气血极欲动。"提出了静养精神，动养形体的观点。清代养生学家方开所著《延年九转法·全图说》云："天地本乎阴阳，阴阳主乎动静，人身一阴阳也，阴阳一动静也，动静合宜，气血和畅，百病不生，乃得尽其天年。"他认为人体之阴需要静，人体之阳需要动，倡导"静以养阴，动以养阳"，从而保持"阴平阳秘"，体现了治未病的思想。形体为生命之基础，有形体才能有生命，形盛则神旺，形弱则神衰，形体的动静盛衰，取决于精、气、神的功能，因此强健形体为治未病的重要法则。《灵枢·决气》云："两神相搏，合而成形，常先身生，是谓精。"《素问·金匮真言论》云："夫精者，身之本也。"精为生身之本，先天之精生成于肾，是产生形体的物质基础，精充则形壮。《灵枢·经脉》

云:"人始生,先成精,精成而脑髓生,骨为干,脉为营,筋为刚,肉为墙,皮肤坚而毛发长。"形体为生命存在的第一条件,源于肾精,故肾与形体的关系密切,而且五体归属于五脏,因此五体对五脏起保护作用,其中肾为形体结构的基础。形体强壮,则会提高人体对环境的适应能力。若情志不畅、饮食不节、劳逸不适等各种病理因素引起精血损伤,会导致五脏的生理功能异常,如肾精血不足,则会损伤形体,使形体容易处于疾病状态,故强健形体与精血,是相互影响,不可分离的关系。在形体中最重要的是骨骼,其生长、发育及生理功能的发挥依赖于髓。《素问·宣明五气》云:"肾主骨。"《素问·六节藏象论》云:"肾者……其充在骨。"张介宾《类经·五癃津液别》云:"肾主骨而成立其形体,故为心之主外也。"骨、肌肉、筋脉,都是人体运动系统的组成部分,骨为主干,肌肉、筋脉等与骨骼相连起到各自的运动功能。《圣济总录》卷第一百四十三云:"论曰诸脉从肉,诸筋从骨,骨三百六十有五,连续缠固,手所以能摄,足所以能步,凡厥运动,罔不顺从。"因此,人体运动功能系统正常与否,取决于肾的功能。虽然运动和劳动对人体健康都有益处,但过度的运动和劳动,则会对人体有损害而引起疾病。中医学认为,劳动和运动太过,可消耗人体之气,出现四肢困倦、少气乏力、懒言、精神疲惫、形体消瘦等症状。早在《黄帝内经》中就已论述"五劳所伤"的内容,《素问·宣明五气》云:"久视伤血,久卧伤气,久坐伤肉,久立伤骨,久行伤筋,是谓五劳所伤。"反之,形体过逸,肌肉筋骨功能弛缓,机体气血运行不畅,也会出现气滞血瘀的症状,或筋骨肌肉痿软无力等。

五、内养正气,外慎邪气

中医学认为,气为构成人体和维持人体生命活动的最基本物质,具有推动、温煦、固摄、防御的作用。气分为正气和邪气,正气主要包括元气、宗气、营气、卫气等。正气强弱与否,是决定疾病发生发展的关键因素。《素问·刺法论》云:"正气存内,邪不可干。"《灵枢·百病始生》云："风雨寒热，不得虚，邪不能独伤人。卒然逢疾风暴雨而不病者，盖无虚，故邪不能独伤人。"《素问·评热病论》云："邪之所凑，其气必虚。"人体的气，由于其生成来源、分布部位和功能特点的不同，所以有许多不同的名称。其中元气是人体最根本、最重要的肾中之气，包括元阴元阳之气。元气来源于肾，由肾藏之精即"元精"所化生，为生命活动的原动力，《类证治裁》卷二云："肾为气之根。"《医门法律》卷二云："父母媾精时，一点真阳，先身而生，藏于两肾之中，而一身之元气，由之以生，故谓生气之源。"《景岳全书》卷三云："命门为元气之根。"《证治准绳·杂病》云："肾乃元气之本，生成之根，以始终化之养之之道也。""元气"，又名"原气"，都属于正气的范围。元气不足为发病的主要因素，清代徐灵胎的《医学源流论》卷上中云："有先伤元气而病者，此不可治者也……诊病决死生者，不视病之轻重，而视元气之存亡。"他进一步分析元气与疾病的关系，强调重视元气在防治疾病中的关键因素。虽然元气由肾中精气化生，却又依赖于后天水谷精气。李东垣的《脾胃论》卷上中云："元气之充足，皆由脾胃之气无所伤，而后能滋养元气；若胃气之本弱，饮食自倍，则脾胃之气既伤，而元气亦不能充，而诸病之所由生也。"因此，应该进行滋养肾精，同时要补脾益气，以助养先天之精。

总而言之，肾脏功能正常，元气充足，防御邪气能力则强，则可以抗病，或虽然发病，亦病势轻微，预后和转归也好。但是肾脏功能若失常，则元气虚弱，易被六淫外邪侵袭和七情、饮食、劳倦所伤，且机体发病时病势猛烈，以及预后和转归不好。因此"补肾养气，外慎邪气"是治未病治法中的关键因素，且具有指导意义，是从肾治未病思想的重要治法之一。

六、早期诊治，将病防发

早期诊治，为"未病先防"的重要内容，既可将疾病阻断在萌芽阶段，又可防止疾病的发展及传变。《医学源流论》卷下云："病之始生，浅则易治，久而深入，则难治。"《盐铁论》卷十云："治未形，睹未萌。"《鹖冠子·世贤第十六》云："治之无名，使之无形。"指出治疗尚未确诊的疾病，以去除疾病的萌芽。这需要医生有较高的诊治水平，《素问·八正神明论》说："上工救其萌芽……下工救其已成，救其已败，救其已成者。"《灵枢·逆顺》云："上工，刺其未生者也；其次，刺其未盛者也；其次，刺其已衰者也。下工，刺其方袭者也；与其形之盛者也；与其病之与脉相逆者也……上工治未病，不治已病。"《素问·刺热》云："肝热病者，左颊先赤；心热病者，颜先赤；脾热病者，鼻先赤；肺热病者，右颊先赤；肾热病者，颐先赤。病虽未发，见赤色者刺之，名曰治未病。"在此的"未发"是指已经受到邪气，但尚未表现出症状，相当于部分学者提出的四种未病态中的潜病未病态和前病未病态。潜病未病态是指已有潜在病理信息，但尚未出现临床表现；前病未病态是指已有病理信息，且已出现先兆症状和特征，但尚未符合确诊疾病的条件。这都是疾病早期的表现，症状较少、较轻，因此应该在早期积极地采取合适的治疗措施以将病防发，体现了治未病思想。在临床上，诊治肾脏系统疾病时，常重视早期诊治，也体现了治未病的思想。一些常见的疾病会导致肾脏系统的病变，若积极地采取相应的措施，可以防治肾脏系统疾病的恶化。也有学者基于仲景的治未病思想，对肾脏疾病的治疗提出了"未显"的概念，即隐而未现、显而未重，如防治隐匿性肾炎，即体现了欲病救萌，防微杜渐的治未病思想。隐匿性肾小球肾炎为不同病因和发病机制所引起的一种肾小球疾病，它与其他肾脏疾病的不同主要在于其无明显的症状及体征，而且肾功能正常，仅有轻度蛋白尿或血尿。隐匿性肾小球肾炎的病因很多，发病机制与慢性肾炎相似，且可见多样的病理类型，但病势较轻。在这种状态下，若及时诊治，可以控制病情的发展及传变，故早期诊治是隐匿性肾炎防治的关键措施。

第二节　既病防变

既病防变，是指在疾病将要发生或发展过程中，应采取合适的治疗措施，阻止疾病的发展及传变，为治未病思想基本原则的重要组成部分。在疾病发生后，随着邪正的力量变化，随之影响疾病的发生发展及预后。因此，诊治疾病时，除了对疾病采取适当的治疗措施以外，还必须准确地预测疾病的传变趋向，预防和阻止疾病的传变及发展。

一、已病调养

（一）外避邪气

外感邪气是发生疾病的重要因素之一，为了保护机体，应慎避外邪。主要是六淫、疠气等。六淫为风、寒、暑、湿、燥、火六种外感病邪的统称，六淫致病与季节、地域密切相关，而且有两三种六淫病邪相兼侵入和在一定条件上相互转化的特性。疠气为一类具有强烈传染性的外感病邪。疠气的发生与气候、工作和起居环境及饮食等因素关系密切。若已发生疾病，应及时采取相应的治疗措施，同时慎避感染其他邪气，防止病情进一步发展。《素问·刺法论》云："正气存内，邪不可干，避其毒气……即不邪干。"机体正气虚弱，则邪气容易侵入，且入侵的邪气不易被驱逐，因此疾病的发生、发展及预后、传变，取决于正气的强弱与否。在治疗疾病的过程中，应通过辨证施治治疗疾病，同时要注重保护正气。东汉张仲景在《金匮要略·脏腑经络先后病脉证》云："若人能养慎，不令邪风干忤经络，适中经络，未流传脏腑，即医治之……禽兽灾伤，房室勿令竭之……"即重视防止外邪侵袭。按照五脏与四季相应的理论，肾应冬季，故肾病多见于冬季，《素问·脏气法时论》云："病在肾，愈在春，春不愈，甚于长夏，长夏不死，持于秋，起于冬。"在临床上，治疗肾病的过程中非常重视慎避外邪，外邪易致肾病，而且可使病情恶化，因此治病中要注重防止外邪侵袭，尤其是寒邪。急慢性肾炎等各种肾病患者，正气虚弱，卫外不固，容易感受外邪，使病情加重。若治疗不当或调理不适，就会引起急慢性肾衰竭，因此不仅要积极治疗原发病，而且要注重预防感染，防止肾病的加重。

（二）舒畅情志

中医学认为，七情内伤，即喜、怒、忧、思、悲、恐、惊七种情志活动的异常变化，为中医学内伤病因之一。正常的情志活动受到突然或强烈的刺激，使气机失调，则脏腑功能失常，从而导致疾病的发生。因七情与五脏相应，七情不节可直接损伤五脏，即怒伤肝、喜伤心、思伤脾、悲忧伤肺、惊恐伤肾，且影响所属脏腑的气机，导致脏腑功能失常。人体情志活动的物质基础为五脏的精、气、血，《素问·调经论》云："血有余则怒，不足则恐。"脏腑精、气、血的有余或不足以及运行失常，则会导致情志的异常变化。反之，情志的异常改变，又会影响脏腑的生理功能，导致精、气、血的生成和运行方面出现异常变化。因此，七情不节对人体健康有极大的影响，既能导致疾病，又能使病情进一步发展，甚至引起猝死。舒畅情志，不但可防止疾病的发生，而且有助于治疗疾病及避免疾病的恶化，因此在治疗疾病的过程中，在进行适当的治疗的基础上，应该重视调畅患者的精神情志，减少情志波动，改变患者的不良心理状态，从而提高疗效。长期的临床经验提示，对肾脏患者在治疗的基础上，用情志调节法来调畅情志，结果90%以上的肾病患者的病情有不同程度的好转，取得了较为满意的疗效。而且一定要明确地分析、掌握患者的情志波动，及时采取相应的治疗措施，从而体现"补养精神"之法。

（三）起居有常

起居有常，是指在日常生活的各个方面有一定的规律，而且符合自然界和人体的生理机制，为中国古代医家已重视的养生法之一，主要包括顺应自然、作息有度、劳逸适合、房事有节等。《素问·上古天真论》云:"上古之人,其知道者,法于阴阳,和于术数,食饮有节,起居有常,不妄作劳,故能形与神俱,而尽终其天年,度百岁乃去。"故起居有常不仅防治未病,而且对已病调养亦有重要意义。

中医学认为,人与自然、社会环境有对立统一性,提出了"天人一体观",指出了居处的自然和社会环境、气象条件等均会影响人体的健康。如《素问·四气调神大论》云:"冬三月……早卧晚起,必待日光……此冬气之应,养藏之道也,逆之则伤肾。"《素问·五常政大论》云:"高者其气寿,下者其气夭……故治病者,必明天道地理。"阐述了不同地区和水土对人体健康的影响,故起居有节是治病中的重要条件。晋代葛洪在《抱朴子内篇》云"兴居有节","不欲甚劳甚逸,不欲起晚,不欲汗流,不欲多睡",强调了在起居和生活上要有一定的规律。此外,许多古代医家主张要调摄起居,生活作息有度,这些因素不仅是治未病的重要原则,而且是已病调养中不可忽略的原则之一。

房事不节,则会耗损精气,尤其是肾精。《灵枢·邪气脏腑病形》云:"若入房过度,汗出浴水,则伤肾。"《素问·生气通天论》云:"因而强力,肾气乃伤,高骨乃坏。"《金匮要略·脏腑经络先后病脉证》云:"房室勿令竭乏。"孙思邈在《千金要方》卷二十七上专门论述了房中之术,提醒房事无度损伤肾精,而且详细地说明了调节房事的方法,以固精养气,不损身心,从而保持健康。《素问·阴阳应象大论》云:"能知七损八益,则二者可调,不知用此,则早衰之节也。""七损八益"最早记载于长沙马王堆锦书《天下至道谈》中,为七种损伤精气和八种有益精气的房事,《内经知要·卷上》云:"七损者,阳消也;八益者,阴长也……能知七损八益,察其消长之机,用其扶抑之术,则阳常盛而阴不乘,二者可以调和……是真把握阴阳者矣。"若遵守七损八益的规则,就可调节阴阳,摄养精气。

（四）饮食有节

中医药多为天然药，如草木、畜禽或贝石类，大多属于食物类。药物与食物都有四气、五味，即寒、热、温、凉之四气和辛、甘、酸、苦、咸之五味，因此药物与食物的效用和来源均相似，故称"医食同源"，而且运用的机理方法也相同。《素问·六元正纪大论》云："用寒远寒，用凉远凉，用温远温，用热远热，食宜同法，有假者反常，反是者病，所谓时也。"《黄帝内经》和《伤寒论》已强调药物治病，同时要配合饮食调理，以补益精气，有助于治病和疾病预后，如《素问·脏气法时论》云："毒药攻邪，五谷为养，五果为助，五畜为益，五菜为充，气味合而服之，以补精益气。"《伤寒论·辨太阳病脉证并治下》云："得快下利后，糜粥自养。"在治病过程中，如不慎饮食，而致脾胃气滞，或平素脾胃虚弱，更加不能消谷，均可导致病邪不解，使病情恶化，难以病愈。因此，饮食调理对已病调养十分重要，尤其会影响疾病的预后和转归。在已病调养中应该注重调节饮食，其方法可归纳为以下三种：一是调和阴阳，二是饮食节制，三是调和四气五味。

1. 调和阴阳

《素问·生气通天论》云："生之本，本于阴阳"，"阴平阳秘，精神乃治，阴阳离决，精气乃绝。"治已病和治未病的最终目的是"阴平阳秘"，即机体内外的阴阳平衡。若因某些致病因素破坏了体内外的阴阳平衡，导致阴阳失衡则发病。人以五脏为中心，故应重视调节五脏的阴阳，因为各脏的阴阳失调，久之必致肾的阴阳失调。反之，肾的阴阳失调，则会导致各脏的阴阳失调，所以应注重调节肾的阴阳失调。

2. 饮食节制

饮食节制包括饥饱适中、寒温适度、饮食禁忌及注意卫生等。《灵枢·五味》云："天地之精气，其大数常出三入一，故谷不入，半日则气衰，一日则气少矣。"《素问·痹论》云："饮食自倍，肠胃乃伤。"饮食过饱或过饥，均会导致脾胃功能损伤，不能化生精气，抗邪无力，而致容易发病。《难经·十四难》云："损其脾者，调其饮食，适其寒温。"《灵枢·师传》云："食饮者，热无灼灼，寒无沧沧，寒温中适，故气将持，乃不致邪僻也。"均指出要注意调节饮食的寒温，方不会导致脾胃功能的失常，可保持精气，不易发病。关于饮食禁忌，《黄帝内经》和《金匮要略》的论述较为详细，如《素问·热论》云："病热当何禁之？岐伯曰病热少愈，食肉则复，多食则遗，此其禁也。"《素问·奇病论》云："肥者令人内热，甘者令人中满。"指出了饮食不节会引发疾病，以及发病时要注意的食物和饮食习惯。张仲景在《金匮要略·禽兽鱼虫禁忌并治》和《果食菜谷禁忌并治》中详细地列举了饮食禁忌，提出了饮食防病措施及一些可以损伤人体的食物等较为丰富的内容。《灵枢·五味》云："五禁，肝病禁辛，心病禁咸，脾病禁酸，肾病禁甘，肺病禁苦。"《素问·宣明五气论》云："五味所禁，辛走气，气病无多食辛；咸走血，血病无多食咸；苦走骨，骨病无多食苦；甘走肉，肉病无多食甘；酸走筋，筋病无多食酸。是谓五禁，无令多食。"在《灵枢》和《素问》上都提到"五禁"，《灵枢》的五禁是按照五行生克的规律来说明，以肾病为例，肾属水，甘味属土，按五行生克的规律，土克水，当肾病时，多食甘则伤肾，会加重病情，因此说"肾病禁甘"。《素问》的五禁说明五味太过可以损伤人体，提醒五味偏嗜可引起多种疾病。

3. 调和四气五味

食物与药物相同，也有四气五味，可分阴阳，而五味走于五脏。《素问·至真要大论》云："辛甘发散为阳，酸苦涌泄为阴，咸味涌泄为阴，淡味渗泄为阳。"《素问·宣明五气》云："五味所入，酸入肝，辛入肺，苦入心，咸入肾，甘入脾，是谓五入。"《灵枢·五味》云："五味各走其所喜，谷味酸，先走肝；谷味苦，先走心；谷味甘，先走脾；谷味辛，先走肺；谷味咸，先走肾。"因此通过调节饮食，有助于调病治病。《灵枢·五味》具体说明了对各脏有益的饮食，如"五宜：所言五色者，脾病者，宜食秔米饭，牛肉、枣、葵；心病者，宜食麦、羊肉、杏、薤；肾病者，宜食大豆黄卷、猪肉、栗、藿；肝病者，宜食麻、犬肉、李、韭；肺病者，宜食黄黍、鸡肉、桃、葱"。而"肝色青，宜食甘，秔米饭、牛肉、枣、葵皆甘；心色赤，宜食酸，犬肉、麻、李、韭皆酸；脾黄色，宜食咸，大豆、猪肉、栗、藿皆咸；肺白色，宜食苦，麦、羊肉、杏、薤皆苦；肾色黑，宜食辛，黄黍、鸡肉、桃、葱皆辛"。当该脏气不足时，必须以相应的味来补养。五味与肾脏的功能密切相关，如过食咸味，直接伤于肾脏，肾气虚弱，气化不利，水邪上犯，而出现水肿等症；过食酸味，妨碍胃的气机，水谷精微生成受阻，而胃中之气下行，膀胱之气受到约束，气化不利，导致肾脏气化失常而发病；过食苦味，三焦气机阻塞，气机不利，影响肾的气化作用；过食甘味，脾胃水谷运行不畅，消谷不化，容易生成湿、痰，影响肾的气化作用，而且水谷生成不足，不能滋养先天，导致肾虚证；过食辛味，升散上焦而熏蒸，影响气机，导致津液代谢失常，津气两伤，则妨碍肾的功能。

（五）用药精当

药物治疗是疾病治疗过程中最重要的措施，若用药精当，疾病可好转或痊愈，从而保持身体健康，但用药不当时，会造成病情恶化，或出现不良反应导致新的疾病，甚至使病人死亡。辨证论治是中医学对疾病认识和治疗的基本原则，是中医学的精华。辨证为确定治法的前提，其是否正确，视论治的效果而定，用药时首先要辨证正确，才能得到较好的治疗效果。《素问·六元正纪大论》云："以平为期，而不可过"，"衰其大半而止，过者死。"《灵枢·五禁》云："补泻无过其度。"《素问·五常政大论》云："能毒者以厚药，不胜毒者以薄药"，"病有久新，方有大小，有毒无毒，固宜常制矣……无使过之，伤其正也。"均提醒用药时不许过用，避免损伤正气。而且按照因时、因地、因人制宜的原理，用药不能千篇一律，因为不同的气候、地域、人的体质和生活习惯等因素，对治病均有较大的影响，所以用药时一定要慎重考虑。现代医学认为肾脏是人体的主要排毒器官，大多数中药进入体内后都要经过肾脏排泄，因此容易发生药物的毒性反应。国内已有报道，雷公藤、防己、木通、山慈菇、牵牛子、苍耳子、罂粟壳、草乌等诸多药物对肾脏具有毒性，在临床上应该严格掌握适应证，控制用药剂量，防止肾脏的毒性损害。总之，只有用药精当，才能避免病情恶化和传变，故成为既病防变的重要原则之一。

二、既病防传

中医学认为，传变是指疾病的传移和变化。具体而言，传是指病邪或病情循着一定的趋向传移和发展；变是指在某些特殊条件下，病邪或病情不循一般规律发生改变。传变的形式有病位传变和病性转化。病位传变可分为两种，即六经传变、卫气营血传变、三焦传变的外感传变和脏腑经络之间的内伤传变。病性转化包括寒热转化和虚实转化。影响传变的因素，主要有正气的盛衰、邪气的轻重、治疗是否得当。正气充盛、邪气较轻、治疗得当，则疾病不易传变。因此，不但要注重治疗原发病，而且还要重视防止传变的发生。

（一）肾病传他病

1. 肾病的六经传变

张仲景在《伤寒论》中提出了六经传变，一般传变规律依次为太阳→阳明→少阳→太阴→少阴→厥阴，反映了疾病由表入里、由阳入阴，病邪由浅入深，病情由轻到重的发展趋势。符合肾脏疾病的演化规律，肾脏疾病的早期一般因感受外邪引起，首先发生急性肾炎，其次为慢性肾炎，第三为肾功能不全及肾衰竭等。此外，还有越经传、表里传、直中、合病与并病等形式。通过分析、整理《伤寒论》的六经传变与各种肾系病证的相关性，总结如下。见表2-1。

表 2-1　肾系病证与六经传变的关系

六经辨证		病机及症状	肾系病证
太阳病证	太阳经证	起病急骤，多因素有肾病复感外邪而致，此为外邪犯表，太阳经气不利所致，出现严寒、发热等症	各种急性肾炎、肾盂肾炎前驱期、各种慢性肾病外感期
	太阳腑证（蓄水证）	经证治疗不及，表证不解，邪气循经入腑，膀胱气化失常，水道不利，水湿停蓄，出现小便不利、水肿等症	急性肾小球肾炎和急性肾盂肾炎，或慢性肾炎和慢性肾盂肾炎的急性期
	太阳腑证（蓄血证）	若病情较重，邪入下焦与血相结，出现少腹胀满或硬结，小便不利或自利，浮肿，烦躁不宁，舌质暗紫等症	乳糜尿、慢性肾盂肾炎、急慢性肾衰、尿路结石等伴有下焦瘀血证
少阳病证		太阳病未能解除，邪气转入少阳，枢机不利，胆火内郁，三焦决渎失司，则出现往来寒热，口苦咽干，目眩，小便不利等少阳病证。病程日久，或素体正气亏虚，感受外邪最易直犯少阳，而出现少阳病证	各种慢性肾病和肾病综合征的急性期
阳明病证	阳明经证	因失治误治，邪气不解，内传阳明，或邪气不经太阳而直传阳明者，出现全身水肿，或仅面部浮肿，发热，心烦口渴，头昏或头痛，咽喉肿痛，皮肤疮疡，小便短赤不利，舌红苔黄，脉数或滑等症	急性肾炎或急性肾盂肾炎重症

六经辨证		病机及症状	肾系病证
	阳明腑证	邪气不解，传入阳明，或日久不愈，阴津损伤，化热化燥，与胃肠糟粕互结而成，出现脘腹胀满，大便秘结，小便不利，烦热口渴，日晡潮热，或手足发热，舌红苔黄燥，脉沉弦数等症	急性肾炎或急性泌尿系感染重症，各种慢性肾病
太阴病证		邪气进一步深入到三阴之太阴，肺脾功能失常，肺脾气虚，水湿不运，寒湿内盛，出现全身浮肿，或下肢浮肿较甚，病势较缓，伴有神疲，体倦乏力，大便溏泄，舌淡胖边有齿痕，脉沉缓弱无力等症	各种肾病的慢性期，或慢性肾炎恢复期
少阴病证	少阴寒化证	太阴病日久不愈，进一步损伤正气，邪气传入少阴，心肾阳虚，温化无权，水液泛溢，出现全身水肿，畏寒怯冷，神疲乏力，腰膝酸软而冷痛，小便不利，夜尿频多，大便稀溏，或下利清谷，舌淡胖大边有齿痕，脉沉微细无力等症	各种慢性肾脏疾病的中后期
	少阴热化证	肾病日久不愈，肾精不足，或素体阴虚，或过服温热渗利之品，而致阴虚火旺，出现全身轻度水肿，伴有腰膝酸软，手足心热，颜面烘热，口干喜饮，眩晕耳鸣，小便不利，舌红少苔，脉沉细数等症	常见于应用肾上腺皮质激素及免疫抑制剂过程中

六经辨证		病机及症状	肾系病证
	太少两感证	体弱，抵抗力低下而复感外邪，表里同病。本证既有肾阳虚，又有风寒外感的表现	各种慢性肾脏病的后期
	少阴阴阳俱虚	本证既有阳虚水泛证，又有阴虚内热证的表现	各种慢性肾病后期，或在运用肾上腺皮质激素、环磷酰胺等过程中可出现
	太阴少阴并病	本证既有脾气虚证，又有肾阴虚证的表现	各种慢性肾病后期
厥阴病证		病情凶险，预后不良，除肾脏外常累及多个脏腑，出现脏腑阴阳衰退的症状	多为慢性肾功能不全及肾衰竭

2. 肾病的脏腑传变

脏腑传变，是指在疾病的发生、发展过程中，疾病所在的脏腑，对其他脏腑会起到一定的影响，病变传到另一脏腑。而且疾病按照五脏生克乘侮规律传变，包括顺传和逆传，《素问·玉机真脏论》云："五脏受气于其所生，传之于其所胜，气舍于其所生，死于其所不胜。病之且死，必先传行至其所不胜，病乃死。此言气之逆行也，故死……五脏相通，移皆有次。五脏有病，则各传其所胜……传五脏而当死，是顺传其所胜之次。"《素问·五运行大论》云："气有余，则制己所胜而侮所不胜；其不及，则己所不胜侮而乘之，己所胜轻而侮之。"

肾脏的相生规律传变包括母病及子和子病犯母，因为肝为肾之子，肺为肾之母，所以肾病可以传到肝或肺。古代有记载肾病传肝的证候，可分肾实传肝、肾虚传肝，如《素问·气厥论》云："肾移寒于肝，痈肿少气。"《素问·大奇论》云："肾雍，胠下至少腹满。"吴昆校注《黄帝内经素问吴注》第十三卷云："胠下，胁下也。肾脉络膀胱，贯肝膈，肝叶布胠胁，故肾气雍而不利者，令人胠下至少腹皆满。"而且以肾虚传肝为常见，肾水亏虚导致肝阴不足，而出现肝肾阴虚，《素问·标本病传论》云："肾病少腹腰脊痛，骱酸，三日背膂筋痛……三日两胁支痛。"《医述》卷十二云："尺脉数甚，肾水虚也，水不足以养木，故身之大筋劲急而见。"肾阴不足，病情进一步发展，而致肝阳上亢。叶天士所著《临证指南医案》卷一云："肝为风脏，因精血衰耗，水不涵木，木少滋荣，故肝阳偏亢，内风时起。"肾水亏虚，水不涵木，而致肝气抑郁。陈士铎所著《石室秘录》卷三云："肾水不能滋肝，则肝木抑郁而不舒。"肾病传变于肺脏，可导致两脏均出现异常变化，如《景岳全书》卷十九云："盖五脏之精皆藏于肾，而少阴肾脉从肾上贯肝膈，入肺中，循喉咙，挟舌本，所以肺金之虚，多由肾水之涸，正以子令母虚也。"《素问·经脉别论》云："以夜行则喘出于肾，淫气病肺。"夜行则气机逆乱，肾气上逆，经脉失常，伤肺致喘。按照相乘规律传变，若肾旺乘心，如《灵枢·病传》云："病先发于肾……三日而上之心。"《素问·气交变大论》云："岁水太过，寒气流行，邪害心火。民病身热烦心躁悸，阴厥上下中寒，谵妄心痛。"《素问·玉机真脏论》云："肾传之心，病筋脉相引急，病名曰瘈。"《难经·十难》云："心脉沉甚者，肾邪干心也。"而且肾脏不及出现肾虚脾乘，《素问·气交变大论》云："岁水不及，湿乃大行，长气反用……民病腹满，身重濡泄，寒疡流水，腰股痛发……足痿清厥，脚下痛，甚则跗肿。"《素问·玉机真脏论》云："恐则脾气乘矣。"因恐为肾之志，恐惧伤肾，肾气虚弱，脾气更乘犯肾。按照相侮规律传变，若肾亢侮脾，《素问·阴阳别论》云："肾之脾谓之辟阴，死不治。"吴昆在《黄帝内经素问吴注》第二卷校注云："辟，邪辟也。肾为水，脾为土，土胜水为正，今肾水反侮乎脾，不得其正，故曰辟阴，皆谓死不治者也。"《素问·气厥论》云："肾移热于脾，传为虚，肠澼，死不可治。"张景岳在《类经》十五卷注解云:"肾移热于脾者,阴火上炎也。邪热在下,真阴必亏,故传为虚损。肾本水脏而挟热侮脾,故为肠澼。下利脓血,阴虚反克,则水土俱败,故死不治也。"而且肾阴不足出现肾虚心侮,如张锡纯在《医学衷中参西录·医方》云:"肾虚则水精不能上输以镇心,而心易生热,是由肾而病及心也……心肾交病。"刘完素所著《素问玄机原病式·惊》云:"恐则喜惊者,恐则伤肾而水衰,心火自甚,故喜惊也。"傅山所著《傅青主男科》卷下云:"人有口渴索饮,眼红气喘,心脉洪大,舌不能言,不可作气虚治,此乃肾虚之极,不能上滋于心,心火亢极。"危亦林所著《世医得效方》卷七云:"肾水枯竭,不能上润,心火上炎,不能既济,煎熬而生。"均提示肾阴不足,不能上济于心,心火亢盛,而致心肾不交证。

(二)他病从肾治

按照五脏的生克乘侮规律,不仅肾病传他脏,而且他病可以传肾脏,因此虽然原初病变发生在他脏,但传变后还注重治疗肾脏。见表2-2。

表2-2　他病传肾脏规律

相生规律		相克规律	
母病及子	子病犯母	相乘	相侮
肺病传肾水	肝病传肾水	脾病传肾水	心病传肾水

按照母病及子的传变规律,肺病可以传肾脏。在生理功能上,肺肾两脏关系密切,《类证治裁》卷之二云:"肺为气之主,肾为气之根,肺主出气,肾主纳气,阴阳相交,呼吸乃和。若出纳升降失常,斯喘作焉。"《素问·气厥论》云:"肺移寒于肾,为涌水。涌水者,按腹不坚,水气客于大肠,疾行则鸣濯濯,如囊裹浆水之病也。"对此,《医述》卷十二杂证汇参解释说"肾为肺之子而主水,大肠为肺之腑而为传道之官。肺受寒邪,则传于肾,肾受寒邪,则水闭郁而不流,水无所归,则

客于大肠而不下。且水性流下，今乃客于大肠，不得宣通，故其涌溢如囊裹浆水也。"

按照子病犯母的传变规律，肝病可以传肾脏，精血同源，肝肾两脏关系密切，肝病日久，影响及肾脏，可导致肾阴不足或肝肾阴虚。《素问·标本病传论》云："肝病头目眩胁支满，三日体重身痛，五日而胀，三日腰脊少腹痛胫酸。"《灵枢·病传》云："病先发于肝……三日而之肾。"《傅青主男科》卷上云："肝木不能生肾中之火，则肾水日寒，必有腰背难以俯仰之症，此症必须肝肾同补。"

按照相乘规律传变，脾病可以传肾脏，脾虚不能化生精气，不能滋养先天，导致肾虚，而且脾肾阳虚，运化失职，水液停滞，而致久泻、水肿等症。《类证治裁》卷三云："经言诸湿肿满，皆属于脾。又言其本在肾，其末在肺，皆积水也。"《类证治裁》卷四云："有脾肾泄，由二经并虚，朝泄暮已，久而神悴肉削，四神丸。有饭后即便，亦由脾肾交虚，真火不能腐熟水谷，故食下即泄，二神丸。"《素问·玉机真脏论》云："脾传之肾，病名曰疝瘕，少腹冤热而痛，出白，一名曰蛊，当此之时，可按可药。"《素问·至真要大论》云："湿气大来，土之胜也，寒水受邪，肾病生焉"，而"湿淫所胜……腰脊头项痛，时眩，大便难……病本于肾，太溪绝，死不治。"《素问·气交变大论》云："岁土太过，雨湿流行，肾水受邪。"

按照相侮规律传变，心病可以传肾脏，心火旺盛，扰及肾阴，肾阴不足，而致心肾不交，《素问玄机原病式·热类》云："火为阳，故外清明而内浊昧。其主动乱，故心火热甚则肾水衰，而志不精一。"陈士铎所著《辨证录》卷四云："心原属火，过于热则火炎于上，而不能下交于肾。"《素问·阴阳类论》云："二阴二阳皆交至，病在肾，骂詈妄行，巅疾为狂。"《素问·痿论》云："内伐则热合于肾，肾者水脏也；今水不胜火，则骨枯而髓虚。故足不任身，发为骨痿。"肾病的传变，不仅有六经传变，而且脏腑功能失常而致传变，均取决于肾脏功能状态。但在临床上，关于传变问题，不能机械地理解，如《素问·玉机真脏论》

云："然其卒发者，不必治于传，或其传化有不以次，不以次入者，忧恐悲喜怒，令不得以其次。"

辨证论治是中医学独特的治疗原则，根据辨证结果，采取"同病异治"或"异病同治"。在临床上，虽然属于同一类肾病，但证候不同，因此治疗方法也不同；虽然不属于同一类肾病，但证候相同，因此治疗方法相同。还有，在一种肾病中，按照辨证结果，可分为几种证候，出现心、脾、肝、肺等其他脏腑的病变证候。如此，在其他脏腑病变中，可出现肾的病变证候，因此也会从肾治疗疾病。

第三节　愈后防复

疾病治疗后，进入恢复期，处于正气尚虚，余邪未尽的状态，这时若调理失宜，容易复发或又出现新病，因此不仅重视疾病的治疗，而且要注重恢复期的调摄。愈后防复，是防止疾病复发的治未病重要原则之一。关于愈后防复原则，早在《黄帝内经》中就有记载，如《素问·热论》云："热病已愈，时有所遗者，何也？岐伯曰：诸遗者，热甚而强食之，故有所遗也。若此者，皆病已衰而热有所藏，因其谷气相薄，两热相合……病热少愈，食肉则复，多食则遗，此其禁也。"提示热病愈后，当忌强食，应该少吃肉、谷食，防止遗热而复发疾病。《灵枢·口问》云："今有故寒气与新谷气，俱还入于胃，新故相乱，真邪相攻，气并相逆，复出于胃，故为哕。"体内原有的寒气与新谷气相结合，发生哕，提示余邪未尽，与新邪相合，引起新病发生。在《伤寒论·辨阴阳易差后劳复病脉证并治》中详细地阐述了阴阳复、劳复、食复，提示疾病愈后，房事、劳累、饮食等调摄防复的重要性。

一、房劳复

房劳复，是指因房事不节而犯病。一种为虽然病愈，但体内邪气未尽，因此通过房事，余邪可传给对方；另一种为病愈后体内精气尚未恢复，因房事精气更加损伤，脏腑功能失常，而致旧病复发或发生新病。《伤寒论·辨阴阳易差后劳复病脉证并治》392 条云："伤寒阴阳易之为病，其人身体重，少气，少腹里急，或引阴中拘挛，热上冲胸，头重不欲举，眼中生花，膝胫拘急者，烧裈散主之。"阴阳易，是指病愈之后，因触犯房事，男女之病发生相互染易。阴阳易可分为阳易和阴易：男病易于女，称为阳易；女病易于男，称为阴易。清代俞根初所著《重订通俗伤寒论·伤寒复证》云："男病新瘥，妇人与之交合而得病，名曰阳易；妇人病新瘥，男子与之交合而得病，名曰阴易。所以呼为易者，以阴阳相感动，其毒遗着于人。"房事不适，易致脏腑功能损伤，其中与肾关系密切，病愈后在机体精气尚未旺盛的状态下，因房事而肾的精气更加损伤，导致不仅肾虚，而且会影响其他脏腑功能，或抵御外邪的能力低下，易感新邪，引起疾病复发或发生新病。

二、劳复

劳复，是指因劳累过度而疾病复发。病愈后，应使心身安静，以养气血，若劳动过度或激烈运动，均会使体内精气血损伤，导致脏腑功能失常而疾病复发。《伤寒论·辨阴阳易差后劳复病脉证并治》393 条云："大病差后，劳复者，枳实栀子豉汤主之。"《重订通俗伤寒论·伤寒复证》云："大病瘥后，血气津液未平复，余热未尽，若因劳动，再发热为劳复。"体力劳动过度，可引起气损而伤肾，如《素问·举痛论》云"劳则气耗"，而"劳则喘息汗出，外内皆越，故气耗矣"。《诸病源候论》卷三云："三日强力举重，久坐湿地伤肾，肾伤，少精，腰背痛，厥逆下冷。"因此，病愈后，机体处于正气尚虚状态，若劳累过度，气更虚则损伤肾精。清代吴坤安在《伤寒指掌》中将劳复分为三种，即夹邪劳复、气虚劳复、阴虚劳复，其中阴虚劳复与肾的关系密切，如《伤寒指掌》卷二云："病后元虚，余邪余热，留结于中，又加劳动，复受外邪而病……气虚劳复，亦有瘥后，余火余邪已尽，止因正气大虚，因劳复热……阴虚劳复热病伤阴，肾气已亏，稍加劳动，微挟风寒，其病复作。"

三、食复

大病治愈后，常引起脾胃虚弱，若饮食不节，又引起饮食积滞，称为食复。《伤寒论·辨阴阳易差后劳复病脉证并治》398条云："病人脉已解，而日暮微烦，以病新差，人强与谷，脾胃气尚弱，不能消谷，故令微烦，损谷则愈。"而且张仲景论述了霍乱病后的饮食调养，如《伤寒论·辨霍乱病脉证并治》391条云："吐利发汗，脉平，小烦者，以新虚不胜谷气故也。"虽然霍乱初愈，但脾胃已虚，腐熟运化水谷失常，故见小烦，提示病后饮食调节的重要性。《重订通俗伤寒论·伤寒复证》云："热病热退之后，胃气尚虚，余邪未尽……若纳谷太骤，则运化不及，余邪假食滞而复作也，名曰食复。"而"热病瘥后，饮酒而复热，盖酒味辛而大热，伤寒前热未已，而又饮酒，则转加热甚而增剧"强调暴食和饮酒均导致食复的原因，因此在疾病的恢复期中，应该重视饮食节制，并禁酒。

四、情志复

情志失常，不仅易于发生疾病，而且是疾病复发的重要原因。俞根初在《重订通俗伤寒论·伤寒复证》阐述了伤寒怒复，云："伤寒瘥后，因事触怒，相火暴发，因而余热复作。"怒则气上，使气血奔迫，难以节制，触动余热而复发。在临床上，肾病为迁延难愈的疾病，尤其慢性肾病患者的精神易处于疲惫状态，因精神刺激而更易复发，因此舒畅情志、调整心态为防止肾病复发的主要治则之一。其外，高血压、肺结核等病情难愈、疗程漫长的疾病容易出现精神刺激而致复发。

五、药物复

药物复，为疾病治愈后，因药物调理不适而复发，可有两种情况：

一为误服药物引起，二为不及时用药物调摄引起。《温热经纬》卷三云："面色苍者，须要顾其津液，清凉剂十分之六七，往往热减身寒者，不可就云虚寒，而投补剂，恐炉烟虽熄，灰中有火也。"热病初愈，体内尚有余热，不可过早使用温补剂，恐因误服补剂而致复发。另一种情况为某种疾病药物治疗有效后，不及时减量或停用药物，而致病情复发。如在临床上，肾病综合征使用激素疗法，虽然病情好转，但在激素减量或停用时，因不及时配合运用药物调摄而致复发。因此应该及时配合中医中药，以巩固疗效而避免病情复发。

六、重感复

疾病治愈后，余邪未清，正气尚虚，机体抵抗力下降，容易复感邪气，而致复发或发生新病。《重订通俗伤寒论·伤寒复证》云："瘥后伏热未尽，复感新邪，其病复作。"在临床上，感染是急慢性肾炎及肾病综合征等各种肾病复发的主要诱因，肾病病情稳定后，余邪未清，机体免疫功能下降，若感染邪气，更易复发。实际上，防止重感邪气为治愈防复的最主要方法。

第三章

中医从肾治未病的现代研究

　　随着人们生活水平的不断提高，健康观念也有了较大的转变，人们更加关注如何增强体质、延缓衰老、预防疾病等问题，因此医学模式也有了由以治疗为主到以预防为主的逐渐转变。中医学对此早已有了深刻的认识，并且有着自己完整的理论体系和丰富的实践经验。其中从肾治未病理论在中医学治未病思想的内容体系中占有绝对重要的地位，历代医家对此均有深刻的认识。现代科学技术的飞速发展推动着整个社会的进步，把现代科学技术手段运用于中医学从肾治未病的基本理论、实验及临床的研究中将为医疗实践提供更可靠的依据，并将有力地促进中医学从肾治未病内容体系的发展以及国际医疗合作与交流。

第一节　肾与亚健康的相关性

　　社会节奏的加快、工作强度的提高、心理应激的冲击以及环境质量的下降等都在不同程度的影响着人们的身心健康，亚健康人群越来越年轻化，也引起了人们的广泛关注。从中医治未病理论出发并结合生活医疗实践，发现肾与亚健康的发生、发展有着极其密切的关系，基于从肾治未病理论干预亚健康状态也取得了显著的成效。

一、亚健康状态概念的提出

WHO 对健康的定义为：生理、心理及社会适应三个方面全部良好的一种状态，而不仅仅是指没有生病或者体质健壮。

亚健康的概念在 20 世纪 80 年代首先由前苏联学者布赫曼教授提出。亚健康状态又称为次健康状态、灰色状态、亚临床期、病前状态或潜病期，是指人的身心处于疾病与健康之间的一种健康低质状态，即机体虽然没有由医疗诊查手段所明确的阳性指标，或虽有部分指标的改变，但尚未达到西医学疾病的诊断标准，而在躯体和（或）心理上出现种种不适的感觉和症状，以及对外界环境适应能力下降的一种状态。亚健康状态是由心理、生理、社会三方面因素作用于机体的神经内分泌系统以及免疫系统，使之功能紊乱而产生的。亚健康状态概念的提出并非偶然，而是由于人们对健康的关注度不断提升，意识到疾病对社会、家庭的严重不良影响，重视在疾病前防范其发生及发展。随着社会的飞速发展、高新技术产业化的加速，生活节奏快、竞争压力大、人际关系复杂成为现代社会的基本特征，社会的生产方式、人们的行为方式都有了很大的改变，人们的心理应激明显增多，因此也有了医学模式的转变，由单一的生物医学模式转变为生物 - 社会 - 心理医学模式，承受亚健康状态困扰的人数正在不断攀升，严重影响着人们的身心健康和生活质量。

中医学对亚健康状态的认识有着悠久的历史，虽无亚健康状态这一称谓，但其表现可以归结到许多常见的中医证候中，并且古代医家众多的保健食疗方法普遍应用于对身体不佳状态的调整中，这与今天对亚健康状态的积极干预是不谋而合的。亚健康状态介于健康和疾病之间，其发展趋势一是如果机体长时间处于亚健康状态而不进行干预和调理，就可能导致疾病的发生；二是通过合理的干预而恢复健康状态。由此可见，亚健康状态是中医所言"未病"的一种特殊形式。早在《黄帝内经》就已提出"治未病"，云："圣人不治已病治未病，不治已乱治未乱。"此处"未病""未乱"即指疾病前状态。其治未病的思想主要包括：治其未生、治其未成、治其未发、治其未传、瘥后防复五个方面的内容。又云："阴平阳秘，精神乃治。"人体本身以及人与自然、人与社会阴阳平衡方为健康状态，否则则为疾病或疾病前状态，因此阴阳失衡是问题的根本所在。由于亚健康状态缺乏可供西医临床诊断疾病的客观指标，更无从定论疾病的所在，而患者又确实出现了生理或心理上的种种不适，此时中医学便展现出其优势，根据"司外揣内""见微知著""知常达变"的基本法则，注重机体的功能状态，而不以出现客观可检出的指标为标准，即已开始给予干预，延缓或者阻断疾病的发生发展，这对于降低疾病的发生率，提高人们的生活质量具有重要意义。

二、亚健康状态的产生及与肾的相关性

（一）亚健康状态产生的原因及与肾的相关性

1. 情志不遂

人体的整个生命活动都是在气的推动作用下而进行的，气机的正常运行是生命活动进行的前提，当情志不遂，气机阻滞自然会影响各个系统器官的生理功能。由于社会压力过大，人际关系紧张，情感生活质量下降，以及不良情绪、不良性格的影响等原因导致身心状态失衡，社会适应不良，当受到持续的精神刺激，超出个体有限的自我调节能力则出现一系列跟情志相关的症状，如胸闷气短、善太息、头晕眼花、食欲减退、急躁易怒等。另外，中医学言"恐伤肾"，肾在志为恐，惊恐可致肾中之精气耗损，气机失调，出现二便失禁、耳鸣、筋骨痿软、遗精滑泄等。

2. 饮食失调

饮食五味是人体精神气血化生的源泉，而以均衡为度，既不应有偏嗜，也不应摄入过多或过少。摄入过少则会导致机体气血生化乏源，人体五脏、四肢百骸得不到充足的气血濡养，各脏腑生理功能减退而出现

诸多不适，甚至导致疾病的发生；摄入过多，超出脾胃的腐熟运化能力或营养过剩则会损伤脾胃，出现腹胀腹痛，痞满不舒，或者体内膏脂停积，产生肥胖及随之而来的其他代谢紊乱症状。《黄帝内经》云："味过于甘，心气喘满，色黑，肾气不衡。"是说甘味可以补脾，过多的甘味食物会引起脾气偏胜，土克水，因此摄入甘味食物过多，就会损伤肾的生理功能，由于肾藏精，主骨生髓，其华在发，因此会出现头发失去光泽、脱发、腰膝酸软、耳鸣耳聋等肾虚的表现。咸味入肾，适量的摄入咸味可以补肾，然"味过于咸，大骨气劳，短肌，心气抑"，"多食咸，则脉凝泣而变色"，过多的咸味食物则会引起肾气偏盛，而水克火，进而影响到心的生理功能，又心主血脉，心的生理功能失常则会出现血脉凝泣，表现心悸、气短、胸痛等症。临床发现长期过多摄入食盐的人患高血压的概率较正常人高，其机制尚不明确，可能跟摄入的食盐量超出了机体的排泄能力，造成水钠潴留，增加了循环血量有关。此外高盐饮食能促进动脉粥样硬化，加快骨钙流失。

3. 劳逸失度

过劳或者过逸均不利于生命活动的正常进行，会损伤人体的正气。过劳主要包括劳力过度、劳神过度、房劳过度，过劳首先耗损人体之气，继则伤形，久则伤脏。主要表现为四肢肌肉萎弱，关节屈伸不利，腰膝酸软疼痛。"久立伤骨"，长期站立容易对骨骼造成不良影响，中医认为骨为肾所主，因此久立易伤肾。"久卧伤气"，即过于安逸，缺少必要的体育锻炼则会出现心悸气短、倦怠乏力、纳食不香、精神不振等气虚的表现。

4. 环境气候因素

环境污染日趋严重，物理及化学性污染物作用于人体，有些在人体内蓄积造成急性或慢性中毒性伤害，心、肝、脾、肺、肾的功能均受到不同程度的影响，其中对肺、肝、肾的影响最为多见，直至脏腑功能衰竭。中医学言"久坐湿地伤肾"，久坐会导致气血经络受阻，新陈代谢缓慢，阴暗潮湿的环境易损及人体之阳气，从而产生腰背酸胀、麻木、疼痛等症状，这种疼痛难以找到固定的疼痛点，而是腰背部泛泛的酸胀，绵绵隐痛，经手按、热敷、休息方能缓解，以上表现提示由肾虚所引起。

5. 年老体虚

人体生、长、壮、老、已的自然过程决定了衰老发生的必然性，在这一过程中随着年龄的增长，各脏腑器官出现功能的减退，新陈代谢的速度减慢，某些对人体产生不良影响的物质逐渐积累，机体出现各种不适，此时若尚未达到疾病的诊断标准，即为亚健康状态。其中不同系统器官功能的衰退会出现相应的临床表现。例如，老年性心血管系统疾病常见胸闷胸痛、心悸气短、头晕乏力等；神经系统功能减退可见失眠、头痛头晕、记忆力减退、精神不振等；免疫系统见抵抗力下降、易患感冒或其他疾病；感官系统功能减退常见听力下降、视物模糊、眼目干涩酸胀、味觉嗅觉敏感度下降等；全身表现主要有体力下降、运动欠灵活、体质虚弱等。年老体虚的出现与全身各脏腑组织器官的功能衰退均有密切的关系，其中肾中所藏之精是生命的物质基础，肾阴、肾阳是全身阴阳之根本，其他脏腑的功能活动均有赖于肾精的充沛、肾阴肾阳的滋养温煦、肾中元气的激发，因此肾的生理性衰老是全身脏腑组织衰老的关键。

6. 先天不足

存在先天不足的人应对来自自然、社会不良刺激的能力明显低于正常人群，而肾为先天之本，故肾脏生理功能缺陷或者降低更易出现躯体或心理的种种不适而进入亚健康状态。

（二）亚健康状态的产生机制及与肾的相关性

从现代医学的角度来看，亚健康状态可能是由快节奏的社会生活、过多的不良刺激作用于人的交感神经系统，使其长期处于相对亢奋状态而导致的植物神经功能紊乱所引起的。从生理学机制来讲，众多的不良刺激引起交感神经兴奋后，肾上腺皮质系统功能增强，使血中肾上腺素、糖皮质激素水平升高，出现心率加快、呼吸频率加快、血糖升高等，此种改变是机体做出的适应性改变，短时间内是有利于机体适应外界环境的，但是当这些不良刺激长期作用于人体，交感神经系统会因疲劳而功能失调，继而出现躯体或身体的种种不适。此外，相关研究还发现 γ- 亚麻酸的缺乏、胸腺的萎缩、微循环的障碍、下丘脑 - 垂体 - 性腺轴的抑制、生殖内分泌功能的损害、A 型行为个性特征的人群等易发生亚健康状态。

中医学对亚健康状态的相关论述散见于"未病"及"内伤杂病"中，有其独特的理论体系、相对完善的预防及治疗措施。古人云"阴阳匀平，命曰平人"，"平人者，不病也"，"阴阳乖戾，疾病乃起"，而疾病的产生大都有一个自然过程，在典型症状出现之前或者在可被人们认知并可诊断为某一疾病之前，机体往往已经在致病因素的作用下出现了阴阳的偏颇，包括机体与自然环境、机体与社会环境，以及机体自身的阴阳失衡，此即为亚健康状态。人体是一个以五脏为中心的统一整体，邓铁涛教授主张亚健康状态中的五脏相关理论，认为当机体处于亚健康状态时，往往多个脏腑同时或相继出现生理功能障碍，而"五脏为人身之本，肾为五脏之本"（《景岳全书》），肾为五脏之根、先天之本、生命之源，肾寓元阴元阳，为一身阴阳之根本，肾阴肾阳具有资助、调节五脏阴阳的作用，而五脏的阴阳失调以肾的阴阳失调为根本，因此由阴阳失调导致的疾病状态和亚健康状态都和肾有着密切的关系。肾藏精，而精是生命的基础，禀受于父母的先天之精与后天水谷所化生之精共同濡养脏腑组织、激发脏腑的功能、维持人体的生命活动，肾中精气的盛衰与人体的生长、发育、生殖和衰老有着密切的关系，肾中精气在整个生命进程中的盛衰变化有着一定的规律，当中年以后，肾中精气渐衰，各脏腑功能减退，人体各项生命活动均受到不同程度的影响，进而出现一系列的亚健康状态或衰老的临床表现。

众多医家对亚健康状态的病因病机各抒己见，皆有独到之处。综合各家观点，大体认为亚健康状态的病因病机是由于先天不足、七情内伤、饮食不节、起居无常、劳逸失度、年老体衰等，导致机体气血阴阳失衡，脏腑功能失调而成。

三、亚健康状态的主要临床表现及证候分布规律

（一）临床表现

亚健康状态的临床表现涉及全身各脏腑组织器官，复杂多样，常见的临床表现有畏寒怕冷，易于疲劳，抵抗力下降，易于感冒，手足心热，心情抑郁，情绪不稳，焦躁易怒，恐慌，疑病，冷漠，无助孤独感，空虚感，胸闷气短，心慌，肌肉、关节疼痛，腰酸背痛，肩颈疼痛，耳鸣，眼目干涩酸胀，头晕昏重，四肢沉重，胃脘不适，食欲不振，睡眠障碍，便秘或腹泻，尿频，夜尿增多，女性还可出现月经紊乱等。

在亚健康状态的诸多临床表现中，肾系症状主要是耳鸣，腰酸背痛，夜尿多，畏寒怕冷，手足心热，便秘或腹泻，尿频、夜尿增多等。以虚证为主，虚中夹实，其中最典型的表现是疲劳，而脾主四肢肌肉，肾主骨，因此亚健康与脾、肾的关系最为密切。

（二）证候分布规律

目前有不少对亚健康状态证候分布规律的研究报告，但由于各类研究的开展地区，调查范围，研究对象的年龄、职业，以及研究者本身的主观因素、诊断标准等的不同使得这些研究结果有一定的局限性，差异也较大。

有调查研究[1]显示：亚健康状态的高发症状主要集中在心慌气短，眼目干涩酸胀，头晕昏重，四肢沉重，二便不调，畏寒怕冷，手足心热等，最容易出现心、肝、肾三系症状。其中对中医证候分布规律进行了归纳总结，发现亚健康状态常见的证候类型有肝肾阴虚证、心肝血虚证、心肾不交证、肝郁气滞证、心气亏虚证、肝阳上亢证、心脾两虚证、肝阴虚证、脾气亏虚证、肾阴虚证、肝火上炎证、肾阳虚证、心阴亏虚证达13种之多，其中与肾相关的有4种，与肝相关的有6种，与心相关的有5种，与脾相关的有2种。

魏育林[2]等对北京地区某三甲综合性医院在岗员工亚健康状态做

了证候分布规律的研究。本研究采用"北京地区亚健康状态中医干预措施及证治规律的研究"课题组编制的亚健康状态躯体症状自评量表，从在岗 626 名员工中筛选出 205 例符合亚健康状态诊断的志愿者，对其证候分布做了统计分析。研究发现 205 例亚健康员工的中医证候以虚证为主，病位主要在肾、心、肝、脾，主要证候是心肾不交、肾阳虚证、气虚证、肾阴虚证、肝郁脾虚证，各证型之间常互有兼夹。

唐宏亮[3]等通过调查问卷对广西壮族自治区南宁市、北海市、玉林市三个城市常规体检人群中处于亚健康状态的 1467 例进行了证候调查研究，并对调查结果进行数理统计分析，发现被调查的三座城市中，亚健康状态人群的中医证型以肝郁脾虚、脾虚湿困、肝肾阴虚最为多见，其次为湿热内蕴、心脾两虚、肾阴虚、脾肾阳虚、心肾不交等证，涉及脏腑以脾为最多见，由于广西壮族自治区地处西南，气候湿热，而湿邪最易困脾，因此调查结果具有明显的地域特征，同时反映出亚健康状态的表现是多种因素共同作用的结果。

王天芳[4]等对北京地区某医院体检人员中 495 例疲劳型亚健康状态者进行了证候分布特征和证候要素分布规律的研究和统计分析，该统计分析主要根据医生的四诊辨证结果而进行的，结果显示 495 例研究对象的证候类型，出现的频率从高到低依次为肝郁脾虚证、肝气郁结证、肝火炽盛证、肝胃不和证、脾虚湿阻证、心脾两虚证、肝肾阴虚证、脾肾阳虚证、胆郁痰扰证和痰热内扰证。证候要素中的病位类证候要素出现频次由高到低依次为肝、脾、肾、胃、心、胆、肺。病性类证候要素由高到低依次为气滞、气虚、热盛、湿阻、痰阻、阴虚、气逆、阳虚、血虚和血瘀。疲劳型亚健康状态的证候类型较多，而且复杂多变，本研究结果中肝郁为疲劳型亚健康状态的主要病机，这可能跟研究对象的平均年龄、北京地区生活工作压力较大等因素有关。

综上所述，亚健康状态可涉及人体的各个脏腑器官，临床表现也复杂各异，并且其证型与诸多因素相关，临床上以出现不同脏腑兼证为多见。

四、亚健康状态常用的评价指标及其与肾的相关性

亚健康状态的临床表现复杂多变，以自我感觉不良为主，缺乏特异性的实验室及影像检查指标，目前世界范围内尚无对亚健康状态的统一的诊断标准。

（一）评价方法

1. 症状标准

频繁出现以上所列临床表现的部分症状，同时排除由已经确诊的疾病所引起，影响到个体正常的生活、工作和学习。

2. 生理生化检查

血液学、脑电图、心电图、24 小时动态血压监测，以及运用微观手段进行个体化检查，如机体免疫细胞功能检测、超高倍显微诊断仪亚健康评估法、多媒体显微诊断仪检测法、活体血液分析、氧化足迹验血试验、福贝斯远程健康检测系统、量子共振检测法等。

3. 量表评估

有症状自评量表（SCL-90）、心理社会应激评定量表（PSAS）、康奈尔医学指数（CMI）、焦虑自评量表（SAS）、抑郁自评量表（SDS）及自行设计的调查问卷等。

其他如观指甲、观舌、观面等。

（二）评价指标

1. 宏观指标

宏观指标即以上所述临床症状和体征。

2. 微观指标

微观指标包括神经 - 内分泌系统、免疫系统，以及基因蛋白质表达等方面的指标。具有代表性的微观指标有：免疫球蛋白、β - 内啡肽（β -EP）、皮质醇、睾酮、促肾上腺皮质激素（ACTH）、去甲肾上腺素（NE）、T 细胞亚群等。其中 β -EP 是由下丘脑垂体分泌的一种神经内分泌激素，与情绪障碍密切相关。ACTH 是由脑垂体前叶分泌的神经激素

类肽, 对神经系统有明显的调节作用, NE 能抑制 ACTH 的活性, 其变化可反映亚健康状态与神经递质的关系。免疫球蛋白、皮质醇、T 细胞亚群和睾酮的变化则可分别反映亚健康状态与免疫系统和内分泌系统之间的关系。

3. 评价指标与肾的相关性

处于亚健康状态的机体往往见免疫系统功能下降, 而机体的免疫系统在抵御外邪、维持机体正常功能方面发挥着最为重要的作用, 中医学讲 "正气存内, 邪不可干", 即正气在抵御外邪, 保护机体, 维持气血的正常运行、脏腑组织的正常生理功能中起到了不可替代的作用, 而肾中元气的盛衰直接影响正气的强弱, 可见肾与机体的免疫系统具有很大的相关性。沈自尹等提出肾虚证的神经内分泌免疫网络理论, 其研究证实下丘脑 - 垂体 - 靶腺 (肾上腺皮质 - 性腺 - 甲状腺) 这一神经内分泌轴的功能减退确是构成肾虚证的病理基础。

五、不同体质与亚健康状态的相关性

体质是人体生命过程中, 在先天禀赋和后天获得的基础上所形成的形态结构、生理功能和心理状态等方面综合的、相对稳定的固有特质。中医的体质学说则是以中医基本理论为指导, 研究各种体质类型的生理、病理特点, 并指导预防和治疗的学说。

不同体质类型与某些疾病或者证型具有显著的相关性, 研究不同体质的形体特征、心理特征、对外界环境的适应能力以及对某些疾病的易患性对指导疾病的预防与治疗有着重要的指导意义。以王琦教授的体质九分法为例, 中国人群的体质可分为平和质、气虚质、阴虚质、阳虚质、痰湿质、湿热质、血瘀质、气郁质和特禀质。其中平和质平时患病较少。气虚质平时体质虚弱, 不耐风邪, 易患感冒、内脏下垂, 发病后不易痊愈, 有肺气虚、脾气虚和肾气虚的不同。阴虚质易患咳嗽、消渴、发热、闭经、眩晕等, 涉及脏腑主要为肺、肾、肝。阳虚质不耐寒邪, 易患泄泻、阳痿、水肿、胸痹等, 涉及脏腑主要为心、脾、肾。血瘀质易患出血、中风、胸痹心痛等，涉及的病变部位较广泛。痰湿质易患消渴、中风、眩晕、痛风、胸痹心痛、咳喘等，现代临床研究也证实中医所说的痰湿体质型的人患高血压、冠心病、中风的几率远远大于非痰湿体质型的人。湿热质易患疮疖、黄疸、火热等病证，主要与居住环境以及脾的生理功能密切相关。气郁质易患失眠、郁证等，与肝的关系最为密切。特禀质易患遗传性疾病、过敏性疾病，此外存在先天不足的人应对自然、社会中不良刺激的能力明显低于正常人。肾为先天之本，故肾脏生理功能缺陷或者降低更易出现躯体或心理的种种不适，而进入亚健康状态或疾病状态。

不同体质类型的形成跟诸多因素相关，主要包括先天禀赋和后天的自然环境、社会环境、饮食习惯、生活起居、精神情志等，其中先天因素是体质形成的基础，脏腑的功能状态对体质的形成起到了决定性的作用。又因肾为先天之本，肾中所藏之精促进人体的生长发育和生殖功能的成熟，肾为五脏之根，肾中元气推动激发着其他脏腑的生理功能，因此与体质类型相关的疾病或疾病前状态与五脏相关的同时与肾的关系最为密切。

第二节　肾与衰老的相关性研究

延年益寿是一个古老的话题，从人类文明出现至今人们追求长寿的脚步从未停歇。在充分认识生、长、壮、老、已是生命无法抗拒的自然过程的基础上，通过科学合理的方式增强体质、减少疾病的产生、延缓衰老的发生发展是切实可行的。根据中医学对肾生理病理的认识和理解，认为肾在生、长、壮、老、已的生命过程中起着主导性的作用，这一认识也逐步得到了现代科学技术手段的认证，并且多项研究发现具有补肾作用的方药大都具有不同程度的抗衰老的功效。

一、衰老的成因

衰老是指在生命进程中，当机体生长发育到一定阶段以后出现的跟年龄相关的自身功能减退，内环境稳定能力和应激能力下降，形态结构和生理功能的退行性改变，上述改变是一个不可逆转并趋向死亡的过程。衰老不可避免，但采取有效措施延缓衰老的发生发展是切实可行的，深刻认识衰老的实质和基本规律对指导人们养生防病、祛病延年具有重要的意义。

生、长、壮、老、已是人类生命活动的自然过程，与肾中精气的盛衰密切相关，或者说肾中精气的盛衰决定着生命个体生、长、壮、老、已过程的发生发展。中医学认为随着年龄的增长，衰老是一个自然进展的过程，先天之精为人之本，决定着机体各脏腑组织器官功能的基础条件，后天主要是各种自然社会因素对衰老的进程起到或推动或延缓的作用趋向。认为衰老的基本机理主要有以下几个方面：阴阳失衡、脏腑虚损、气虚血瘀、气运失常等。对于衰老未有统一的认识和定论，目前有肾虚衰老说、脾胃虚弱衰老说、津液不足衰老说、血瘀衰老说。而肾中精气为生命活动的原动力，人体的整个生命活动都是在气的推动下进行的，肾中元气为一身之气的根本，身体各脏腑组织器官出现的功能减退都和肾气的不足有着直接或间接的关系，因此肾虚衰老说是各种学说的核心，肾虚是导致衰老最重要的原因。据调查 55～65 岁的中老年人，95%以上都有肾虚的表现，并且随着年龄的增高肾虚的表现加重。

二、现代医学对衰老的认识

现代医学对衰老也没有统一的定论，目前对衰老机制的研究结果以各种假说为主，主要有遗传程序学说、交联衰老学说、自身中毒学说、炎性衰老学说、循环障碍学说、细胞凋亡学说、脂褐素累积学说、溶酶体膜损伤学说、神经内分泌学说、机体免疫功能退化学说、衰老基因学说、DNA 损伤累积学说、自由基损伤学说、线粒体衰老学说、端粒学说等。

衰老时机体各系统器官功能的减退主要表现在神经系统、内分泌系统和免疫系统。

神经内分泌系统的功能衰退与衰老密切相关。首先人体从成年开始脑细胞便逐年退化、减少，而中枢神经系统的神经元不会再生，脑细胞和神经元细胞的耗损直接影响中枢神经系统的功能。另外，腺体合成激素的能力、靶器官对激素或活性成分的敏感性，以及中间的调节功能等均有所减退，这些功能的衰退，导致机体的内环境发生改变，新陈代谢失常，从而促进了衰老的进程。

人体的免疫功能随着年龄的增长而逐渐减退，免疫器官——胸腺逐渐退化，胸腺激素分泌减少，其他免疫器官和免疫组织在结构和功能方面也有着不同程度的改变。免疫系统功能的低下主要表现在免疫活性细胞功能的减退，包括免疫活性细胞数目的减少、细胞功能的下降、细胞亚型比例的变化等，其中上述变化主要在于 T 淋巴细胞。研究证明，衰老时 T 淋巴细胞分泌的白细胞介素 -2、白细胞介素 -3、粒细胞巨噬细胞集落刺激因子及神经白细胞素的数量和活力均下降，并且随着年龄的增长其基因表达能力亦下降。此外，机体免疫反应的准确性随年龄的增长而下降，在正常情况下，免疫系统不会对自身组织发生免疫反应，准确性下降使得免疫系统对自身组织发生免疫反应，这些反应对自身组织器官产生破坏作用，即自身免疫性疾病。

三、中医学关于肾与衰老的关系

（一）肾脏在整个生命进程中的变化规律

生理性的肾虚衰老说源于《黄帝内经》，《素问·上古天真论》中详细地论述了肾中精气未盛→充盛→渐少→耗竭的演变过程。"女子七岁，肾气盛，齿更发长。二七而天癸至，任脉通，太冲脉盛，月事以时下，故有子。三七肾气平均，故真牙生而长极。四七筋骨坚，发长极，身体盛壮。五七阳明脉衰，面始焦，发始堕。六七三阳脉衰于上，面皆焦，发始白。七七任脉虚，太冲脉衰少，天癸竭，地道不通，故形坏而无子也。""丈夫八岁，肾气实，发长齿更。二八肾气盛，天癸至，精气溢泻，阴阳和，故能有子。三八肾气平均，筋骨劲强，故真牙生而长极。四八筋骨隆盛，肌肉满壮。五八肾气衰，发坠齿槁。六八阳气衰竭于上，面焦，发鬓颁白。七八肝气衰，筋不能动。八八天癸竭，精少，肾脏衰，形体皆极，则齿发去。"这两段经文充分地说明了此演变过程与衰老同步进行，密不可分，即肾中精气的盛衰与衰老的发生密切相关，且伴随着整个生命进程。

"夫精者，身之本也"，肾中精气是构成人体的基本物质，是生命的起始和生命活动的原动力，其中包括"先天之精"和"后天之精"，而精为肾中所藏。肾精促进人体的生长、发育和生殖，肾精充足则精力充沛，骨坚固，耳聪目明，毛发润泽，生命力旺盛。随着年龄的增长，肾中精气渐衰，并逐渐出现发脱齿槁、耳聋耳鸣、眼目昏花、皮肤枯槁、性功能低下、生殖功能丧失、脾胃运化功能减退、体力下降等表现，此为衰老的征象。《医学正传》曰："肾元盛则寿延，肾元衰则寿夭。"肾气虚衰是衰老的主要原因和机制，精不足则化气无源，气不足则温煦失司，推动、气化功能减退，诸脏腑功能低下，脏腑经络、四肢百骸失于濡养，各种病理产物蓄积，因而逐渐出现上述衰老征象。并且脏腑生理功能减退导致机体的抗病能力下降，外邪侵袭或情志内伤或饮食不节更易引起气血阴阳的失衡而导致一系列的病理变化，具体表现为新陈代谢的速度减慢，从营养物质的吸收到血液的运行、津液的转输、废物的排泄、气机的运行等均出现迟缓的现象。并且衰老的病机特点为本虚标实，以诸脏腑虚损为本，虚损则生理功能低下，形成的各种病理产物为标，常见的病理产物有痰浊、瘀血、水湿等，本虚与标实互为因果，共同导致衰老的发生发展。临床常见食欲减退、气短乏力、心悸胸闷、善太息、水肿、肥胖或消瘦、耳聋耳鸣、视物昏花、面色不华、手足不温或五心烦热、关节屈身不利、二便不调等。

（二）病理性衰老

五脏虚损致衰学说认为任何一脏的虚衰都会使衰老加速，其中肾虚致衰说占有重要地位，《素问·上古天真论》详细论述了肾气肾精在人体生长、发育、成熟、衰老中的作用。随着肾中精气的不足，肾阴肾阳虚衰，导致五脏六腑功能减退，继而出现一系列衰老的表现，即肾虚能够促进衰老的发生发展。

肾虚导致衰老主要包含以下三个方面：一是肾为先天之本，若先天禀赋不足，肾精亏虚，则生长发育迟缓，脏腑功能低下，常常致未老先衰；二是肾精肾气损耗过度导致肾精早虚，衰老提前发生；三是后天失养，或素体脾胃虚弱，气血化生乏源，肾精肾气不能得到及时的补充而导致衰老的发生发展。

肾藏精，寓元阴元阳，"阴平阳秘，精神乃治"，肾之阴阳或肾精的亏虚都会导致人体功能的减退而出现复杂的临床表现。若肾精亏虚，则生殖功能减退，机体各脏腑官窍失于濡养，功能随之减退，表现为面色晦暗、耳鸣耳聋、性功能减退、记忆力减退、腰膝酸软、脉涩；肾阴虚，阴阳失于平衡，阴虚生内热而表现为潮热盗汗、心烦失眠、五心烦热、口干舌燥、舌红少苔、脉细数；肾气虚，则一身之气皆虚，易累及其他脏腑，整个生命活动迟缓，临床往往兼见其他脏腑的气虚之证，表现为倦怠乏力、食欲减退、胸闷气短、精神不振、舌淡苔白、脉迟缓；又因气虚为阳虚之渐，阳虚为气虚之甚，日久则见肾阳虚的临床表现，如畏寒喜暖、四肢不温、脘腹冷痛、腹痛腹泻、精神萎靡、腰膝冷痛、舌淡胖苔白滑。当阴虚或阳虚至甚，失于顾护，出现相火妄动或元阳耗散，生命历程即将结束。

衰老的诸多表现虽涉及全身各个脏腑器官组织，然其根本在于肾气肾精的逐渐亏虚。机体的生命活动由气的正常运行而激发，而肾气为气之根本，肾中之元气乃一身之气的主导，各脏腑生理活动的正常进行无不依赖肾中之元气，肾气肾精既衰，则全身功能随之减退。因而若先天不足，或后天失养，或各种致病因素的侵袭损伤人体正气，由外入内，由腑及脏，久病及肾，最终导致肾虚，肾虚则影响全身各脏腑，从而出现由各系统功能失调所产生的诸多衰老的表现。

四、肾与衰老相关性的现代研究

在运用现代技术手段对肾虚本质的研究和对衰老本质的研究中发现，肾虚和衰老时机体的微观改变均主要集中在神经内分泌系统、免疫系统和自由基等方面，并且其改变具有高度的一致性，因此肾虚与衰老的密切相关性不仅有中医理论的支持，更是得到了现代科学技术手段的客观认证。

（一）肾虚与衰老相关性的现代研究

1. 肾虚与神经内分泌系统

肾虚证患者和老年人在下丘脑 - 垂体 - 靶腺（肾上腺皮质 - 甲状腺 - 性腺）轴均有不同程度的功能紊乱。以患者血浆 ACTH 和皮质醇水平为测定指标发现患者的垂体和肾上腺皮质功能均处于低下状态。实验研究发现，肾虚模型血浆 T3、T4 水平明显降低，TSH 有反馈性增高趋势，补肾治疗后，T3、T4 水平升高，TSH 水平下降。肾虚证患者的促性腺激素和性激素水平也有不同程度的改变，而性激素水平的降低是引起性功能减退的最直接原因。除了以上 3 个神经内分泌轴激素水平的变化外，激素受体数量的减少、受体对激素的亲和力的下降，以及靶腺对激素敏感性的降低也是肾虚证患者在神经内分泌系统中的微观表现。肾阳虚证患者 24 小时尿 17 羟皮质类固醇比正常人低，并且经过补肾治疗后有所提高。尿 17 羟皮质类固醇为尿中由肾上腺皮质所分泌的激素及其代谢产物，其含量可以反映肾上腺皮质分泌皮质醇的功能状态。

2. 肾虚与机体免疫系统

机体的免疫系统主要由免疫器官（骨髓、胸腺、淋巴结）、免疫组织（黏膜相关淋巴组织、皮肤相关淋巴组织）、免疫细胞（T 淋巴细胞、B 淋巴细胞、吞噬细胞、树突状细胞、NK 细胞、嗜酸性粒细胞、嗜碱性粒细胞等）和免疫分子（TCR、BCR、CD 分子、黏附分子、MHC 分子、细胞因子受体、免疫球蛋白、补体、细胞因子）等构成。参与机体免疫反应的活性细胞主要来源于骨髓多功能造血干细胞，而中医学认为肾主骨生髓，肾藏精。肾虚可以导致免疫器官萎缩及其超微结构的破坏。目前对 T 淋巴细胞的研究较集中，无论是肾虚证患者还是老年人，均有不同程度的 T 淋巴细胞数量及功能的改变，肾阴虚证以 $CD4^+T$ 细胞下降为主，肾气虚、肾阳虚以 $CD8^+T$ 细胞上升为主，肾虚证患者 $CD3^+T$ 细胞、$CD4^+T$ 细胞均显著降低，并且经过补肾复方治疗后细胞免疫功能增强，提示肾虚与衰老在机体的免疫功能方面的高度相关性。此外，肾虚证患者细胞因子 IL-6 水平升高，IL-2 产生减少，这可能是肾虚证患者细胞免疫功能低下的原因之一。

3. 肾虚与自由基损伤

自由基是一类存在于生物系统内含有不成对电子的原子或基因，是一类种类多、数量大、生物活性极高的过渡性中间代谢产物。衰老的自由基学说认为自由基对机体的损伤与毒害是导致人体衰老和死亡的最直接、最重要的因素。自由基是在人体的新陈代谢过程中，在内外环境的影响下，不断产生的对机体有害的物质。自由基沉积在人体不同的器官组织中，其强氧化剂的作用，导致器官组织结构发生改变，进而影响到器官组织的生理功能。自由基主要存在于细胞的线粒体中，损伤生物体的大分子和多种细胞成分。作用于脂质、蛋白质、核酸的结果主要有多糖解聚、核酸主链断裂、碱基缺失、氢键破坏、蛋白质变性、氧化体内不饱和脂肪酸形成过氧化脂质和脂褐素等，过氧化脂质又对生物膜、小动脉、中枢神经系统进一步产生损害作用。现代医学检测的指标，主要是红细胞膜超氧化物歧化酶（可清除自由基的酶类的一种）、红细胞膜 Na^+-K^+-ATP 酶、全血谷胱甘肽过氧化物酶活性下降，血浆和红细胞膜脂质过氧化产物升高。正常情况下，人体内产生的自由基可以被体内的多种酶类和非酶系统所清除，并且处于动态平衡，随着年龄的增长，体内清除自由基的酶类和非酶系统的功能逐渐衰减，自由基在体内聚积的量不断增加，对机体的持续性损害导致衰老的发生。有研究测定，肾虚证患者的血浆过氧化脂质水平明显高于正常人群，红细胞膜超氧化物歧化酶的活性明显降低。由此可见，肾虚与衰老在本质上具有高度的一致性。中医药采用补肾填精、扶正固本、益气养血的治疗方法，能有效提高机体抗自由基损伤的能力，从而达到延缓衰老的目的。

比较分析衰老和肾虚时机体在临床症状、神经内分泌系统、免疫系统、自由基等方面的表现，可以总结出肾虚是衰老发生的根本原因之一，对衰老的发生发展起决定性的作用。

（二）补肾方药延缓衰老的现代研究

1. 单味中药延缓衰老的现代研究

现代药理研究表明，多种中药及中药成分分别通过不同的作用机制而发挥着抗衰老的作用。中药抗衰老的活性成分比较复杂，研究较集中，主要包括苷类、多糖类、多酚类、生物碱类、氨基酸类、黄酮类、有机酸以及微量元素等。中药抗衰老的作用机制主要有抗氧化作用、调节免疫功能、调节神经内分泌系统的功能、抗 DNA 损伤、补充微量元素、调节新陈代谢等方面。其中抗氧化作用是通过抑制自由基的产生、对抗自由基对组织细胞的损害作用、增强机体抗氧化系统的功能，以及直接消除体内的自由基等来实现的。调节机体的免疫功能是通过从基因水平延缓免疫细胞的凋亡、促进抗体的生成并延长其存在时间、促进免疫细胞的生成并提高细胞及活性成分的免疫功能等来实现。某些中药的有效成分通过保护神经细胞而起到延缓脑组织衰老的作用。中药调节内分泌系统的功能主要包括调节腺体的分泌功能、增强受体的敏感性等。DNA 损伤是细胞老化的原始程序，与机体的衰老密切相关，中药可对抗 DNA 的氧化损伤、辐射损伤，并能提高 DNA 损伤的自身修复能力。某些微量元素的缺失促进衰老的发生发展，不少抗衰老中药含有多种人体所必需的微量元素。糖、脂肪、蛋白质等营养物质的代谢紊乱往往导致机体多系统、多器官的功能障碍，是导致多种老年病发生发展的内在基础，因此调节机体的新陈代谢过程，促进代谢产物的分解排泄对维持身体健康、延长寿命具有重要的意义。

（1）人参　味甘、微苦，性微温，归肺、心、脾、肾经，具有大补元气、复脉固脱、补脾益肺、生津养血、安神益智的功效。《神农本草经》载人参能"补五脏……久服轻身延年"。现代药理学研究发现人参的有效活性成分人参皂苷主要通过清除体内自由基、提高过氧化物歧化酶的含量和活性、抑制脂质过氧化过程、抵抗氧化应激产物从而起到抗衰老的作用。厉曙光等[5]发现人参能延长果蝇的寿命，增强果蝇体内抗氧化酶的活性，减少脂质过氧化物丙二醛的生成。王晶等[6]发现人参、西洋参、三七中的皂苷类化合物均有一定的清除自由基的能力，并且随着皂苷含量的增加，其清除自由基的能力增强。

（2）黄芪　味甘，性微温，归肺、脾经，具有补气升阳、固表止汗、利水消肿、生津养血、行滞通痹、托毒排脓、敛疮生肌的功效。张元素曰："补诸虚不足，益元气。"李杲言其能："益元气而补三焦。"现代研究证实，黄芪能扩张冠状动脉、改善心肌供血，在免疫功能方面，可以抑制T淋巴细胞中抑制性T细胞亚群，从而使其他T细胞亚群功能增强，提高淋巴细胞转化率，促进抗体的生成，增强网状内皮系统功能，使血中的白细胞和多核白细胞明显增加，使吞噬细胞的吞噬功能增强，从而提高机体的免疫功能，调节异常的免疫反应。并可通过提高抗氧化酶的活性、清除自由基、抑制过氧化脂质的生成、延长细胞寿命等延缓细胞衰老。

（3）冬虫夏草　味甘，性平，归肺、肾经，具有补肾益肺、止血化痰的功效。《药性考》言冬虫夏草可"秘精益气，专补命门"。实验研究表明[7]，冬虫夏草通过提高机体的抗氧化能力、清除自由基、抑制组织细胞的过氧化过程、改善脑细胞的能量代谢而起到延缓衰老的作用。

（4）何首乌　味苦、甘、涩，性微温，归心、肝、肾经，具有解毒、消痈、截疟、润肠通便的功效，制何首乌具有补肝肾、益精血、乌须发、强筋骨的功效。《证类本草》载其"益血气，黑髭鬓，悦颜色，久服长筋骨，益精髓，延年不老"，《开宝本草》又载其"久服长筋骨，益精髓，延年不老"。实验研究表明[8]何首乌通过使老年小鼠脑内单胺类神经递质含量的增加来调节中枢神经系统的功能，并促进神经细胞的生长，由此延缓大脑衰老。何首乌还具有调节血清胆固醇、降低血糖、抗氧化损伤的作用。边晓丽[9]等采用邻三酚自氧化体系及 Fenton 反应体系对何首乌等六种抗衰老中药水提取液清除超氧阴离子自由基和羟自由基、抑制脂质过氧化的作用进行了测定。结果显示，何首乌水提取液对超氧阴离子自由基和羟自由基具有很好的清除作用，可以抑制自由基诱发的脂质过氧化，并且其作用强度大于女贞子、山楂、五加皮、益母草和甘草。

（5）灵芝　味甘，性平，归心、肺、肝、肾经，具有补气安神、止咳平喘的功效。《神农本草经》载其能："主耳聋，利关节，保神，益精气，坚筋骨，好颜色……久食，轻身不老，延年神仙。"《本草纲目》称其"疗虚劳"。现代研究证实灵芝能调节人体的免疫功能、清除体内自由基、提高老年小鼠血清过氧化物歧化酶的活性、降低过氧化脂质的含量、调节新陈代谢而延缓衰老的进程，对神经系统、呼吸系统、心血管系统的功能有着广泛的调节作用。此外，灵芝具有促进细胞增殖的作用，在灵芝药液培养下的细胞呈梭形，折光度好，细胞立体感强，细胞内粗面内质网丰富，线粒体较多，核膜、核仁清晰，核质丰富，有适量溶酶体，优于对照组[10]。

（6）枸杞子　味甘，性平，归肝、肾经，具有滋补肝肾、益精明目的功效。《神农本草经》谓之"久服坚筋骨，轻身不老，耐寒暑"。枸杞子具有抗动脉粥样硬化、降低血糖、促进肝细胞再生、提高老年人血浆睾酮水平、抗氧化损伤、增强机体免疫功能、增强造血功能、抗肿瘤、修复辐射导致的 DNA 损伤等药理作用。在对机体免疫系统功能的调节方面，实验研究显示，正常小鼠口服水溶性枸杞多糖 7 天可使刀豆蛋白 A 诱导的脾细胞增殖反应显著增强[11]，枸杞多糖给正常小鼠连续服用 20 天可增加总 T 细胞数及辅助性 T 细胞亚群百分比，提高淋巴细胞的转化率，并且可恢复由环磷酰胺诱发的免疫功能低下[12]，此外枸杞多糖可增强红细胞的免疫功能、促进体液免疫抗体的生成等。在抗衰老方面，枸杞多糖可能通过增加细胞的增殖活性、提高细胞内过氧化物歧化酶的活性对中波紫外线辐射导致的体外人皮肤成纤维细胞损伤具有保护作用[13]，枸杞多糖还具有抗动脉粥样硬化、清除自由基、抗蛋白质氧化损伤的作用。

（7）巴戟天　味甘、辛，性微温，归肝、肾经，具有补肝肾、强筋骨、祛风湿的功效。《神农本草经》言其"安五脏，补中，增志益气"。现代药理研究证实，巴戟天内所含糖苷类单体巴戟素可以显著增加衰老大鼠模型大脑皮质一氧化氮的含量，并能提高其脑组织超氧化物歧化酶、谷胱甘肽过氧化物酶的活性，降低脑组织中过氧化脂质及脂褐素的含量[14]，因此巴戟天通过抗氧化损伤起到抗衰老的作用。

（8）熟地黄　味甘，性微温，归肝、肾经，具有补血滋阴、益精填髓的功效。《本草纲目》记载熟地黄"填骨髓，长肌肉，生精血，补五脏内伤不足，通血脉，利耳目，黑须发"。实验研究结果显示，熟地黄乙醇提取液可显著提高衰老小鼠模型脑组织中一氧化氮的含量，提高一氧化氮合酶和过氧化物歧化酶的活性[15]，由此熟地黄抗衰老的作用机制之一为抗氧化损伤。

（9）菟丝子　味辛、甘，性平，归肝、脾、肾经，具有补益肝肾、固精缩尿、安胎、明目、止泻的功效。《神农本草经》有菟丝子"主续绝伤，补不足，益气力，肥健……久服明目，轻身延年"的记载。菟丝子主要通过抗氧化损伤、减少自由基的生成、清除自由基、增强免疫功能，起到抗衰老的作用。大量的体内和体外研究表明，黄酮类化合物具有较强的抗氧化和清除自由基的活性，菟丝子的主要药效成分是黄酮。真国辉[16]等实验研究发现，不同剂量的菟丝子黄酮类活性成分预处理可提高细胞的存活率，抑制细胞的凋亡，对自由基的清除呈剂量依赖性增强。蔡曦光[17]等实验研究显示，给小鼠分餐灌服不同剂量的菟丝子多糖，能使心、肝、肾组织中的丙二醛含量和脑中的脂褐素不同程度的下降，过氧化物歧化酶及谷胱甘肽过氧化物酶的活性有不同程度的升高，揭示菟丝子可以通过抗氧化损伤而具有延缓衰老的作用。另有研究证实，菟丝子可以明显增强衰老模型小鼠红细胞的免疫功能，减少自由基的生成，从而具有延缓衰老的作用。

（10）淫羊藿 辛、甘，性温，归肝、肾经，具有补肾阳、强筋骨、祛风湿的功效。《本草纲目》称其"生精补髓，养血益阳，强筋健骨，治一切虚损，耳聋目暗，眩晕虚痢"。现代药理研究发现，淫羊藿主要通过增强或调节机体免疫反应、抗氧化损伤、降低老龄动物脑组织和全血中胆碱酯酶的活性来延缓机体的衰老，此外淫羊藿水提取液具有很好的对抗糖皮质激素所致的骨质疏松症和肾上腺萎缩的作用。

（11）五味子 味酸、甘，性温，归肺、心、肾经，具有收敛固涩、益气生津、补肾宁心的功效。现代药理研究证实[18]，五味子多糖可以提高小鼠腹腔巨噬细胞的吞噬功能、促进淋巴细胞转化，从而提高机体的免疫功能。五味子多糖可以通过拮抗因衰老所致的小鼠胸腺和脾脏的萎缩，使已萎缩的胸腺及脾脏明显增大，细胞数明显增加，并可使衰老小鼠已退行性改变的神经细胞趋于正常[19]。五味子粗多糖能抑制小鼠肝脂质过氧化反应，降低老年大鼠血清过氧化脂质含量，提高过氧化物歧化酶的活性[20]，从而起到抗衰老的作用。

（12）刺五加 味辛、微苦，性温，归脾、肾、心经，具有益气健脾、补肾安神的功效。《本草纲目》称其"填精补髓，强壮筋骨，进饮食，健气力，不忘事，久服轻身耐老。"《东北药用植物志》称其"为强壮剂"。刺五加具有抗衰老、抗疲劳、强身健体的作用，能调节神经 - 内分泌系统、心血管系统的功能，并具有一定的抗癌作用。衰老的免疫学说认为，中枢免疫器官胸腺功能的衰退可导致机体的细胞免疫、体液免疫及非特异性免疫功能下降，最终导致机体的衰老。实验研究显示[21, 22]不同浓度的刺五加苷对衰老模型大鼠胸腺指数的影响存在显著意义，可提高其 T 淋巴细胞的增殖功能，通过升高血清 IL-2 浓度、降低血清 IL-6 及 TNF-α 浓度改善机体的细胞免疫功能。实验还观察到刺五加苷可改善衰老模型大鼠的学习记忆能力，升高大鼠组织内过氧化物歧化酶的活性，降低组织中丙二醛的含量。王杰[23] 等实验研究发现，复方刺五加提取液可使亚急性衰老小鼠血中过氧化脂质的含量及心肌脂褐素的含量明显降低，并明显提高皮肤羟脯氨酸的含量。因此，刺五加可以通过调节机体免疫系统的功能、减少机体的氧化损伤而延缓衰老。

除上述研究相对较多的具有抗衰老作用的补肾中药外，蜂王浆也含有丰富的超氧化物歧化酶及维生素 C、维生素 E，从而起到清除体内自由基的作用，促进蛋白质的合成，增强机体的新陈代谢和组织的再生能力，调节机体免疫系统的功能；是抗衰老之佳品。黑芝麻，味甘，性平，归肝、肾、大肠经，功能补益精血、润燥滑肠，《神农本草经》载其"主伤家虚羸，补五内，益气力，长肌肉，填脑髓"。现代研究证明，黑芝麻能降低衰老模型小鼠肝脏和睾丸的脂褐素水平，提高血浆中维生素 E 的含量，具有抗衰老的药理作用。补骨脂、肉苁蓉、黄精、女贞子、胡桃、杜仲、锁阳、黑胡麻等补肾中药均能通过提高机体过氧化物酶的活性、降低脂质过氧化产物的含量、清除体内自由基，而具有抗氧化损伤的药理作用，从而延缓衰老的发生、发展。

2. 补肾方剂延缓衰老的现代研究进展

（1）补肾片 能明显改善老年肾虚证患者的临床症状和相关血液学检测指标。邵瑛[24]等在中医肾与衰老关系的探讨中，将 62 例老年肾虚证人群随机分为实验组和对照组，其中实验组用补肾片（何首乌、仙灵脾、红参等组成）治疗，对照组用市售雄狮丸治疗，以受试对象的临床症状和部分血液学检测指标（血清过氧化脂质、超氧化物歧化酶、血清睾酮、皮质醇、促甲状腺激素、血脂、血沉）作为观察对象，统计结果显示：对照组疗效不如实验组，其差异有统计学意义。

（2）抗衰老一号方 主要由鹿茸血片、西洋参等药物组成，对亚急性衰老小鼠的抗衰老作用显著，其抗衰老相关作用为补肾填精、扶正固本、益气健脾、延年益寿[25]。

（3）六味地黄丸 能抑制由环磷酰胺诱导的小鼠活体骨髓细胞微核率的提高，降低姐妹染色单体互换的频率，因此，六味地黄丸具有一定的抗 DNA 损伤的作用[26]。六味地黄汤的分离提取物六味地黄多糖

CA4-3B 和 P-3 对正常小鼠和快速衰老模型小鼠脾细胞的增殖反应有直接的促进作用，其中 CA4-3B 对绵羊红细胞体外诱导正常小鼠脾抗体形成细胞生成反应也有明显的促进作用，因此该多糖对正常小鼠和衰老模型小鼠的免疫功能均有一定的改善[27]。

（4）金匮肾气丸　具有降压、降糖、抗动脉硬化、提高免疫力、改善肾功能、刺激骨髓造血、调节神经内分泌轴功能等作用。实验研究证实[28]，金匮肾气丸能提高老年大鼠红细胞过氧化物歧化酶的活性，降低大鼠血清丙二醛的含量，并且跟用药时间的长短呈正相关，用药 3 个月后大鼠肾上腺、脑垂体组织细胞凋亡指数较对照组显著降低。实验研究还发现[29]金匮肾气丸加人参、黄芪可增强肾虚老龄小鼠的免疫功能，该方药能促进小鼠脾和胸腺 T 淋巴细胞、B 淋巴细胞的增殖，改善 IL-2、IL-12mRNA 的表达，从而提高 IL-2、IL-12 的水平，并能提高 NK 细胞对肿瘤细胞的杀伤活性。

（5）七宝美髯丹　能促进老年小鼠扣带回神经元老化的神经细胞形态向正常形态的重构，主要表现在减少扣带回神经元脂褐素的沉积，降低线粒体的平均密度，改善高尔基复合体的代偿性改变，减少粗面内质网扩张和脱颗粒现象的出现[30]。

（6）地黄饮子　抗衰老的机制主要是提高老年大鼠血和脑中过氧化物歧化酶和谷胱甘肽过氧化物酶的活性，降低丙二醛的含量，并可提高脑线粒体膜和红细胞膜的流动性，保持生物膜的正常结构和功能[31]。

（7）补肾防衰方　主要由熟地黄、枸杞子、泽泻、肉苁蓉、淫羊藿、茯苓、丹皮、姜黄等组成，可以延缓线粒体的老化并有效改善老化线粒体的呼吸功能。张茂林[32]等通过电镜观察发现，老年组大鼠心、肝、肾、骨骼肌细胞线粒体形态结构较青年组大鼠有明显的变化，老年组细胞线粒体肿胀，嵴变短、减少或消失，基质变稀薄，电子密度降低，空泡样变，部分外膜破裂、形态不规则、排列紊乱等；形态计量学结果表明，其线粒体的体积明显增大，比表面明显减少，而经补肾防衰方干预后，线粒体比表面降低，有效减轻线粒体肿胀，从而改善了线粒体超微结构的异常，延缓线粒体的老化。

（8）五子衍宗丸　主要由枸杞子、菟丝子等补肾中药组成，实验研究显示[33]，老龄大鼠脑 mtDNA 片段丢失均较青幼年大鼠有不同程度的增多，脑线粒体呼吸链复合酶Ⅰ、Ⅳ活力及 ATP 合成量较青年组明显降低。五子衍宗丸可以减少老年大鼠脑组织线粒体 DNA 的缺失，通过提高脑线粒体呼吸链复合酶的活力改善脑线粒体中的能量代谢，从而对老年大鼠脑线粒体 DNA 氧化损伤起到保护作用，延缓脑细胞的衰老，并可提高老年人白细胞线粒体呼吸链复合酶Ⅰ、Ⅳ的活力，减少mtDNA 缺失。

（9）益智口服液　主要由淫羊藿、肉苁蓉、益母草、益智仁、甘草组成，实验研究发现[34]服用益智口服液后，老年痴呆模型大鼠的记忆能力得到改善，大鼠额叶皮层及海马的突触素含量及胆碱乙酰转移酶活性均升高，提示益智口服液通过保护中枢胆碱能系统改善老年痴呆大鼠的智能障碍。

（10）二至丸　由墨旱莲、女贞子两味药物组成，具有补益肝肾、滋阴养血的功效。现代研究表明，二至丸的药理学作用主要包括免疫调节、抗衰老、抗炎、抗肿瘤、抗骨质疏松等。二至丸可以使老年痴呆模型小鼠血清和脑组织过氧化物歧化酶、谷胱甘肽过氧化物酶的活性提高，丙二醛含量减少，提高机体的抗氧化能力，可以对抗氧化损伤，因此对老年性痴呆有一定的防治作用[35]。

（11）还少丹　是中医古籍中记载的补肾抗衰老的名方，由何首乌、肉苁蓉、熟地黄等中药组成，具有补髓填精、壮元阳、壮腰健骨、安神益智、聪耳明目、祛病延年的功效。实验研究证实[36]还少丹能使老龄小鼠血清过氧化物歧化酶活性增强，老龄大鼠肝脏中丙二醛和脂褐素水平明显下降，因此还少丹能加速体内自由基的清除，具有较强的抗氧化能力，可以达到延缓衰老的目的。衰老的端粒学说认为，附着在核染色体末端的端粒长度决定了细胞的寿命，细胞在复制的过程中染色体端粒不断缩短，到临界长度时是细胞衰老的信号，细胞逐渐衰老凋亡，还少丹治疗组的老年小鼠端粒长度明显高于对照组，因此还少丹还可以通过影响端粒的长度来延缓衰老[37]。

第三节 从肾治未病的研究进展

中医学治未病思想有着悠久的历史、完善的内容体系、充分的临床验证，在逐渐形成的以预防为主的医疗模式中具有重要地位。其中，从肾治未病理论以中医肾的生理病理特点为基础，是中医学治未病思想的重要组成部分，在常见老年病的防治中应用广泛，相关方药的现代研究也不断深入。随着人们对生命质量要求的不断提高，从肾治未病理论也将受到更多的关注。

一、从肾治未病方药的研究进展

根据治未病的内涵，其治疗措施包括未病先防、已病防变和瘥后防复。具体方法除了运动保健、心理保健、生活方式保健、饮食保健以及针灸按摩保健外，以中医整体观念和辨证论治为指导思想，应用补肾方药对机体非健康状态进行干预，具有可靠的理论依据，同时也得到了实践的证实，这也从临床疗效的角度阐释了肾与机体健康状态的相关性。在实验研究和临床观察中，从肾治未病不断取得新的研究成果，显示出从肾治未病确有其独到之处，由此进一步研究开发治未病的措施具有广阔的前景，对提高人们的健康水平和生活质量具有重大的意义。

徐志刚[38]总结了用中医方药干预亚健康状态的经验，对亚健康状态及早给予防治措施即是中医学"治未病"思想的具体体现。其将慢性疲劳综合征分为气虚型、阳虚型、血虚型、阴虚型进行辨证论治，分别治以香砂六君子汤、右归丸、归脾汤、左归丸加减方。在阳虚和阴虚证型中，认为主要是肾阴肾阳的不足，因此治疗上以滋补肾阴和温补肾阳为主。在对神经衰弱的诊治中，肾精不足证治以六味地黄汤，心肾阴虚证治以大补阴丸，临床疗效确切。

林来祥[39]等做了滋肾方对衰老大鼠学习记忆能力影响的研究。滋肾方主要由熟地黄、龟板、山萸肉、天门冬等组成，具有滋肾阴、补肾阳、益精填髓的功效。研究发现，衰老模型大鼠经滋肾方治疗后，其学习记忆功能较对照组明显改善，并且疗效优于吡拉西坦治疗组。研究还发现，衰老时脑组织中 M 胆碱能系统的功能明显降低，而学习记忆功能的减退与此密切相关，滋肾方能使衰老大鼠海马组织中胆碱酯酶的活性增高，单胺氧化酶活性降低。

李天禹[40]等观察了天蚕壮阳散对肾阳虚型亚健康状态雄性大鼠躯体症状、血清超氧化物歧化酶（SOD）、丙二醛（MDA）水平及睾丸微细结构的影响。天蚕壮阳散主要由雄蚕蛾、熟地黄、枸杞子组成，功能温肾壮阳、补肾填精、强身壮体。肾阳虚型亚健康雄性大鼠出现一系列的阳虚症状，血清 SOD 活性下降，对自由基的清除能力下降，MDA 浓度升高，睾丸曲细精管生精细胞排列紊乱、部分生精细胞脱落、层次减少、管腔扩大、细胞变性，经天蚕壮阳散治疗干预后，阳虚症状明显改善，血清 SOD 活性明显升高，MDA 浓度显著下降，睾丸曲细精管生精上皮增生明显，细胞层次增多、排列紧密。该实验的观察结果表明，从肾论治亚健康状态具有坚实的理论依据，并得到了客观实验数据的支持。此外，何清湖等还观察了天蚕壮阳散对肾阳虚证亚健康状态大鼠免疫功能的影响，发现天蚕壮阳散能使其脾脏和胸腺的重量指数提高，并能不同程度的升高其血清 IgG、IgA、IgM 的水平，与其他组的差异具有统计学意义，因此补肾壮阳法能改善肾阳虚证亚健康状态大鼠的免疫功能。

李伟男[41]等采用保肾巴布剂对人群亚健康状态肾虚证的临床干预进行了观察研究，其中对肾阳虚证给予温补肾阳为主要功效的保肾巴布剂 1 号，对肾阴虚证给予滋补肾阴为主要功效的保肾巴布剂 2 号，于三伏天在命门穴、肾俞穴和复溜穴进行贴敷疗法。研究结果显示，保肾巴布剂对亚健康状态中的肾虚证具有明显的治疗作用，治疗组的总有效率为 80%，空白对照组的总有效率为 48%，两组总有效率的差异有统计学意义。

雷晓荣[42]等用补益肝肾法治疗中老年亚健康状态 47 例，总有效率为 97.87%，主要采用杞菊地黄汤加减煎汤内服。在中老年亚健康状态人群中，肝肾不足为主要的中医证型，随着年龄的增加，肝肾的生理功能逐渐减退，或由于疲劳使精血亏耗，乙癸同源，最易累及的脏腑即为肝肾二脏。肝开窍于目，脑为髓海，肝肾精血不足，则目睛失养而眼目昏花，头目不得充养而头晕耳鸣、记忆力减退。心肾不交，水火不相既济，则心烦、失眠。因此，在对中老年人亚健康状态的治疗干预中，补益肝肾尤为重要。

杨敏[43]用强肾灸治疗亚健康状态，临床疗效统计表明，用强肾灸贴敷命门穴治疗亚健康状态肾阳（气）虚证的总有效率为 96%。强肾灸由自动发热体和热融药膏组成，主要药物成分有制附子、仙茅、仙灵脾等，具有温补肾阳、填精益髓的功效，命门穴可以强肾固本、温肾壮阳、培补元气。用强肾灸治疗肾阳（气）虚证亚健康状态，一方面借助灸法的热刺激促进经络系统的生理功能，另一方面以温热和药物双重刺激作用于特定穴位，共同发挥温通气血、调整阴阳、鼓舞人体正气、增强脏腑经络生理功能的功效，从而改善或治愈了亚健康状态肾阳（气）虚证的一系列临床表现。

潘秋华[44]等观察了食用农本方颗粒对亚健康状态的干预效果，观察结果表明食用农本方颗粒 6 个月后较对照组身体功能明显好转，亚健康状态减轻或消失，皮肤光泽度和弹性增加。农本方颗粒由 10 多种具有养生保健作用的中药经过煎取、提纯、浓缩、干燥、制剂而成，其中薏苡仁、玉竹能补益五脏，怀山药能补益脾、肺、肾之气阴，黑木耳补肾润肺，全方养颜嫩肤、强身益寿、滋肾养胃、润肺补脑。现代药理研究表明，方中药食含有丰富的胶原蛋白、微量元素、多种维生素、氨基酸、膳食纤维、多糖等人体所需要的营养元素。

张骏[45]观察用中药复方防治心脑血管病的疗效，结果表明该复方具有提升心血管疾病预适应的作用，方中主要由黄芪、女贞子、淫羊藿、茯苓、泽泻、石菖蒲、薤白、枳壳、柴胡、当归、赤芍、红花，具有补气温阳、行气利水、活血化瘀的功效，现代药理学研究表明，方中中药具有减轻心脏负荷、增强心肌收缩力、增加冠脉血流量等心脏保护作用，可以有效降低心血管疾病的发生率。

脑动脉硬化症是中老年人群中较常见一种脑血管疾病，在此病基础上出现的脑出血、脑梗死等疾病的致死、致残率高，严重影响着人们的生命质量，发挥中医治未病的优势，及早预防与治疗脑动脉硬化症对降低急性脑血管疾病的发生率具有重要意义。王心东[46]等对脑动脉硬化症的基本病机从肾虚血瘀、痰浊阻络立论，临床上采用脑脉安宁汤治疗此病症，该方在桑寄生、熟地黄、山茱萸、当归、川芎、桃仁、菖蒲、地龙、水蛭等药物的基础上，偏于肾气虚者，予菟丝子、黄芪、杜仲；偏于肾阳虚者，予巴戟天、淫羊藿；偏于肾精不足者，予龟板、何首乌；偏肾阴不足者，予女贞子、五味子、枸杞子。全方补益肾气、活血化瘀、化痰祛湿、通络散结。观察其疗效，结果显示，患者临床症状好转，血脂降低，血流动力学得到明显改善。

二、治未病方药在常见老年病防治中的应用

老年人具有肾精亏虚、脏腑功能由盛转衰的生理病理特点，这一特点对常见老年病的发生发展有着重要的影响，因此治疗时应充分考虑这一生理病理特点，勿忘补肾益精。从肾治未病理论常用于老年痴呆、骨质疏松症、失眠、围绝经期综合征、老年性耳鸣耳聋、糖尿病等老年性疾病的防治。

在老年痴呆的防治中，常用的单味中药有人参、党参、鹿茸、三七、淫羊藿、益智仁、锁阳、白术、女贞子、菟丝子、黄芪、刺五加、远志、杜仲、绞股蓝等，常用的中药复方有地黄饮子、还少丹、左归丸、左归饮、六味地黄丸、补肾化浊汤、滋肾方、补肾益髓汤等。中医学认为，老年痴呆的基本病机为肾精亏虚，髓海失养，神机失用。在

疾病发展的后期往往因虚致实，出现虚实夹杂之候。随着年龄的增长，肾中精气渐亏，肾气既虚，则一身之气不足，五脏功能减退，气机滞涩不利，气血津液运行迟缓，终致瘀血、痰浊的产生，瘀血、痰浊阻于脑络，蒙蔽清窍，元神失用。人的视、听、嗅觉均出于脑，脑为元神之府，为髓海，而肾主骨生髓，因此若肾精亏虚，脑海失充，或实邪阻于脑络，元神之府功能减退，则出现神情呆滞、记忆力减退、语无伦次、计算判断能力低下等老年痴呆等诸多特征性的临床表现。在预防和治疗上，多以补肾填精为法，兼以泻实，每多获效。

在骨质疏松症的防治中，常用的单味中药有淫羊藿、骨碎补、锁阳、狗脊、鹿茸、牛膝、补骨脂、枸杞子等，常用的中药复方有左归丸、青蛾丸、益肾活血汤、六味地黄汤、健骨颗粒、补骨胶囊等。临床和实验研究均证实，补肾方药能有效防治骨质疏松症，补肾方药对骨密度、骨矿含量、骨代谢因子、骨骼结构形态及骨质疏松相关基因等均有不同程度的影响，由此中医肾主骨理论得到了实践的验证。中医的肾主骨理论认为，骨质疏松与肾精亏虚的关系最为密切。《黄帝内经》记载"肾者水脏也，今水不胜火，则骨枯而髓虚，故足不任身，发为骨痿"，"肾藏精，精生髓，髓养骨"，"足少阴气绝则骨枯"，肾精亏虚、脾胃化源不足等原因导致骨中精髓、气血、津液匮乏，骨中空虚，终至骨骼失养而形成枯骨，表现为骨痛绵绵，易于骨折，伴有腰膝酸软、气短乏力、面色少华等。临床或沿用古方或自拟新方，以补肾填精为治疗大法，加之调整阴阳，取得了良好的临床疗效。

在老年性失眠的防治中，常用的单味中药有熟地黄、肉苁蓉、山萸肉、菟丝子、枸杞子、山药等，常用的中药复方多由地黄饮子、六味地黄汤、百合地黄汤、二仙汤、二至丸等经典的补肾方剂经化裁加减而成。失眠的病机总属阳盛阴衰，阴阳失交。张景岳认为失眠乃"真阴精血之不足，阴阳不交，而神有不安其室耳"。《古今医统大全》亦有"因肾水不足，其阴不升，而心火独亢不得眠者"之说。老年人多见生理性睡眠时间缩短，此时不会影响其正常的生活。病理性失眠在老年人群中也较为常见，60 岁以上老年人的失眠率高达 30％。正常情况下，肾水与心火相互既济，则肾水不寒，心火不亢，阴阳相互制约，无太过与不及。老年人肾精肾气渐亏，阴精不足以致阴不敛阳，且肾阴亏虚于下，不能上制心火，心火独亢于上，虚火扰乱心神而致心烦失眠，夜卧不安，同时伴有口燥咽干、头晕耳鸣、五心烦热、潮热盗汗、腰膝酸软、舌红少苔、脉细数等肾阴虚的临床表现。临床上治疗失眠多以补虚泻实，调整脏腑阴阳为原则，治法上多补肾填精以治本，清热、化痰、祛瘀以治标，兼以宁心、养心安神。

在围绝经期综合征的防治中，常用的单味中药有熟地黄、山药、知母、黄柏、墨旱莲、女贞子、淫羊藿、当归、白芍等，常用的中药复方有六味地黄丸、金匮肾气丸、二仙汤、滋肾清心汤、知柏菟仙汤、滋肾宁心汤、补肾调冲汤、大补阴丸等。中医学历代古籍没有围绝经期综合征的专题论述，根据其主要的临床表现，散见于百合病、脏躁、心悸、郁证、不寐、眩晕等相关论述中。多数医家认为，妇女到七七之年，肾气由盛渐虚，肾精不足，天癸将竭，冲任二脉随之而衰，身体阴阳平衡失调，脏腑失于肾精的濡养，又因个体差异、生活环境、社会因素等的不同，从而出现不同程度的以肾为主涉及多脏腑的功能紊乱。肾之阴阳失调，阴阳维系失于协调，虚阳上越，见烘热汗出；肾水亏于下，不能上制心火，则见心神不宁、失眠多梦、情绪不稳；脾为后天之本，若肾阳虚衰，火不暖土，可导致脾肾阳虚的腰酸冷痛、小便频数；肝肾同源，肝肾阴虚，水不涵木，肝阳上亢，见眩晕、烦躁易怒等。在治疗上应重视调整阴阳，以补肾为主，调理其他脏腑的功能为辅，旨在干预绝经前后神经内分泌系统紊乱的状态，有效的防治绝经前后诸症。

在老年性耳鸣耳聋的防治中，常用的单味中药有熟地黄、山萸肉、山药、丹皮、磁石、远志、枸杞子等，常用的中药复方有金匮肾气丸、耳聋左慈丸、补肾方、补肾益气活血汤等。中医学认为，老年性耳鸣耳聋的病机主要是肾气肾阴亏虚，气血瘀滞，肝火上扰。《黄帝内经》论述了耳与五脏、气血、经络密切的关系，"耳者，肾之官也"，"髓海不足则脑转耳鸣"，"精脱者耳鸣"，"肾气通于耳，肾和则能闻五音矣"。肾为藏精之脏，精生髓，髓上通于脑，耳与脑相连，肾气通于耳，故肾精肾气充足，上荣于耳，则听觉灵敏。老年人肾中精气亏虚，肾元渐衰，耳窍失养，不能闻五音，临床见听力下降甚至耳鸣耳聋。中医学注重养生预防，其治未病思想在老年性耳聋的预防和治疗上具有明显的优势，针对老年性耳聋肾虚的病理本质，治疗从补肾入手，兼顾他症，多采用益气活血、平肝潜阳、滋补肾阴、益精填髓，少佐温补肾阳之品。

在糖尿病的防治中，常用的单味中药有黄芪、山药、地黄、麦冬、天门冬、人参、太子参、天花粉、玉竹等，常用的中药复方有消渴方、六味地黄汤、金匮肾气丸、七味白术散、玉女煎、丹蛭降糖胶囊、生脉散、参芪地黄汤等。糖尿病的基本病机为肺胃热盛、肾阴亏虚，其中以阴虚为本，燥热为标，病位在肺、胃、肾。肾阴亏虚则虚火内生；上燔心肺则口渴多饮；中灼脾胃则胃热消谷；肾失濡养，开阖固摄失权，则水谷精微直趋下行，随小便排出体外，故尿味多甜。由于阴阳互根，糖尿病阴虚日久，伤阳耗气，阴损及阳，则出现阴阳俱虚的表现；久病入络，虚热灼伤阴液，使血行不畅而引起血脉瘀滞，这是糖尿病多种并发症发生的机制。在糖尿病的治疗上主要是针对其基本病机，以清热润燥、养阴生津为治疗大法，并结合疾病所处的阶段具体施治。《医学心悟·三消》提出的治消渴之法，"治上消者，宜润其肺，兼清其胃"，"治中消者宜清其胃，兼滋其肾"，"治下消者宜滋其肾，兼补其肺"，在临床上沿用至今。历代医家均认为肾虚是消渴的根本所在，强调治肾在消渴治疗中的重要地位，《金匮要略·消渴小便利淋病脉证并治》论曰"男子消渴，小便反多，以饮一斗，小便一斗，肾气丸主之"，《石室秘录·消渴证治》则有"消渴之证，虽分上、中、下，而肾虚致渴则无不同也"，赵献可在《医贯·消渴论》中曰："治消之法，无分上、中、下，以治肾为急，惟六味丸、八味丸及加减八味丸，随证而服，降其心火，滋其肾水，而渴自止矣。"综上，糖尿病早期以肺胃热盛为主要病机，热邪灼伤阴液，形成阴虚为本、燥热为标的基本病机，后期损及肾阳，并且肾阴虚始终为疾病的主要矛盾。因此，在糖尿病早期的治疗中适当的顾护肾阴，则能延缓疾病的发展，为肺卫热盛证的治疗提供空间。

【参考文献】

［1］马寰.亚健康状态中医证候流行病学调查［D］.天津：天津中医学院，2004.

［2］魏育林，孔晶，刘国玲，等.205例综合医院亚健康状态员工中医证候特征和主要证型探析［J］.中华中医药杂志，2008，23（2）：107-110.

［3］唐宏亮，杨扬.广西部分城市1467例亚健康人群中医证候分布规律流行病学调查［J］.广西中医药，2008，31（1）：9-12.

［4］王天芳，王佳佳，薛晓琳，等.疲劳型亚健康状态的中医证候及证候要素分布特点［J］.中西医结合学报，2010，8（3）：220-223.

［5］厉曙光，白莉华，王力强，等.人参对果蝇寿命的影响及其抗氧化作用［J］.卫生研究，2008，37（1）：104-106.

［6］王晶，刘春明，白鹤龙，等.中药中皂苷类化合物的抗氧化活性评价研究［J］.时珍国医国药，2010，21（6）：1485-1487.

［7］王玉华，叶加.冬虫夏草提取物延缓衰老实验研究［J］.中国中药杂志，2004，（8）：776.

［8］何喜延.何首乌的药效学研究［J］.中医药信息，1997，（2）：21.

［9］边晓丽，王晓理，李金娜，等.六种抗衰老中药清除氧自由基和抗脂质过氧化作用的测定［J］.西北药学杂志，2001，16（2）：71-72.

［10］蒋勇，张存钧，蒋振明.中药灵芝与黄精抗衰老作用的实验研究［J］.浙江中西医结合杂志，2002，12（7）：451-452.

［11］齐春会，张永祥，赵修南，等.枸杞粗多糖的免疫活性［J］.中国药理学与毒理学杂志，2001，15（3）：180-184.

［12］刘彦平，毛辉青，李萍，等.枸杞多糖对小鼠T淋巴细胞亚群和淋巴细胞转化作用的研究［J］.青海医学院学报，2000，21（4）：4-5，10.

[13] 王发选，宋琦如，杨正贵，等.枸杞多糖对中波紫外线致人皮肤成纤维细胞损伤的保护作用［J］.宁夏医学报，2006，28（6）：501-503.

[14] 谭宝璇，陈朝凤，陈洁文，等.巴戟素补肾抗衰老的作用机制研究［J］.新中医，2000，32（11）：36.

[15] 张鹏霞，曲凤玉，欧芹，等.熟地提取液对衰老模型小鼠脑组织 NOS、NO、SOD 和 LPO 的影响［J］.中国老年学杂志，1999，19（3）：174.

[16] 真国辉，姜波，包永明，等.菟丝子黄酮类组分对 H_2O_2 损伤 PC 细胞的保护作用［J］.中药材，2006，29（10）：1051-1055.

[17] 蔡曦光，张振明，许爱霞，等.女贞子多糖与菟丝子多糖清除氧自由基及抗衰老协同作用实验研究［J］.医学研究杂志，2007，36（8）：74-75.

[18] 苗明三，方晓燕.五味子多糖对正常小鼠免疫功能的影响［J］.中国中医药科技，2003，10（2）：100.

[19] 苗明三.五味子多糖对衰老模型小鼠的影响［J］.中国医药学报，2002，17（3）：187.

[20] 孙文娟，吕文伟，于晓凤，等.五味子粗多糖抗衰老作用的实验研究［J］.中国老年学杂志，2001，21（6）：454.

[21] 孟宪军，杨平，张丽.刺五加苷对 D- 半乳糖致衰老模型大鼠免疫功能的影响［J］.中国老年学杂志，2010，30（2）：216-218.

[22] 杨平，孟宪军，梁睛睛.刺五加苷延缓衰老的机理［J］.食品研究与开发，2009，30（8）：167-169.

[23] 王杰，田刚，韩中明.复方刺五加提取液抗衰老作用研究［J］.中国老年学杂志，1998，18（3）：187.

[24] 邵瑛，邵华.中医肾与衰老关系的探讨［J］.安徽中医临床杂志，2001，13（6）：413-414.

[25] 韩喆，解建国.“抗衰老一号方”延缓衰老的实验研究［D］.大连：大连医科大学，2006.

[26] 周坤福，王明艳，赵凤鸣，等.六味地黄丸延缓衰老作用机理的实验研究［J］.江苏中医，1999，20（1）：44.

［27］齐春会，张永祥，乔善义，等.六味地黄多糖体外对正常及衰老小鼠脾细胞免疫功能的影响［J］.中国药理学通报，1999，15（2），157.

［28］王新玲，李月彩，侯颖春.金匮肾气丸抗自由基和细胞凋亡的作用［J］.第四军医大学学报，2000，21（10）：1209.

［29］王新玲，李月彩，侯颖春.金匮肾气丸抗自由基和细胞凋亡的作用［J］.细胞与分子免疫学杂志，2002，18（4）：387-392.

［30］翟延晖，文昌湖，徐锡萍，等.七宝美髯丹对老年小鼠扣带回超微结构影响的研究［J］.中国中医药科技，2002，9（4）：228.

［31］谢鸣，袁学勤，张家俊，等.地黄饮子对老龄大鼠的血、脑组织过氧化脂质及相关酶的影响［J］.中国实验方剂学杂志，2001，7（6）：21.

［32］张茂林，张六通，邱幸凡，等.补肾防衰方对老年大鼠肾、肝、心肌、骨骼肌线粒体超微结构的影响［J］.中国中医药科技，2002，9（2）：98-99.

［33］王学美，富宏，刘庚信.五子衍宗丸对老年线粒体DNA氧化损伤影响的临床和实验研究［J］.中国中西医结合急救杂志，2001，8（6）：331.

［34］王哲，张昱，刘畅，等.益智口服液对老年性痴呆大鼠模型行为学、脑内胆碱乙酰转移酶及突触素水平的影响［J］.中国老年学杂志，2003，23（3）：189.

［35］薛娣，王卫娜.二至丸对老年痴呆小鼠抗氧化能力的影响［J］.临床和实验医学杂志，2010，9（20）：1550-1551.

［36］葛晓舒，刘群良.还少丹对老龄鼠抗氧化能力的影响［J］.中国现代医学杂志，2006，16（23）：3574-3576.

［37］刘群良，张月娟，胡梅，等.还少丹对老年小鼠清除活性氧能力及DNA端粒长度的影响［J］.中国临床康复，2005，9（19）：146-147.

［38］徐志刚.中医方药在亚健康人群中应用的浅见［A］.中华中医药学会会议论文.亚健康分会"治未病"及亚健康防治论文集［C］.长沙：2008：208-209.

［39］林来祥，张媛，孙兵，等.滋肾方对衰老大鼠模型学习记忆能力的影响［J］.中国应用生理学杂志，2004，20（3）：289-290.

［40］李天禹，何清湖，卢芳国，等．天蚕壮阳散对肾阳虚型雄性亚健康大鼠血清 SOD、MDA 的影响［J］.时珍国医国药，2012，23（3）：685-687.

［41］李伟男，巴元明，谢立寒，等．保肾巴布剂干预亚健康肾虚证的临床研究［J］.湖北中医杂志，2013，35（1）：43-44.

［42］雷晓荣，柴乐易．补益肝肾法治疗中老年亚健康状态 47 例［J］.四川中医，2010，28（12）：74-75.

［43］杨敏．强肾灸治疗亚健康状态 50 例［J］.陕西中医，2009，30（3）：337.

［44］潘秋华，王志湘，石丽娟，等．中药胶原蛋白组方对干预亚健康的临床观察［J］.医药前沿，2013（8）：77-78.

［45］张骏．中药预适应防治心脑血管病的疗效观察［J］.现代中西医结合杂志，2011，20（13）：1597-1599.

［46］王心东，熊伟，张风梅．浅谈中医"治未病"及"多元并治"理论在脑动脉硬化症治疗中的应用［J］.光明中医，2009，24（5）：800-801.

各 论

第四章

从肾治未病的常用食物与药物

　　善于治病者，岂如善于治未病乎？《素问·四时调神大论》云："是故圣人不治已病，治未病，不治已乱，治未乱，此之谓也。"治未病胜于治病也，通过"治未病"，可以实现"未病先防""既病防变""病轻防重""愈后防复"等治疗目标。重视"治未病"当以从肾论治为其精要也。善于治药者，岂如善于治食者乎？人可以从饮食万物中获得滋养，食治之法乃养生之本也。晓其食性，调而用之，胜于药也。在落实"治未病"理念的工程中，迫切需要构建中医药预防体系和方法，其中食物和药物调理法是实现从肾"治未病"的重要手段。

第一节　食治之传统文化

　　善于治药者，岂如善于治食者乎？中医食治即以饮食物来治疗疾病。《千金要方·食治》云："食能排邪而安脏腑，悦神爽志以资气血，若能用平疴，释情遣疾者，可谓良工。"晓其食性，调而用之，胜于药也。《千金要方·食治》又云："夫为医者，当须先洞晓病源，知其所犯，以食治之，食疗不愈，然后命药。"老人与小儿之病，尤宜食治，宜先以食治，食治未愈，方用药也。食治乃养人之本也，亦能祛邪治病也。且具有效力缓和、不伤正气、资源丰富、便于获取、方便使用等优势和特点。食治文化历史悠远，为我国宝贵的文化瑰宝，其萌芽于先秦，产生于唐朝，发展于宋金元，盛于明清。

一、中国传统文化对中医食治文化的影响

在中国传统文化儒、佛、道中，儒家文化的"中庸"思想和佛家的"素食"文化对中医食治"有节"和"茹淡"观的建立具有深远的影响；道家文化的"天人合一""顺其自然"和"清静无为"的思想，同样对中医食治理论的形成与发展有着重要意义。

道学家最为关心的是延年益寿和轻身益气之法，道学家和医学家自古就存在兼通之象，融入道术与医经所需的特色。如葛洪、陶弘景、孙思邈等既是道学家，又是医学家，他们将道学的传统文化精髓自然融入于中医食治的医疗实践中。道家"天人合一"思想与中医食治调养法遵循的因人、因时、因地之三因制宜思想是一致的，孙思邈顺应这种思想，提出了"知食宜"之说。道家之季节观与中医食治之顺应四季、四时的调摄观相一致，道家还认为环境和体质对中医的食治调摄也会提出不同的要求。老子云："五味令人口爽……是以圣人为腹不为目，故去彼取此。"道家学者食治观的突出特点是求"淡"，不以口感为先，而以养生为要旨，这与道家"清静无为"之思想相吻合。

二、《黄帝内经》对中医食治文化的影响

对于中医食治文化的影响，当首推春秋战国时期成书的医学典籍《黄帝内经》，它奠定了中医食治的理论基础，收载了食饮有节、五味与人体关系、饮食宜忌、饮食调养、食疗方法等中医食治内容。《素问·五常政大论》云："谷肉果菜，食养尽之，无使过之，伤其正也。"在理论上，《素问·脏气法时论》提出："五谷为养，五果为助，五畜为益，五菜为充，气味合而服之，以补精益气。"食治之品五味、寒热、补泻之性皆禀乎于阴阳五行之理。在治则上，提出"形不足者温之以气"。在食治药物方面，《素问·脏气法时论》有云："肝色青，宜食甘，

粳米、牛肉、枣、葵皆甘；心色赤，宜食酸，小豆、犬肉、李、韭皆酸；肺色白，宜食苦，麦、羊肉、杏、薤皆苦；脾色黄，宜食咸，大豆、豕肉、栗、藿皆咸；肾色黑，宜食辛，黄黍、鸡肉、桃、葱皆辛。"

三、本草学对中医食治文化的影响

自古有"药食同源"之说，在本草学发展的历史长河之中，诸多本草著作采用了将中医食治的药物作为本草学的一个重要组成部分，这种编写体例一直沿用至明清，即将食与药一并纳入本草学著作。

（一）《神农本草经》与中医食治

成书于东汉的《神农本草经》是我国现存最早的药学专著，载药365种，分上、中、下三品。其序录上品之"主养命以应天"充分体现了中医食治养生之思想精髓，收载的诸多食治药物一直沿用至今。如上品有山药、大枣、薏苡仁、枸杞子、黑芝麻、蜂蜜、莲子、芡实、菊花、茯苓、甘草、决明子、酸枣仁、陈皮等，中品有薤白、葛根、百合、干姜、白芷等，下品有赤小豆、花椒、郁李仁、桃仁、杏仁等。书中不仅收载了诸多有效的食治药物，同时还有"轻身""延年""耐老"等诸多食治相关功效的描述。

（二）《食医心镜》与中医食治

《食医心镜》又名《食医心鉴》。唐代咎殷撰。书中主要介绍了以食物和药物为主组成的药方，并记载了多种实用的食疗方法，如粥、茶、酒、羹、煎、馄饨、饼等，已经认识到酒的食治作用，对后世研究食疗治病的方法学有着重要的参考价值。

（三）《食疗本草》与中医食治

《食疗本草》是在唐代孟诜撰《补养方》的基础上，经张鼎增补而成。《食疗本草》是我国第一部食疗专著，它系统总结了唐以前食疗学的成就。《食疗本草》中所载食药以谷、菜、果、兽为主要来源，书中对食用方法和服食禁忌等也予以了阐述。《食疗本草》对中医食治文化的发展起着承前启后的作用。

（四）《食性本草》与中医食治

《食性本草》由南唐陈士良撰写。其内容主要保存于《证类本草》中，也有部分散在于《嘉祐本草》中。该书在分类上较之前的《食疗本草》更为翔实，包含"饮食宜忌""食物品种的差异性""食法"等具体食治内容。

（五）《日用本草》与中医食治

元代吴瑞撰写的《日用本草》载日用食物 500 余种，共分 8 类，包含"四时调神所宜""五味所走所疾""五味五色相宜所合""饮食所宜所忌"等具体食治内容，且最早将水类分离出来单列为一类。

（六）《饮膳正要》与中医食治

《饮膳正要》由元代忽思慧撰写而成。它是一部重要的食疗学专著，该书具有收载食药范围广、品种多的突出特点，并补入了大量之前本草著作未收载的食物，在偏于食治的基础上注重食补，不仅记载了大量食治和食补药物，还描述了菜、汤等烹饪疗法，同时该书反映了鲜明的民族特色。

（七）《食物本草》与中医食治

成书于明代的《食物本草》有 9 个不同的版本，全书共 22 卷，收载食物 1600 余种，共分 16 部，部下又分类，内容极为丰富。

此外，《救荒本草》《食鉴本草》《本草纲目》等对中医食治学的发展也起到了重要的推动作用。随着与中医食治密切相关的本草学著作的不断充实和完善，中医食治文化的发展也日趋走向成熟。

四、医家流派对中医食治文化的影响

（一）扁鹊与中医食治

扁鹊云："人之所依者，形也；乱于和气者，病也；理于烦毒者，药也；济命扶危者，医也。安身之本，必资于食；救疾之速，必凭于药。不知食宜者，不足以存生也；不明药忌者，不能以除病也。斯之二事，有灵之所要也，若忽而不学，诚可悲夫。是故食能排邪而安脏腑，悦神爽志，以资血气。若能用食平疴，释情遣疾者，可谓良工。长年饵老之奇法，极养生之术也。"

（二）张仲景与中医食治

东汉末年，医圣张仲景编撰的《伤寒杂病论》，确立了中医的食治原则，将辨证施治原则灵活运用于具体的中医食治实践中。仲景云："人体平和，惟须好将养，勿妄服药。"《金匮要略》亦载："所食之味，有与病相宜，有与身为害，若得宜则益体，害则成疾。"同时书中收载了甘麦大枣汤、当归生姜羊肉汤、百合鸡子汤等著名食治方，方中用血肉有情食治之品羊肉，以补虚劳，益气血，壮阳道。说明医家张仲景已经认识到食治的重要性，并在实践中予以应用。

（三）孙思邈与中医食治

唐代孙思邈编撰《千金要方》，首次分卷专论食治，开首即为《序论》，孙思邈的食疗贡献多集中在《序论》。该书首次明确提出了"食治"之名，并以《内经》五味损益为理论依据，撰写了五脏所宜食物及五脏疾病食疗；孙思邈先后引张仲景、扁鹊、黄帝之言，论饮食与养生之道，主张不宜乱服药，当重视食治；该篇分为果实、菜蔬、谷米、鸟兽四类，载有160余种食物，按照本草编写体例撰写，书中详列各种食物的药性及对人体的作用，多为补虚、强身之品。《千金翼方》卷十二专述养老食治，所载食药多以补虚和延年为主，认为老年人脾胃虚弱，食材选择上当以新鲜为宜，且不可过食之。《千金要方》和《千金翼方》食治之法均可用于各科疾病的治疗；善用药酒，在食治的实践中自然融入了中医传统的酒文化；除此以外，本书还善用动物脏器治疗疾病。《千金要方》和《千金翼方》对中医食治的发展具有里程碑式的意义，在其影响下，食疗学逐渐形成。

（四）陈直与中医食治

北宋陈直的《养老奉亲书》为老年人食治养生之专著，记载了饮食调养法、四时摄养的食治方药及汤、酒、饮、茶、粥、羹、膏、饼、煎、馄饨等食治方法。其认为养生之道在于注重食治调养、保护脾胃、治病贵不伤正。元代邹铉的《寿亲养老新书》在陈直《养老奉亲书》的基础上进行了扩充和修订，并撰有"益寿七要"：一者少言语养内气，二者戒色欲养精气，三者薄滋味养血气，四者咽精（津）液养脏气，五者莫嗔怒养肝气，六者美饮食养胃气，七者少思虑养心气，高度总结和概述了食治养生的理论精华。可见，到了宋代对食治更为重视。

（五）朱丹溪与中医食治

金元四大家之一的朱丹溪主张"阳常有余，阴常不足"，治疗上善用滋阴降火的方药，被誉为"滋阴派"。朱丹溪在中医食治养生学方面也颇有建树，认为病后救治不如病前预防，其云："事物在萌芽状态不去预防，待到酿成大祸，悔之晚矣。""滋阴摄养、茹淡、恒动"是其养生之道。《格致余论》中记载有"养生论""茹淡论""饮食色欲箴""养老论"等，对后世中医的食治文化产生了深远影响。朱丹溪强调食治对人体健康的重要意义，饮食得当，有益养生；追求清淡之味，主张茹淡养生观，取食物自然清淡之特性以养阴护胃，应避免过度烹饪厚味而伤阴损胃。

综上所述，中医食治文化深深植根于中国优秀的传统文化之中，重视食文化和养生文化是食治思想的文化内核。食治胜于药治，中医食治的基本原则当为切合人体状况，结合食药药性，合理调配，选择切实可行的食治方法，同时注意饮食有节和饮食宜忌。

第二节　从肾治未病的药性特点

善于治病者，岂如善于治未病乎？《养老奉亲书》云："昔圣人诠置药石疗诸疾病者，以其五脏本于五行，五行有相生相胜之理也；荣卫本于阴阳，阴阳有顺逆之理也。故万物皆禀阴阳五行而生，有五色焉，有五味焉，有寒热焉，有良毒焉，人取其色、味、冷、热、良、毒之性，归之五行，处以为药，以治诸疾。顺五行之气者，以相生之物为药以养之；逆五行之气者，以相胜之物为药以攻之。或泻母以利子，或益子以补母，此用药之奇法也。"中医食药都具有一定的性味归经，从而决定了这些饮食物的功效特点和应用领域。在中医理论指导下，在辨证论治的基础上，以中医药"四气五味"理论为指导使用食药从肾"治未病"，根据不同病证选择不同食药进行调养。

一、药法自然

从肾"治未病"当顺自然适时以调养，冬其性"寒"，冬应肾，既冬季尤当补肾藏精，养精蓄锐，以治未病。如泽泻禀天之冬气以生，故味甘寒；覆盆子添精补髓，疏利肾气，冬月用温酒送下；秋冬下腹部疼痛，因于寒者，补命门，益火消阴，肉桂之所治也。

二、调和阴阳

《素问·阴阳应象大论》云："阳为气，阴为味；味归形，形归气；气归精，精归化；精食气，形食味；化生精，气生形；味伤形，气伤精；精化为气，气伤于味；阴味出下窍，阳气出上窍。味厚者为阴，味薄者为阴之阳；气厚者为阳，气薄者为阳之阴。"又云："味辛甘发散为阳，酸苦涌泄为阴；阴胜则阳病，阳胜则阴病；阴阳调和，人则平安。"肾有阴阳，阳根于阴，阴根于阳，无阴则阳不生，无阳则阴不长，阴阳互根。肾阳虚者，胡芦巴、鹿茸等可以补肾阳。肾乃至阴之位，肾阴虚者，多用熟地黄等纯阴之品，此时可助以气味阳多于阴的人参等，使阴中有阳。临床辨证论治从肾"治未病"时，当注意人之阴阳、病之阴阳与药之阴阳。又如菟丝子感于浮长之阳，归于降收之阴，而能益肾气，故肾阳不足，能助阳味以化阴而益气；肾阴不足，能助阴味以化阳而益精。冬虫夏草乃阴阳双补之品，既补肺阴，又纳肾阳；益上焦之阴，补下焦之阳。真阳虚则神明不振，海狗肾温肾壮阳，则阴邪自辟。麋和鹿均属鹿科动物，但两者之阴阳偏属自古学者便有不同之论述，多认为鹿从阳，麋属阴。

三、五行制化

五行化生不足者，可用具有相生作用的从肾治未病的药物以补虚，助其化生。如水生木，由于水不生木，木失滋养，致木气亏虚，可用补水的药物以从肾养肝，"滋水涵木"，肾藏精，属水，肝藏血属木，水生木，精生血。还可以采用从肾治脾以"补火生土"，从肾治肺以"金水相生"等"母子相生"的从肾"治未病"之法。如地黄生精血，补肾阴，滋水以涵木，可以用于防治肝阴血不足之证；若命门火衰，致脾胃寒虚，可以用小茴香、巴戟天等补其火而生脾胃之气；五味子具有补肾益肺功效，能滋肾水，敛肺阴，补肾而利肺，补肺而利肾，子母相因，肺肾相合。

五行相制形成"反克"，可以用相胜作用的药物从肾"治未病"，以制其反克。如肾阴虚，心火亢，心肾不交，水火不济，则心烦不得眠的五行相侮病，可以采用从肾治心，"壮水制火"的从肾"治未病"的治疗方法。如地黄入手足少阴经，能生精血、补肾阴，水火既济，故有益肾阴而使心火自退之效，可用于防治因肾阴亏虚所导致的阴虚火旺之证。

四、四气相应

依据人体疾病的寒、热、虚、实，选用相应属性的食药调配以实现从肾"治未病"，在防治疾病过程中可起到较好的疗效。《千金要方·食治》云："精顺五气以为灵也，若食气相恶，则伤精；形受味以成也，若食味不调，则损形也。是以圣人先用食禁以存性，后制药以防命也。故形不足者，温之以气；精不足者，补之以味；气味温补，以存形精。"如古之医家用地黄就在于应其四气，鲜地黄与干地黄性寒凉，熟地黄性温；生地黄偏于凉血，熟地黄偏于补肾；生地黄善于治疗血热证，熟地黄善于治疗肾阴血不足证。又如菟丝子性平，有平补肾阴肾阳之特点，临床肾阴虚和肾阳虚证均可使用菟丝子。如若认为补肾药多为温性，乃不知肾阴肾阳也，药各有专主，滋养真阴者，多非温药，临床从肾"治未病"时当应四气以用之。

五、五味调和

食药有酸、苦、甘、辛、咸五味，分肝、心、脾、肺、肾五脏。五味调和方能滋养五脏，从而使五脏功能协调，故五脏病五味对治以从肾"治未病"具有重要临床意义。肾在五行中属水，五色中属黑色，五味中宜咸味。古有云："精不足者，补之以味。"如五味子具有补肾作用，是体现五味、五行与五脏关系的代表药物；又如取五脏五味补泻之意，肾病者，可以用泽泻以咸泻之；《素问·脏气法时论》有"辛以润之"之说，菟丝子味辛为甚，味辛能润，有润养之作用，可以滋养补肾；黑豆色黑通肾，补肾时引之以盐。

六、五脏补泻

五脏之气血盛衰，虚则补之，实则泻之。五脏之伤，穷必及肾。扶正固本"治未病"，重在治肾。依据五脏承制之理，通过五脏补虚泻实，以协调或恢复五脏之间正常的承制关系，调补五脏扶肾气以从肾"治未病"。《素问·脏气法时论》云："肾欲坚，急食苦以坚之，用苦补之，咸泻之。"五脏所宜之以从肾治未病法，如《素问·脏气法时论》又云："肾色黑，宜食辛，黄黍、鸡肉、桃、葱皆辛。"

从肾治肾，如核桃仁能入命门补肾；鱼鳔能益精道，生精补肾；天门冬能滋肾助元以益气延年；沙苑子能补肾益精明目；淫羊藿能益肾壮阳；黄柏能走少阴而泻火；狗脊能滋肾益气血；枸杞子能益精而坚筋骨；狗肉能益肾强腰；樗鸡能益精强志；石斛补中有泻，入命门阴火之中，引命门之火归于肾，去火之有余，以益水之不足，故强阴而益精；泽泻长于泻水盛，宜与补剂同用，补泻相辅。

从肾治五脏。虚劳者，可以通过补肾以养五脏。如粳米能补下元，益肾精，和五脏，可以用于治疗诸虚百损；人参主补五脏；五味子能强肾水以养五脏；紫河车可以治一切虚劳损极。从肾治脾，雀肉能壮阳暖胃；芡实能益精补中；泽泻能启水阴之气，上滋中土；石斛主入水土二脏，能强阴益精，互为化源，又为余脏之化源，以补五脏。从肾治肝，如磁石能补肾平肝；决明子能滋益肝肾，以镇潜补阴。从肾治肺，如肾中虚火上炎于肺，肺肾同病，玄参、地骨皮等入肾经，能退无根浮游之火以治肺。从肾治心，命门之系上通于心，肉桂能大热其命门，则肾内之阴寒自散，水火相济，心肾交通；沉香亦能温肾而又通心；仙茅主入命门，能补火助阳暖精，补火之不足，相火得补，则君火益自振摄。从肾治小肠，如地黄性寒凉，入心肾，泻丙火，小肠之火乃为丙火。

此外，张介宾在《景岳全书》中所强调的体质学，在从肾"治未病"的实践中也发挥着独特的作用。老人五脏气衰，当注重饮食调摄。幼儿禀赋稚嫩，食治之法为良。老人和幼儿"治未病"，当以补虚损为首。肾为先天之本，脾为后天之本，又当以平补脾肾为最要。中医强调肾精，提倡保精。肾精不足，致腰膝酸软，疲倦乏力等；肾阳虚，致腰膝酸软，怕冷，头晕耳鸣，须发早白，性功能减退等。在临床辨证论治"治未病"时，当以从肾论治学说为指导。食治五劳七伤、食治乌髭、食治耳聋耳鸣、食治气血、食治筋骨、食治烦渴、食治脾胃气弱、食治冷气、食治水气、食治喘嗽等，多取肾藏精，肾主骨，肾气充足、固摄有常，肾阳温煦或肾水滋养有度之意，则诸疾可除。可见，从肾论治在"治未病"中所起到的重要作用。掌握从肾"治未病"的用药及其药性特点具有重要的临床指导意义。

第三节　从肾治未病的常用食物与药物

利用中医肾藏精的藏象理论知识管理平台，从古代主流本草著作和方书中筛选出从肾"治未病"的常用食物和药物。《素问·脏气法时论》曰："五谷为养，五果为助，五畜为益，五菜为充，气味合而服之，以补精益气。"依据"药食同源"的准则，结合古代主流食治本草的编写体例，遵从现代生活与临床常见、常用之序，将中医从肾"治未病"的食物作为从肾"治未病"本草学的一个重要组成部分，依据食物和药物的自然属性予以分类。这种编写体例将有助于理解和洞悉从肾"治未病"食物和药物的本草学原貌，从而为临床从肾"治未病"提供文献依据和应用指导。

谷　部

胡麻仁

【来源】为脂麻科植物脂麻的干燥成熟种子。

【性味归经】味甘，性平。归肝、肾、大肠经。

【功能主治】补肝肾，益精血，润肠燥。用于精血亏虚，头晕眼花，耳鸣耳聋，须发早白，病后脱发，肠燥便秘。

【性能特点】本品味甘性平，补肝肾，益精血，有乌发明目之功，故常用于肝肾不足，精血亏虚引起的须发早白、腰膝酸软、头晕耳鸣及视物昏花、目暗不明及痹证、妇人少乳等。富含油脂，可润肠通便。且药性平和，味香可口，为食疗佳品。

【用法用量】煎服，9~15g。

【使用注意】便溏者禁服。

1.《冯氏锦囊》："生者过寒，多食发冷疾及脾胃虚寒作泻者忌之。"

2.《本草从新》："胡麻服之令人肠滑，精气不固者亦勿宜食。"

【从肾论治之本草集要】本草著作多云胡麻仁补肾填髓，益元阳，具有轻身延年、坚筋骨之效。

1.《神农本草经》："主伤中，虚羸，补五内，益气力，长肌肉，填髓脑。久服轻身不老。"

2.《名医别录》："坚筋骨，疗金疮、止痛及伤寒，温疟，大吐后虚热羸困，明耳目，耐饥渴，延年。"

3.《食疗本草》："润五脏，主火灼，填骨髓，补虚气。"

【从肾论治药用拾璎】

1. 冲服

益寿延年，去客热。胡麻子、白茯苓（去黑皮）、生干地黄（焙）、天门冬（去心，焙）各八两。上四味，捣罗为细散。每服方寸匕，食后温水调下。（《圣济总录》）

2. 丸剂

除痹，益精，补髓壮气力。巨胜一石，拣择令净，上甑盖气遍下，曝令干，如此九遍。上件捣碎为末，炼蜜和丸，如弹子大，每服一丸，以温酒化破服之，日三服。（《太平圣惠方》）

治白发还黑。乌麻，九蒸九暴，末之，以枣膏丸服之。（《千金要方》）

3. 煮粥

治五脏虚损，益气力，坚筋骨。巨胜九蒸九暴，收贮。每服二合，汤浸布裹，挼去皮再研，水滤汁煎饮，和粳米煮粥食之。（《本草纲目》）

【治未病功能】胡麻仁具有降低血脂、抗氧化、预防和减轻动脉粥样硬化的发生和发展等功能。

【按语】

1. 关于胡麻仁、火麻仁、亚麻子药名考

胡麻仁始载于《神农本草经》，名胡麻。《本草衍义》则指出："芝麻即胡麻，一名巨胜。"1971年成都中医学院（现成都中医药大学）主编的《常用中药学》又将胡麻仁为正名，黑芝麻为又名。《中药大辞典》名黑脂麻，异名胡麻、巨胜、小胡麻等。1995年版《中华人民共和国药典》正名黑芝麻。火麻仁始载于《神农本草经》，名麻子。《得配本草》名大麻仁。《药材学》名大麻仁，别名火麻仁、麻仁等。《中药大辞典》《中药学》《中华人民共和国药典》均以火麻仁为正名，性味甘平，功用润燥滑肠通便。亚麻子始载于《图经本草》，名亚麻。《博济方》名胡麻子。《本草纲目》名壁虱、胡麻。《植物名实图考》名山西胡麻。《中药大辞典》名亚麻子，主治麻风、皮肤痒疹、脱发、大便干燥。由上可见，这三种药名古今均有变化，其变化情况分别如下：胡麻→胡麻仁→黑脂麻→黑芝麻；麻子→天麻仁→麻仁→火麻仁；亚麻子→胡麻子→胡麻仁→胡麻→亚麻仁。火麻仁为桑科植物大麻的干燥成熟果实。亚麻子为亚麻科植物亚麻的成熟种子。可见，三药的来源和功能完全不同。但三药错用的现象，在临床用药中时有发生。

2. 关于胡麻仁乌发之说

《本草新编》言："凡黑须鬓之药，缺乌芝麻则不成功。盖诸药止能补肾，而不能通任督之络也。唇口之间，正任督之路，乌芝麻通任督而又补肾，且其汁又黑，所以取神效也。但功力甚薄，非久服多服，益之以补精之味，未易奏功也。或问乌芝麻黑须鬓，神农未书，本草不志，何吾子创言之哉？曰：乌芝麻变白，予亲试而验，其有不验者，乃不慎色之故。余年四十早衰，须鬓半白，服乌芝麻重黑，后因变乱，不慎酒色复白。可见服乌芝麻，必须断欲，不可归咎乌芝麻之无效验。"

胡芦巴

【来源】 为豆科植物胡芦巴的干燥成熟种子。

【性味归经】 味苦，性温。归肾经。

【功能主治】 温肾助阳，祛寒止痛。用于肾阳不足，下元虚冷，小腹冷痛，寒疝腹痛，寒湿脚气。

【性能特点】 本品味苦，性温。归肾经。温肾助阳，苦燥寒湿，有温肾助阳，散寒除湿之效。治肾阳不足，命门火衰之阳痿不用，滑泄精冷；寒疝腹痛，腹胁胀痛；寒湿脚气，足膝冷痛。

【用法用量】 煎服，5~10g；或入丸、散。

【使用注意】 阴虚火旺或有湿热者慎服。

1.《本草品汇精要》："妊妇勿服，服之令儿矮。"

2.《本草汇言》："肾脏有邪火内热者，宜斟酌。"

3.《本草从新》："相火炽盛，阴血亏少者禁之。"

　　【从肾论治之本草集要】本草著作多云胡芦巴能温补下元，主元脏虚冷气。

　　1.《嘉佑本草》："主元脏虚冷气。得附子、硫黄，治肾虚冷，腹胁胀满，面色青黑；得蘹香子、桃仁，治膀胱气。"

　　2.《本草纲目》："治冷气疝瘕，寒湿脚气；益右肾，暖丹田。"

　　3.《本草易读》："补命门，暖丹田。治冷气疝瘕，疗寒湿脚气，腹胁胀满之寒，面色青黑之阴。"

　　4.《本草通玄》："纯阳之品，补火之药。温补下元，导火归经，与肉桂同工。"

　　【从肾论治药用拾璎】

　　1. 散剂

　　治小肠气攻刺。胡芦巴（炒）一两。为末，每服二钱，茴香炒紫，用热酒沃，盖定，取酒调下。（《仁斋直指方》）

　　2. 糊丸

　　治大人小儿小肠气，蟠肠气，奔豚气，疝气，偏坠阴肿，小腹有形如卵，上下来去痛不可忍，或绞结绕脐攻刺，呕恶闷乱，并皆治之。胡芦巴（炒）一斤，吴茱萸（汤洗十次，炒）十两，川楝子（炒）一斤二两，大巴戟（去心，炒），川乌（炮，去皮、脐）各六两，茴香（淘去土，炒）十二两。上为细末，酒煮面糊为丸，如梧桐子大。每服十五丸，空心温酒吞下；小儿五丸，茴香汤下。（《太平惠民和剂局方》）

　　治肾脏虚冷，腹胁胀满。胡芦巴二两，附子（炮裂，去皮、脐），硫黄（研）各三分。上三味，捣研为末，酒煮面糊丸，如梧桐子大。每服二十九至三十丸，盐汤下。（《圣济总录》）

　　【治未病功能】胡芦巴具有降低血糖、降低血脂、降低黏膜损伤、抗胃溃疡、抗肿瘤、保护急性化学性肝损伤、保护脑缺血、抗炎、退热等功能。

【按语】

1.关于胡芦巴治目疾之说

李时珍在《本草衍义》中谓张子和用胡芦巴治疗目疾，患者出现"目不睹"的症状，即"张子和《儒门事亲》云：有人病目不睹，思食苦豆，即胡芦巴，频频不缺。不周岁而目中微痛，如虫行入眦，渐明而愈"。此病当是由于肾阳不足，命门火衰，阴寒凝结在目所致。而李时珍曰："胡芦巴，右肾命门药也。元阳不足，冷气潜伏，不能归元者，宜之。"所以用胡芦巴补肾助阳，补益命门之火可治疗此种目疾，亦即"此亦因其益命门之功，所谓益火之源，以消阴翳是也"。

2.关于胡芦巴补肾阳之用

《嘉佑本草》曰："得附子、硫黄，治肾虚冷，腹胁胀满，面色青黑。"而黄宫绣认为："（胡芦巴）功与仙茅、附子、硫黄恍惚相似，然其力则终逊于附子、硫黄，故补火仍须兼以附、硫、茴香、吴茱萸等药同投，方能有效。"（《本草求真》）所以胡芦巴补肾助阳之功，较其他补肾阳之药弱，临床应用时，应与其他药物配伍使用。

粟　米

【来源】为禾本科植物粱或粟的种仁。其储存陈久者名陈粟米、粢。

【性味归经】味甘、咸，性凉。陈粟米：味苦，性寒。归肾、脾、胃经。

【功能主治】和中，益肾，除热，解毒。用于脾胃虚热，反胃呕吐，腹满食少，消渴，泻痢，烫伤。陈粟米：除烦，止痢，利小便。

【性能特点】本品味甘、咸，性凉。养阴清热，入肾、脾、胃经。李时珍谓："粟之味咸淡，气寒下渗，肾之谷也，肾病宜食之。虚热消渴泄痢，皆肾病也。渗利小便，所以泄肾邪也。降胃火，故脾胃之病宜之。"

【用法用量】煎服，15～30g;或煮粥。外用适量，研末撒;或熬汁涂。

【使用注意】《日用本草》:"与杏仁同食，令人吐泻。"

【从肾论治之本草集要】本草著作多云粟米能滋阴，益肾气，清虚热，亦有关于滋养脾肾气阴，治消渴，通利小便之述。

1.《名医别录》："主养肾气，去胃脾中热，益气。陈者主胃热，消渴，利小便。"

2.《千金要方·食治》："去骨痹。"

3.《日用本草》："和中益气，止痢，治消渴，利小便，陈者更良。"

【从肾论治药用拾璎】

1. 煮粥及饭

煮粥食，益丹田，补虚损，开肠胃。(《本草纲目》)

胃中热，消渴，小便不利。陈粟米炊饭，食之良。(《医食心镜》)

老人肾虚，脚气无力，困乏以行。生粟一斤，透风处悬干，每日空心食十颗。(《古今医统》)

2. 散剂

砂石淋。粟米（炒）一合，故笔头（烧灰）二枚，马蔺花（烧灰）七枝。上三味，捣罗为散，温酒调下二钱匕，痛不可忍者，并三服。(《圣济总录》通神散)

黑 豆

【来源】 为豆科植物大豆的黑色成熟种子。

【性味归经】 味甘，性平。归脾、肾经。

【功能主治】 益精明目，养血祛风，利水，解毒。用于阴虚烦渴，头晕目昏，体虚多汗，肾虚腰痛，水肿尿少，痹痛拘挛，手足麻木，药食中毒。

【性能特点】 本品味甘，性平，入脾、肾经。甘平色黑入肾，能补肾益精而明目，补脾肾而养血祛风、利水，甘缓解毒。故肾精虚之目暗不明、口渴、腰痛、小便不利，血虚风湿痹证之筋脉拘挛，药物、食物中毒均可使用。

【用法用量】 煎服，9~30g。外用适量，煎汤洗患处。

【使用注意】 脾虚腹胀，肠滑泄泻者慎服。

【从肾论治之本草集要】本草著作多云黑大豆有补肾强壮之功，亦有润肾燥，养阴之述。

1.《本草纲目》："治肾病，利水下气，制诸风热，活血。"

2.《本草汇言》："煮汁饮，能润肾燥，故止盗汗。"

【从肾论治药用拾璎】

丸剂

肾虚消渴难治。大黑豆（炒）、天花粉。上等分为末，面糊丸，如梧桐子大。黑豆百粒（煎）汤下。（《普济方》救活丸）

【治未病功能】黑豆具有降低血脂、抗动脉粥样硬化、减肥、保护肝脏、抗脂肪肝、抗氧化、抗衰老、抗肿瘤、降低冠脉阻力、减慢心率、降低血压等功能。

【按语】

关于黑大豆入肾功多之说

汪颖在《食物本草》中说："陶华以黑豆入盐煮，常时食之，云能补肾。黑色通肾，引之以盐，所以妙也。"李时珍在《本草纲目》中说："黑豆属水性寒，为肾之谷，入肾功多，故能治水消胀下气，制风热而活血解毒，所谓同气相求也。"

粳　米

【来源】为禾本科植物稻（粳稻）去壳的种仁。

【性味归经】味甘，性平。归肺、脾、胃经。

【功能主治】补气健脾，止烦，止渴，止泻。用于脾胃气虚，食少纳呆，倦怠乏力，心烦口渴，泄泻痢疾。

【性能特点】本品味甘，性平，归肺、脾、胃经。功能补气健脾，善治脾胃气虚证；又功能止烦，止渴，止泻，善治心烦口渴，泄泻痢疾。

【用法用量】煎服，9~30g；或水研取汁。

【使用注意】有热者不宜用。

1.《本草经集注》："稻米主温中，令人多热，大便坚。"

2.《食疗本草》:"新熟者动气,常食干饭,令人热中,唇口干;不可和苍耳食之,令人卒心痛;不可与马肉同食之,发痼疾。""凡新谷初成,老人体弱者不可食。"

【从肾论治之本草集要】本草著作多言粳米功能补下元,益肾精,和五脏,筋壮骨,可以用于治疗一切诸虚百损。

1.《名医别录》:"主益气,止烦,止泄。"

2.《食疗本草》"温中益气,补下元。"

3.《日华子本草》:"补中,壮筋骨,补肠胃。"

4.《本草衍义》:"平和五脏,补益胃气,其功莫逮。然稍生则复不益脾,过熟则佳。"

5.《滇南本草》:"治一切诸虚百损,强筋壮骨,生津,明目,长智。"

【从肾论治药用拾璎】

1. 煮粥

益精气,强智力,聪耳目。粳米三合,芡实(去壳,新者研成膏,陈者作粉)三合,煮食。(《食鉴本草》)

治欲睡不睡。粳米三合,粥好下白茯苓末一两,再煮食之。(《食鉴本草》)

治肾虚劳损,腰膝无力,疼痛。粳米三合,猪肾(去脂膜,切)一对,草果二钱,陈皮(去白)一钱,缩砂二钱。先将猪肾、陈皮等煮成汁,滤去滓,入酒少许,次下米成粥,空心食之。(《饮膳正要》)

治益精气,强志意,聪利耳目。鸡头实三合,煮令熟,去壳,研如膏,入粳米一合煮粥,空心食之。(《经验后方》)

治泄泻,不寐。粳米二合,茯苓末一两。(粳米)煮好,再下苓末一两,再煮烂食。(《寿世青编》)

治肾气虚损,耳聋。用鹿肾(去脂膜,切,于豉汁中)一对,入粳米二合和煮粥,入五味之法调和。空腹食之,作羹及酒并得。(《太平圣惠方》)

2. 煎服

下乳汁。粳米、糯米各半合，莴苣子（淘净）一合，生甘草半两。上研细，用水二升，煎取一升，去滓，分三服。（《济阴纲目》）

3. 做饭

仓粳米，炊作干饭食之，止痢。又补中益气，坚筋，通血脉，起阳道。（《食疗本草》）

4. 发酵

北人炊之，瓮中水浸令酸，食之暖五脏六腑气。（《食疗本草》）

【治未病功能】粳米具有抗肿瘤等功能。

【按语】

1. 关于粳米之说

《本草蒙筌》云："东坡云：稻者，穬谷通名。罗氏亦曰：在谷通谓之稻。故今人号籼为早稻，号粳为晚稻。《论语》食夫稻，是亦指粳而谓。何独《本经》中直指稻为糯米，与前诸说大相戾焉？或者云：糯与粳有黏不黏之异，故书通名以标之，未必得其意也。"《本草纲目》云："北粳凉，南粳温，赤粳热，白粳凉，晚白粳寒，新粳热，陈粳凉。"《本草蒙筌》云："又陈廪米味兼咸、酸。即粳米贮仓廪年深，致性缓调脾胃效捷。易消化频止泄痢，多滋润意解渴烦。下气延年，开胃进食。"综上所述，粳米当为河南省晚稻品种所碾之米，性稍黏或不黏，陈久者为佳。

2. 关于粳米和五脏之说

《神农本草经疏》云："粳米，即人所常食米。感天地冲和之气，同造化生育之功，为五谷之长，人相赖以为命者也。""虽专主脾胃，而五脏生气，血、脉、精、髓，因之以充溢周身；筋、骨、肌肉、皮肤，因之而强健。"《医学入门》云其："益肾精，益肺气。"《本草衍义》云其："平和五脏，补益胃气。"《滇南本草》云其："治一切诸虚百损，强筋壮骨，生津，明目，长智。"本草言粳米主入脾胃，功能补中，又能补下元，益肾精，和五脏，可以用于治疗诸虚百损。

果　部

小茴香

【来源】为伞形科植物茴香的干燥成熟果实。

【性味归经】辛，温。归肝、肾、脾、胃经。

【功能主治】散寒止痛，理气和胃。主治寒疝腹痛，睾丸偏坠，痛经，少腹冷痛，脘腹胀痛，食少吐泻。盐小茴香暖肾散寒止痛。用于寒疝腹痛，睾丸偏坠，经寒腹痛。

【性能特点】本品辛温芳香，辛以发散、行气，温以祛寒，行散之力较强，尤善能入肝、肾而舒肝暖肾，温散下焦之寒，为治寒疝睾丸偏坠，妇女少腹冷痛的常用药。又兼入中焦脾胃，而温中散寒，醒脾开胃，用治寒邪伤中，气机不畅之脘腹胀痛，呕吐食少之证。

【用法用量】煎服，3～6g；或入丸、散。外用适量，研末调敷；或炒热温熨。

【使用注意】阴虚火旺者禁用。

【从肾论治之本草集要】本草著作多云小茴香有温中，温肾，暖肝散寒之效，为少腹及小腹寒证如寒疝腹痛，睾丸偏坠，经寒腹痛的常用药。

1.《日华子本草》："治干、湿脚气并肾劳癩疝气，开胃下食，治膀胱痛，阴疼。"

2.《开宝本草》："主膀胱间冷气及盲肠气，调中止痛，呕吐。"

3.《本草衍义》："疗膀胱肿痛，调和胃气并小肠气。"

【从肾论治药用拾璎】

1. 煎剂

寒疝疼痛。茴香二钱，川楝子四钱，木香三钱，吴茱萸一钱（汤泡）。长流水煎服。(《医方集解》导气汤)

2. 散剂

睾丸偏坠。蘹香（盐水炒）五钱，橘核（去壳，研，压去油）、山楂肉各一两。为散。每服三四钱，空心温酒调服。(《张氏医通》香橘散)

外肾肿胀。茴香（炒）、全蝎（炒）、穿山甲（炙）、木香各等分，为末。每服二钱，酒调下。(《古今医统》四圣散)

小便夜多及引饮不止。茴香不以多少，淘净，入少盐，炒为末，用纯糯米餈一手大，临卧炙软熟，蘸茴香末啖之，以温酒送下。(《普济方》)

小便不通。茴香子（炒）、马蔺花（炒）、葶苈（纸上炒）各等分。上为散。每服二钱，温酒调下，食前服，以通为度。(《普济方》茴香子散)

3. 丸剂

腰痛。茴香（炒）三两，川芎（盐炒）一两五钱，苍术（葱白炒）二两。酒煮糊丸。盐、酒任下。(《慎斋遗书》三仙丹)

虚气冲上，耳鸣耳聋。茴香（炒）、木香、荜澄茄（去蒂），共为末。外以青盐为末，入糯米粉内，煮糊为丸。每服三四十粒，盐汤下。(《澹寮集验方》青盐下气丸)

4. 煨用

肾虚腰痛，转侧不能，嗜卧疲弱者。小茴香（炒），研末。破开猪腰子，作薄片，不令断，层层掺药末，水纸裹，煨熟。细嚼，酒咽。(《证治要诀》)

【治未病功能】小茴香具有促进胃肠蠕动、抗溃疡、保肝利胆、松弛气管平滑肌、雌激素样作用、抗突变、抗肿瘤等功能。

【按语】

1. 关于小茴香治疝之功

刘若金在《本草集要》中说："茴香之主治在疝证，世医漫谓癫疝有湿热不宜用，殊不知疝之初起，皆由于寒水之郁，而气化不宣，乃有湿，由湿郁不化，乃有热，是初起之疝，固即宜用之矣。至湿郁不化而为热，虽曰宜酌，然热之成者，因于湿也，湿之为病者，由于阳虚也，就外淫而论，固未有不因于寒以郁热者，即不因于外受，亦必由肾中之阳虚，乃致阴不得化而邪盛，令阴之阳转郁，遂病于肝以为疝也。试参滑寿及杜名医之治案，俱用楝实、茴香。盖别有利湿热之味以助其奏功，断不能舍此温散的剂能致火于水者，俾正入膀胱寒水之经以责效也……或曰，此味所疗，如腰痛、泄泻、积聚、虚劳腹痛种种诸证，亦藉其致火于水，以益肾中之元阳乎？"

2. 关于小茴香补命门之火之说

小茴香善补命门之火，清代汪绂在《医林纂要》中曰："茴香，大补命门，而升达于膻中之上，命门火固，则脾胃能化水谷而气血生，诸寒皆散矣。肝胆亦行命门之火，肝木气行，则水湿不留，虚风不作，故其功亚于附子，但力稍缓耳。"

木 瓜

【来源】为蔷薇科植物贴梗海棠的干燥近成熟果实。

【性味归经】味酸，性温。归肝、脾经。

【功能主治】舒筋活络，和胃化湿。用于湿痹拘挛，腰膝关节酸重疼痛，暑湿吐泻，转筋挛痛，脚气水肿。

【性能特点】本品味酸入肝而舒筋活络，性温气香入脾胃而醒脾和胃以化湿，脾得健运则泄泻可止，胃得和降则呕吐自除，故为湿痹脚气，筋骨拘挛，关节屈伸不利，以及霍乱吐泻，腹痛转筋的常用药。

【用法用量】煎服，6～9g；或入丸、散。外用适量，煎水熏洗。

【使用注意】内有郁热，小便短赤者忌服。

【从肾论治之本草集要】本草著作多云木瓜有强筋骨之效，可以用于治疗脚膝无力。

1.《本草拾遗》："下冷气，强筋骨，消食，止水痢后渴不止，作饮服之。又脚气冲心，取一颗去子煎服之。又止呕逆，心膈痰唾。"

2.《本草衍义》:"益筋与血,病腰肾脚膝无力,不可阙也。"

【从肾论治药用拾璎】

1. 丸剂

肾经虚弱,腰膝沉重,腿脚肿痒,注破生疮,脚心隐痛,筋脉拘挛,或腰膝缓弱,步履艰难,举动喘促,面色黧黑,大小便秘涩,饮食减少,无问新久,并宜服之。木瓜(去瓤)四两,狗脊(去毛)六两,大艾(去梗,糯米糊调成饼,焙干,为末)四两,天麻(去芦)、当归(酒浸,制)、草薢、苁蓉(去芦,酒浸)、牛膝(洗去土,酒浸一宿)各二两。上为细末,炼蜜为丸,如梧桐子大。每服二十丸,渐加至三十丸,空心,食前温酒吞下,盐汤亦可。(《太平惠民和剂局方》)

2. 煎剂

腰膝筋急痛。煮木瓜令烂,研作浆粥样,用裹痛处,冷即易,一宿三五度,热裹便瘥。煮木瓜时,入一半酒同煮之。(《食疗本草》)

【治未病功能】木瓜具有保护肝脏、促进肝细胞修复、降低血清丙氨酸转氨酶水平、抗菌等功能。

【按语】

关于木瓜养筋之说

倪朱谟在《本草汇言》中说:"木瓜养筋药也,脚气病方中多用此,脚病多属筋也,推而论之,如筋病,若头项,若臂膊,若腰膝,偏体之病,属筋者,咸濡之,又不专去脚气也,故前古本草药性,俱称统治筋骨痿痹,挛制作痛,可知不专去在脚气也。"周岩在《本草思辨录》中说:"考古方用木瓜之证,如脚气、脚痿、腹胁胀满,多与辛温药为伍,不外驱寒湿之邪,辑浮散之气,虽功在降抑,而终不离乎敛,故其治筋病于转戾为宜,拘挛则非所长。独许叔微以木瓜治项强筋急,谓少阴之筋从足至顶,为肝肾受邪所至,是病虽在上而因仍在下。其以乳香、没药为佐使,则其以伸筋任乳、没,不以责木瓜,亦可见矣。"

芡　实

【来源】为睡莲科植物芡的干燥成熟种仁。

【性味归经】味甘、涩，性平。归脾、肾经。

【功能主治】益肾固精，补脾止泻，除湿止带。用于遗精滑精，遗尿尿频，脾虚久泻，白浊，带下。

【性能特点】本品味甘、涩，性平，归脾、肾经，为治疗带下之良品，常与莲子相须为用。既能益肾固精，善治肾虚遗精滑精，遗尿尿频；又能补脾止泻，善治脾虚或脾肾两虚久泻；还能除湿止带，善治带下。

【用法用量】煎服，9～15g；或入丸、散；或煮粥。

【使用注意】便秘、食滞不化者不宜用。

1.《食疗本草》："生食动风冷气。"

2.《本草衍义》："食多不益脾胃气，兼难消化。"

3.《雷公炮制药性解》："多食壅气，最难消化。"

【从肾论治之本草集要】本草著作多言芡实为补肾妙药，功能益精补中，功在补肾祛湿，且能涩精。

1.《神农本草经》："主治湿痹，腰脊膝痛，补中，除暴疾，益精气，强志，令耳目聪明，久服轻身不饥，耐老神仙。"

2.《本草纲目》："治小便不禁，遗精，白浊，带下。"

3.《本草正》："健脾养阴止渴，补肾固精，延年耐老。"

4.《本草从新》："补脾固肾，助气涩精。治梦遗滑精，解暑热酒毒，疗带浊泄泻，小便不禁。"

5.《神农本草经疏》："禀水土之气以生，故味甘，气平，无毒。入足太阴、少阴。补脾胃，固精气之药也。"

【从肾论治药用拾璎】

1. 丸剂

治精滑不禁。芡实（蒸）、莲须各二两，沙苑蒺藜（炒）、龙骨（酥

炙）、牡蛎（盐水煮一日一夜，煅粉）各一两。共为末，莲子粉糊为丸，盐汤下。（《医方集解》）

治思虑色欲过度，损伤精气，小便数，遗精。芡实、秋石、白茯苓、莲肉各二两，为末，蒸枣和丸梧子大。每服三十丸，空心盐汤送下。（《永类钤方》）

补益阳气，秘精还元，丰肌驻颜。芡实、附子（炮裂，去皮脐）、巴戟天（去心）各一两，石钟乳（杵碎，净淘，锉淡竹叶一握，地榆半两，同入铫内，水煮一复时，只取钟乳，研细水飞，不住手再研三日，候无声如面方止，焙干用）二两，大豆黄卷（微炒）、补骨脂（炒香）、鹿茸（涂酥，炙去毛）各一两，肉苁蓉（酒浸一宿，切，蒸令烂，研成膏）三两。捣为细末，入肉苁蓉膏内，杵一千下，如硬更入少炼蜜，丸如梧桐子大，每服十丸，空心临卧温酒下，盐汤亦得。（《圣济总录》）

治遗精白浊。鸡头为末，复取金樱子，去外刺并其中子，洗净，捣碎，入甑中，蒸令熟，却用所蒸汤淋三两过，取所淋糖樱汁，入银铫，慢火熬成稀膏，用以和鸡头末，圆如梧桐子大，每服盐汤下五十丸。久服固真元，悦泽颜色。（《洪氏集验方》）

2. 煎服

治带下。芡实（炒）一两，山药（炒）一两，黄柏（盐水炒）二钱，车前子（酒炒）一钱，白果十枚（碎）。水煎服。（《傅青主女科》）

3. 煮粥

芡实、粳米煮粥食之，益精强志，耳目聪明。（《食物本草》）

益精气，强志意，聪利耳目。以鸡头实三合，煮令熟，去壳，研如膏，入粳米一合煮粥，空心食之。（《经验后方》）

4. 羹

治湿痹，腰膝痛。益精气，强心志，耳目聪明。鸡头（磨成粉）、羊脊骨一副（带肉，熬取汁），用生姜汁一合，入五味调和，空心食之。（《饮膳正要》）

5. 做饼

鸡头实，去皮，捣仁为粉，蒸作饼，可以代粮，食多不益脾胃气，兼难消化。(《本草衍义》)

6. 散剂

鸡头粉，此实，去皮作粉，与菱粉相似，益人胜菱。(《新修本草》)

作粉食之，甚好。此是长生之药。与莲实同食，令小儿不（能）长大，故知长服当亦驻年。(《食疗本草》)

可取蒸，于烈日中曝之，其皮壳自开。接却皮，取人食，甚美。可候皮开，于臼中春取末。(《食疗本草》)

芡实与山药并用，各为末，日日米饮调服，虽遗精至衰惫者，不旬日而精止神旺矣。(《本草新编》)

【治未病功能】芡实具有增强免疫力、抗氧化、抗心肌缺血、促进骨骼生长等功能。

【按语】

1. 关于芡实益精补中之说

《神农本草经疏》云："鸡头实，禀水土之气以生，故味甘，气平，无毒。入足太阴、少阴。补脾胃，固精气之药也。"又云："脾主四肢，足居于下，多为湿所侵，以致腰脊膝痛而成痹。脾气得补，则湿自不容留，前证皆除矣。脾主中州，益脾故能补中。肾藏精与志，入肾故主益精强志。暴病多属火，得水土之阴者能抑火，故主除暴疾也。精气足，脾胃健，则久服耳目聪明，轻身不饥，耐老神仙所自来矣。"《本草述钩元》云："止泻固精，独于脾肾得力。先后天之根本咸赖焉。"《本草思辨录》云："补肾中之土者鸡头实也。"《本经逢原》云："芡生水中而能益脾利湿，观《本经》所主皆脾肾之病。遗精浊带，小便不禁者宜之。"《本草从新》云："补脾固肾，助气涩精，治梦遗滑精。"《本草新编》云："夫遗精之病，必能补而后能止。"又云："芡实不特益精，且能涩精，补肾至妙药也……芡实不但止精，而亦能生精也。"芡实主入脾肾经，功能益脾补中，益精固精，补肾妙药，多用于治疗脾肾不足之遗精、滑精、遗尿、尿频、白浊、带下等证。

2. 关于芡实补肾祛湿之说

《神农本草经百种录》云："鸡头生于水中，而其实甘淡，得土之正味，乃脾肾之药也。脾恶湿而肾恶燥，鸡头虽生水中，而淡渗甘香，则不伤于湿。质黏味涩，而又滑泽肥润，则不伤于燥。凡脾肾之药，往往相反，而此则相成，故尤足贵也。"《本草新编》云："其功全在补肾去湿。夫补肾之药，大都润泽者居多，润泽则未免少湿矣。芡实补中去湿，性又不燥，故能去邪水而补神水，与诸补阴之药同用，尤能助之以添精，不虑多投以增湿也。"又云："去脾胃中之湿痰，即生肾中之真水。"芡实主入脾肾经，益肾固精，补脾祛湿，既功能生肾水，又功能祛脾湿。

花　椒

【来源】为芸香科植物青椒或花椒的干燥成熟果皮。

【性味归经】味辛，性温。归脾、胃、肾经。

【功能主治】温中止痛，杀虫止痒。用于脘腹冷痛，呕吐泄泻，虫积腹痛；外治湿疹，阴痒。

【性能特点】本品辛散温燥，主入脾、胃经，既能温胃散寒以止痛，又能温脾燥湿以止泻，善治中寒腹痛，寒湿吐泻；兼入肾经，并可杀虫止痒，内服可治虫积腹痛，外用善治湿疹瘙痒、阴痒。

【用法用量】煎服，3～6g。

【使用注意】阴虚火旺者禁服，孕妇慎服。

1.《名医别录》："多食令人乏气，口闭者杀人。"

2.《千金要方·食治》："久食令人乏气失明，黄帝云，十月勿食椒，损人心，伤血脉。"

3.《食鉴本草》："脾胃素有热者，忌服。"

【从肾论治之本草集要】本草著作多云花椒有益肾壮阳，坚齿发，明目，固精缩尿之效。

1.《神农本草经》:"秦椒,主风邪气,温中,除寒痹,坚齿发,明目。久服轻身,好颜色,耐老,增年通神。""蜀椒,主邪气咳逆,温中,逐骨节皮肤死肌,寒湿痹痛,下气。久服之头不白,轻身延年。"

2.《名医别录》:"蜀椒,除六腑寒冷,伤寒,温疟,大风,汗不出,心腹留饮,宿食,肠澼下痢,泄精,女子产乳余疾。散风邪,瘕结,水肿,黄疸,鬼疰,蛊毒。杀虫、鱼毒。开腠理,通血脉,坚齿发,调关节,耐寒暑。"

3.《日华子本草》:"破癥结,开胃,治天行时气,温疾,产后宿血,治心腹气,壮阳,疗阴汗,暖腰膝,缩小便。"

【从肾论治药用拾璎】

1. 丸剂

治肝肾虚,风攻眼目黑暗,时见虚花。蜀椒(去目并闭口者,炒出汗)、熟干地黄(焙)各一两,苍术(米泔浸,切,焙干)五两。上三味,捣罗为末,炼蜜和丸,如梧桐子大。每服二十丸,温酒或盐汤下。(《圣济总录》)

2. 汤剂

治齿痛。蜀椒(去目并闭口,炒出汗)、盐(研)、土蜂房各一分。上三味,粗捣筛。每服五钱匕,以水三盏,入葱白三寸拍破,煎十余沸。(《圣济总录》)

【治未病功能】花椒具有抗动脉粥样硬化形成、降低血清过氧化脂质水平、抗脂质过氧化损伤、抗消化道溃疡、保肝利胆、抗腹泻、抗肿瘤、抑制脂质体过氧化、抗衰老等功能。

【按语】

1. 关于花椒之分类

在《神农本草经》中,花椒分为蜀椒、秦椒两种,《范子计然》载"蜀椒,出武都","秦椒,出陇西天水"。《本草衍义》解释秦椒为"秦地所实者,故言秦椒",《尔雅》称之为大椒。蜀椒又名巴椒,以其出古时武都及巴郡故称,《太平圣惠方》称之为川椒。《本草纲目》将二者合为一条，总称蜀椒，并言"秦椒，花椒也。始产于秦，今处处可种，最易蕃衍……生青熟红，大于蜀椒，其目亦不及蜀椒目光黑也。"

2. 关于花椒之毒

花椒本品在《神农本草经》中所列秦椒、蜀椒均未言有毒，亦未言闭口者不用。《雷公炮炙论》始载"凡使，须去目及闭口者，不用其椒子"，未言其所以然。至《名医别录》在二者条下，均言"有毒"，并于蜀椒条中载"口闭者，杀人"。尔后之本草，多沿此说。而川贵云鄂湘民众，则以花椒为调味佐餐之要品，尤以四川为甚，却未尝有急性中毒或积蓄中毒者，也未见有致畸作用。2010 年版《中华人民共和国药典》也未言花椒有毒。

核桃仁

【来源】为胡桃科植物胡桃的干燥成熟种子。

【性味归经】味甘，性温。归肺、肾、大肠经。

【功能主治】补肾益精，温肺定喘，润肠通便。用于肾阳不足，腰膝酸软，阳痿遗精，虚寒喘嗽，肠燥便秘。

【性能特点】本品甘温质润，归肺、肾、大肠经。既长于补肾固精，强腰膝，用于肾阳不足，腰膝酸软，阳痿遗精；又能补肾纳气，温肺定喘，用于肺肾不足，肾不纳气所致的虚寒喘嗽；甘润富含油脂，入大肠经，具有润肠通便的作用，适用于老人、虚人津液不足，肠燥便秘。

【用法用量】煎服，6～9g；单味嚼服，10～30g；或入丸、散。外用适量，研末调敷。

【使用注意】痰火积热，阴虚火旺者以及大便溏泄者忌服。不可与浓茶同服。

1.《千金要方·食治》："不可多食，动痰饮，令人恶心，吐水吐食。"

2.《本草纲目》："多食生痰，动肾火。""多食动风，脱人眉。同酒食，多令人咯血。"

117

3.《食物本草》（姚可成）："小儿痧疹后不可食，须忌半年，犯之刮肠，痢不止。"

【从肾论治之本草集要】本草著作多云核桃仁具有补肾固精之效，亦有关于益命门之述。

1.《食疗本草》："通经脉，润血脉，黑髭发。常服，骨肉细腻光润，能养一切老痔疾。"

2.《本草拾遗》："食之令人肥健，润肤黑发，去野鸡病。"

3.《日华子本草》："润肌肉，益发，食酸齿䶝，细嚼解之。"

4.《本草纲目》："补气养血，润燥化痰，益命门，利三焦，温肺润肠，治虚寒喘嗽，腰脚重痛，心腹疝痛，血痢肠风，散肿毒，发痘疮，制铜毒。"

5.《本草蒙筌》："频食健身生发，兼补下元。"

6.《本草新编》："润能生精，涩能止精，更益肾火，兼乌须发，愈石淋，实温补命门之药。"

【从肾论治药用拾璎】

1. 糊丸

治肾气虚弱，风冷乘之，或血气相搏，腰痛如折，起坐艰难，俯仰不利，转侧不能，或因劳役过度，伤于肾经，或处卑湿，地气伤腰，或坠堕伤损，或风寒客搏，或气滞不散，皆令腰痛，或腰间似有物重坠，起坐艰辛者。胡桃肉（去皮膜，别研如泥）二十个，补骨脂（用芝麻同于银器内炒熟）八两，蒜（熬膏）四两，杜仲（去皮，姜汁浸，炒）十六两。上为细末，蒜膏为丸。每服三十丸，空心温酒下，妇人淡醋汤下。（《太平惠民和剂局方》）

治久嗽不止。核桃仁（煮热，去皮）五十个，人参五两，杏仁（麸炒，汤浸去皮）三百五十个。研匀，入炼蜜，丸梧子大。每空心细嚼一丸，人参汤下，临卧再服。（《本草纲目》）

2. 食用

治小便频数。单用核桃煨熟，卧时嚼之，温酒下。（《本草纲目》）

3. 散剂

治妇人少乳及乳汁不行。核桃仁（去皮）十个捣烂，穿山甲一钱。捣和一处，黄酒调服。（《济阴纲目》）

4. 外用

胡桃仁（烧作灰，研）一两，贝母（去心）一两。上为散，每用揩齿，令牙齿坚牢，龈槽固密。（《圣济总录》）

新小胡桃三个。和皮捣细，用乳汁二盏，于银石器内文武火熬，竹篦搅成膏。每用先净洗髭发，再以笔蘸点髭发。荣养髭发。（《圣济总录》）

5. 煎汤

治肺肾两虚，咳嗽气喘，胸满气短，不能平卧，动则喘甚。核桃仁五个，人参寸许，生姜五片，水煎服。（《济生方》）

【治未病功能】核桃仁具有滋养脑细胞、增强脑功能、减少肠道对胆固醇的吸收、溶解胆固醇、抗动脉粥样硬化、降低胆固醇、抗肿瘤等功能。

【按语】

1. 关于核桃仁之用法

关于核桃仁的使用，前人认为其"肉润皮涩"（《本草纲目》）。带皮膜者，有敛肺定喘咳之功。《本草纲目》转引洪迈云之说，认为该品去皮用之，喘易复发，连皮能敛肺，因其味涩。如陈衍曰："胡桃肉带皮膜者能敛肺，全在皮膜收功，揭去则无效矣。"（《宝庆本草折衷》）黄宫绣亦云："胡桃，味甘则三焦可利，汁黑则能入肾同命，皮涩则气可敛而喘可定，肉润则肺得滋而肠可补。疮肿、鼠瘘、痰核，取其用能通郁解结。惟肺有热痰，暨命门火炽者切忌。养血去皮用，敛涩连皮用。"（《本草求真》）若润燥宜去皮用，如《得配本草》曰："润燥，去皮用。"然而李时珍并不认为核桃仁止咳的作用与其皮有关系，认为与其能补肾益命有关。"胡桃仁颇类其状，而外皮水汁皆青黑。故能入北方，通命门，利三焦，益气养血。命门既通则三焦利，故上通于肺而虚寒喘嗽者宜之，下通于肾而腰脚虚痛者宜之。洪迈《夷坚志》中言胡桃治痰嗽能敛肺，盖不知其为命门三焦之药也。"（《本草纲目》）故而有观点认为核桃仁的使用不必拘泥于是否去皮，只在于其能补肾益命之功。如黄宫绣曰："凡仁皆润而多入心，下行则入命门。肾命得补，精气坚固，则阳气自行于三焦以上达膻中，肺自得其温润而寒嗽除矣，不必以留皮去皮分上下。"（《医林纂要》）

2.关于核桃仁入命门补肾之说

李时珍提出核桃仁具有"益命门"之功，以"胡桃仁颇类其状，而外皮水汁皆青黑，故能入北方，通命门，利三焦，益气养血，与补骨脂同为补下焦命门之药。"后世对此多有论述，如缪希雍曰："其气多热而性润，益血脉，补命门之药也。多食利小便者，以其能入肾固精，令水窍常通也。"（《神农本草经疏》）陈士铎曰："润能生精，涩能止精，更益肾火，兼乌须发，愈石淋，实温补命门之药。"（《本草新编》）故可认为，核桃仁以温补命门肾阳为主要功效，同时兼能补益精血。

栗 子

【来源】为壳斗科植物板栗的种仁。

【性味归经】味甘，性温。归脾、胃、肾经。

【功能主治】益气健脾，补肾强筋，活血消肿，止血。用于脾虚泄泻，反胃呕吐，腰脚软弱，筋断骨折肿痛，瘰疬，吐血，衄血，便血。

【性能特点】本品甘温，归脾、胃、肾经。甘温化气助阳，入脾则补脾益气，健运脾土，厚实肠胃；入肾则补益肾虚，为补脾益肾之良药，善治脾虚泄泻，反胃呕吐，肾虚腰脚软弱等证。又"活血尤效"（《本草图经》），"嚼生者涂病上"（《新修本草》），善治筋断骨折肿痛；此外还可止血，"一切血症俱可用"（《滇南本草》），善治吐血，衄血，便血。

【用法用量】生食、煮食或炒存性研末服。外用，捣敷。

【使用注意】小儿、消化不良者不宜多食，风湿病患者不宜食用。

1.《食疗本草》："栗子蒸炒食之令气拥，患风水气不宜。"

2.《本草衍义》："小儿不可多食，生者难化，熟即滞气隔食，往往致小儿病。"

3.《得配本草》："多食滞脾恋膈，风湿病者禁用。"

【从肾论治之本草集要】本草著作多言栗子补肾中精气，有强筋骨腰脚之效。

1.《名医别录》："主益气，厚肠胃，补肾气，令人忍饥。"

2.《千金要方》："生食之，治腰脚不遂。"

3.《食性本草》："理筋骨风痛。"

4.《食物本草》："治小儿脚弱无力，三四岁尚不能行步。"

【从肾论治药用拾璎】

1. 生食

治小儿脚弱无力。三四岁尚不能行步，日以生栗与食。(《食物本草》)

治肾虚腰膝无力。栗楔风干，每日空心食七枚，再食猪肾粥。(《经验方》)

2. 煮食

用栗子同牡狗腰子、葱、盐煮食，治老人肾虚腰痛。(《食物本草》)

【治未病功能】栗子具有防治高血压、冠心病、动脉粥样硬化、骨质疏松等疾病、维持骨骼和血管肌肉正常作用、抗衰老等功能。

【按语】

1. 关于栗子补肾之用法

黄元御在《玉楸药解》中提出："栗子，补中助气，充虚益馁，培土实脾，诸物莫逮。"可见其食之能补益脾肾，但在食用栗子时要特别注意其用法。栗子的食用主要为生食和煮食两种，且在食用时要注意控制用量。《本草纲目》曰："盖风干之栗，胜于日曝，而火煨油炒，胜于煮蒸，仍须细嚼，连液吞咽，则有益，若顿食至饱，反致伤脾矣。"说明栗子风干后生食为宜，且食用不可过量，过量则会伤脾。《玉楸药解》曰："多食则气滞难消，少啖则气达易克耳。"《食疗本草》亦载："栗子蒸炒食之令气拥。"《本草衍义》曰："小儿不可多食，生者难化，熟即滞气隔食，往往致小儿病。"可见蒸炒之后食之会有令人气滞的弊端，小孩尤其不能多食，多则伤及脾胃，生为他病。

2. 关于栗子之用

栗子具有益气健脾，补肾强筋，活血消肿，止血的功效。临床可以治疗脾虚泄泻，反胃呕吐，腰脚软弱，筋断骨折肿痛，瘰疬，吐血，衄血，便血等。但生食或熟服，内服或者外用，在不同的疾病中需要使用不同的用法。治脾肾虚寒暴注，用栗子煨熟食之。(《本经逢原》)《千金要方·食治》曰："生食之，治腰脚不遂。"表明治疗肾虚所致之筋骨痿软，腰脚软弱时，应生食内服。《新修本草》曰："嚼生者涂病上，疗筋骨断碎、疼痛、肿瘀。"说明筋断骨折宜用生者外敷。《滇南本草》曰："生吃止吐血、衄血、便血，一切血症俱可用。"综上所述，若要补肾，强壮筋骨宜生食栗子；若要健脾止泻，宜熟食；治跌打损伤，筋断骨折，需生栗外敷。

菜 部

山 药

【来源】为薯蓣科植物薯蓣的干燥根茎。

【性味归经】味甘，性平。归肺、脾、肾经。

【功能主治】补肾涩精，补脾养胃，生津益肺。用于脾虚食少，久泻不止，肺虚喘咳，肾虚遗精，带下，尿频，虚热消渴。麸炒山药补脾健胃。用于脾虚食少，泄泻便溏，白带过多。

【性能特点】本品味甘，性平，归肺、脾、肾经。甘能补益，平无寒热之偏，略带涩性，作用和缓，既可补脾气，又可养脾阴，且培土生金而益肺，后天养先天而补肾，故为平补肺、脾、肾气阴常用之品。凡脾肺气虚、肺肾阴虚之证均可使用，适用于肾虚遗精，带下，尿频，虚热消渴；肺虚喘咳；脾虚食少，久泻不止。

【用法用量】煎服，15～30g；或入丸、散；外用，捣敷。

【使用注意】湿盛中满或有实邪、积滞者禁用。

1.《本草经集注》："恶甘遂。"

2.《神农本草经疏》："不宜与面同食。"

3.《雷公炮炙药性解》："单食、多食亦能滞气。"

【从肾论治之本草集要】本草著作多云山药益气力，强筋骨，主泄精健忘，久服耳目聪明等。

1.《神农本草经》："主治伤中，补虚赢，除寒热邪气，补中，益气力，长肌肉，久服耳目聪明，轻身，不饥，延年。"

2.《本草经集注》："止腰痛，补虚劳、赢瘦，充五脏，除烦热，强阴。"

3.《药性论》："能补五劳七伤，去冷风，止腰疼，镇心神，安魂魄，开通心孔，多记事，补心气不足，患人体虚赢，加而用之。"

4.《本草纲目》："益肾气，健脾胃，止泄痢，化痰涎，润皮毛。"

【从肾论治药用拾璎】

煮食

治下焦虚冷，小便频敷，瘦损无力。生山药半斤刮去皮，以刀切碎，研令细烂，酒沸下山药，不得搅拌，煮熟后，放入少量盐、葱白，再加少许酒，空腹饮三二杯。(《食医心镜》)

【治未病功能】山药具有良好的免疫调节作用、提高人体的免疫力、改善消化功能、保护胃黏膜、抑制胃排空、增强小肠的吸收、降低血糖、降低血脂、促进自由基的清除、抗氧化、延缓衰老等功能。

【按语】

1.关于山药品种考

山药之名从古到今变迁甚多，又有诸多别名。山药的产地分布较广，古本草对山药的形态描述各异。山药既可以当做药物来使用，又可以作为食物食用，是一个"药食同源"的品种。山药作为药用和食用的品种应加以区别。山药最早载于《山海经》，名曰"䐘眳"。《神农本草经》列为上品，名"薯蓣""山芋"。据学者杭悦宇考证，"薯蓣"应为山药的正名，至明代以山药作为正名。后用山药之名者，一说因民间习用而后收录到本草之中；另一说因避讳而来，唐代宗名豫，因避讳改为薯药，后因宋英宗讳曙，即改为山药。除正名之外，山药的别名、地方名亦多。如署蓣、诸署、署豫、玉延、修脆、儿草、延草、王瞑、薯药、蛇芋、野山豆、山板术、白苕、九黄姜、野白薯、扇子薯、佛掌薯、白药子、甘薯等。山药的品种较多，产地分布亦广。宋《图经本草》就载有滁州薯蓣、眉州薯蓣、明州薯蓣、永康军薯蓣四种。药用山药多指圆种薯蓣及薯蓣相近种野山药，而食用山药多称为薯，种类较为复杂，均为薯蓣属内可食种。自明朝以后，药用山药分布在北方，并渐以山西和河南交界处为中心，而南方诸省渐以食用山药为主。药用山药以薯蓣科植物薯蓣的根茎为是，以河南所产者为优；同属植物参薯的根茎和同属植物野山药的根茎等，亦可入药，但质量较差。临床选用，应以北方所产山药为佳。

2.关于山药宜久服之说

山药为药食两用之品，既可入药补益肺、脾、肾三脏的气阴不足，又可作为食物充饥、做菜。既然能当食物，可见山药是可以久服的一味药物。故《神农本草经》亦曰："久服，耳目聪明，轻身不饥，延年。"然其力不峻，补气不若人参、黄芪之速，补阴不如熟地、白芍、阿胶之效，因此在临床使用时，大都配伍相应的药物应用。故《神农本草经读》曰："山药，能补肾填精，精足则阴强、目明、耳聪。凡上品具是寻常服食之物，非治病之药，故神农提出久服二字……凡上品之药，法宜久服，多则终身，少则数年，与五谷之养人相佐，以臻寿考。"

韭菜子

【来源】为百合科植物韭的干燥成熟种子。

【性味归经】味辛、甘，性温。归肝、肾经。

【功能主治】补益肝肾，壮阳固精。主治肾虚阳痿，腰膝酸软，遗精，尿频，尿浊，带下清稀。

【性能特点】本品味辛、甘、性温，入肾经，能温补肾阳，治疗肾阳不足，精气不固所致的阳痿，遗精，遗尿，小便频数及带下证。又腰为肾之府，本品能补肝肾，暖腰膝，治肾肾不足的腰痛脚弱。

【用法用量】煎服，3～9g；或入丸、散。

【使用注意】阴虚火旺者禁用。

【从肾论治之本草集要】本草著作多云韭菜子能温补肝肾，暖腰膝及小腹，尤长于温肾阳及命门。

1.《日华子本草》："暖腰膝。治鬼交甚效，入药妙用。"

2.《名医别录》："主梦泄精，溺白。"

3.《滇南本草》："补肝肾，暖腰膝，兴阳道，治阳痿。"

【从肾论治药用拾璎】

1. 丸剂

肾与膀胱虚冷，真气不固，小便滑数。韭子四两，舶上茴香（炒）、补骨脂（炒）、益智仁、鹿角胶、白龙骨（煅，别研细如粉）各三两。上为细末，以青盐、鹿角胶各一两，同煮酒糊为丸，如桐子大。每服五十丸，空心温酒送下，盐汤亦得。（《魏氏家藏方》）

女人带下及男子肾虚冷，梦遗。韭子七升。醋煮千沸，焙，研末，炼蜜丸，梧子大。每服三十丸，空心温酒下。（《千金要方》）

阴疝，撮痛不可忍者。韭子（炒）、芎藭。上二味等分为末，炼蜜丸如梧桐子大。每服三十丸，空心温酒下。（《圣济总录》应痛丸）

腰脚无力。韭子一升（拣净，蒸两炊久，曝干，簸去黑皮，炒黄，捣粉），安息香二大两（水煮一二百沸，慢火炒赤色）。和捣为丸，梧子大，如干入少蜜。每日空腹酒下三十丸，以饭三五匙压之。（《海上集验方》）

2. 散剂

耳聋。韭子（微炒）一分，头发（烧灰）一分，巴豆（去心皮）半分。上件药，用研令细，绵裹塞耳中，一日一换。（《太平圣惠方》）

3. 煎剂

玉茎强硬不萎，精流不住，时时如针刺，捏之则痛，其病名强中，乃肾滞漏疾也。韭子、破故纸各一两。为末，每服三钱，水一盏，煎服，日三服。(《经验方》)

4. 煮粥

虚劳尿精。韭子二升，稻米三升。上二味，以水一斗七升煮如粥。取汁六升，为三服。(《千金要方》)

【治未病功能】 韭子具有抗炎、抑菌、祛痰、增强非特异性免疫和体液免疫力等功能。

【按语】

1. 关于韭子之用

赵其光在《本草求原》中说："韭子辛甘而温，补肝，温达三焦，令肺胃合气下降以归于命门，治梦泄遗精，溺血，溺数，遗尿，白带，白淫，筋痿，下元虚冷，暖腰膝；同故纸为末滚水下，治茎强不萎，精流刺痛。是其治下焦皆元阳虚而有滞以为漏者，得上焦辛甘施化而病愈，通上以摄下也。盖韭之功在辛温散结，子则包含少火未散，故收精壮火。"

2. 关于韭子之宜忌

张石顽曰："韭子，惟肾气过劳，不能收摄者为宜。若阴虚火旺及亢阳不交，独阴失合误用，是抱薪救焚矣。大抵韭之功用，全在辛温散结，子则涩精，而壮火炽盛，则为戈戟，今人以韭子熏齵齿出虫，然能伤骨坏齿，不可不知。"

草　部

人　参

【来源】 为五加科植物人参的干燥根和根茎。

【性味归经】 味甘、微苦，性微温。归肺、心、脾、肾经。

【功能主治】大补元气，复脉固脱，补脾益肺，生津养血，安神益智。用于体虚欲脱，肢冷脉微，脾虚食少，肺虚喘咳，津伤口渴，内热消渴，气血亏虚，久病虚羸，惊悸失眠，阳痿宫冷。

【性能特点】本品味甘、微苦，微温不燥，性禀中和，善补脾、肺之气，脾为气血生化之源，肺主一身之气，脾肺气旺，一身之气皆旺，故为大补元气之药。且可益气生津、益气生血，气血津液充足，则口渴可止，精神可安，故有益气生津，安神益智之功，为治虚劳内伤第一品。凡气脱、血脱、亡阴、亡阳证，脾、肺气虚诸证，以及气阴两伤之消渴、心悸失眠健忘等诸虚证，皆可用之。

【用法用量】3～9g，另煎兑服；也可研末吞服，一次2g，一日2次。

【使用注意】不宜与黎芦、五灵脂同用。

【从肾论治之本草集要】本草著作多言人参具有大补元气，补五脏，益智，滋补元阳，强身延年之效，还有关于生津止渴，扶正祛邪之述。

1.《神农本草经》："主补五脏，安精神，定魂魄，止惊悸，除邪气，明目，开心益智，久服轻身延年。"

2.《本草蒙筌》："定喘嗽，泻阴火，滋补元阳。"

3.《本草纲目》："治男妇一切虚证，发热自汗，眩晕头痛，反胃吐食，痎疟，滑泻久痢，小便频数淋沥，劳倦内伤，中风中暑，痿痹，吐血，嗽血，下血，血淋，血崩，胎前产后诸病。"

4.《本草从新》："大补元气，生阴血，亦泻虚火。"

5.《本草再新》："聪耳明目，固精滋水。"

【从肾论治药用拾璎】

1. 散剂

脾胃肾气虚弱，呕吐不下食。人参、丁香各等分。捣罗为散，每服二钱，空心热米饮调下。（《普济方》参香散）

2. 煎剂

真阳不足，上气喘急，自汗盗汗，气虚头晕，阳虚气弱之症，并宜服之。人参半两，附子（炮，去皮脐）一两。上㕮咀，分作三服。水二

盏，生姜十片，煎至八分，去滓，食前温服。(《济生续方》参附汤)

精气大亏，诸药不应，或以克伐太过，耗伤真阴。人参半斤或四两，大熟地一斤。上二味，用好甜水或长流水十五碗，浸一宿，以桑柴火武火取浓汁。若味有未尽，再用水数碗，煎渣取汁，并熬稍浓。乃入瓷罐，重汤熬成膏，入真白蜜四两或半斤收之。每以白汤点服。(《景岳全书》两仪膏)

老人气虚淋证。人参、白术、山栀仁、木通。上等分为㕮咀，水煎，食前服。(《古今医统》引《经验秘方》)

【治未病功能】人参具有保护心肌、防治休克、增强心肌细胞收缩力、减慢心率、强心、提高机体免疫力、抗肿瘤、抗肾上腺皮质、对骨髓的造血功能产生刺激和保护作用、对中枢神经系统的兴奋过程和抑制过程均有加强作用、提高学习能力等功能。

【按语】

1. 关于人参使用去芦与否之说

参芦系人参主根与茎之间的根状茎。历代一些本草记载，参芦具有涌吐作用，使用人参时要去掉芦头，以防止呕吐，并将参芦列为催吐药。如唐代李珣在《海药本草》中谓："去其芦头，不去者吐人，慎之。"李时珍在《本草纲目》中谓："芦，气味苦温无毒，主治吐虚劳痰饮。"汪昂在《本草备要》中说："人参芦，能涌吐痰涎，体虚人用之，以代瓜蒂。"张璐在《本经逢原》中说："参芦能耗气，专入吐剂。"此外，《中药大辞典》《中华人民共和国药典》《中药辞海》人参炮制项下，均要除去芦头。然《神农本草经》等本草著作，并未言人参去芦，亦未言参芦催吐，均用全参。现代植物、药理、毒理、临床研究显示，参芦与人参所含人参皂苷的数量和种类基本相同，总皂苷元的含量，参芦高于人参主根，参芦的挥发油为人参根的 3 倍，参芦所含糖类、氨基酸、多肽等与人参根相似；参芦与人参一样具有抗疲劳，耐缺氧，抗利尿，促进 DNA 合成等药理作用；参芦制剂门诊治疗病人 1500 余人，无 1 例病人呕吐。故应正本清源，纠正"人参芦催吐"的不实之说，无论对学术发展，还是在节约药材，避免浪费方面，均具有重要价值。

2. 关于人参补肝肾之说

陈士铎："人参能入五脏六腑，无经不到，非仅入脾、肺、心，而不入肝、肾也。五脏之中，尤专入脾、肺。其入心者十之八，入肝者十之五，入肾者十之三耳。世人止知人参为脾、肺、心之药，而不知其能入肝、入肾。但肝、肾乃至阴之位，人参气味阳多于阴，少用则泛上，多用则沉下，故谓肝肾之病，必须多用人参于补血补精之中，助山萸、熟地纯阴之药，使阴中有阳，反能生津血之易也。盖天地之道，阳根于阴，阴亦根于阳，无阴则阳不生，而无阳则阴不长。有如气喘之症，乃肾气之欲绝也，宜补肾以转逆，故必用人参，始能回阳于顷刻，非人参入肾，何能神效如此？又如伤寒厥症，手足逆冷，此肝气之逆也，乃宜用四逆汤等，必多加人参，始能定厥，非人参入肝，又何能至此？是人参入肝、肾二经，可供人信。肝中之血，得人参则易生，世人以人参气分之药，绝不用之以疗肝肾，此医道之所以不明也。肾中水虚，用人参可以补水；肾中火动，用人参反助火矣。盖人参入肝入肾，止能补血填精，亦必归、芍、熟地、山萸同群以共济，欲其一味自入肝肾之中，势亦不能。"

3. 关于论诸病涉虚者均可用人参之说

陈嘉谟在《本草蒙筌》中说："人参诸虚兼调，五脏俱补，肥白人任多服，苍黑人宜少投。大抵人参补虚，虚寒可补，虚热亦可补，气虚宜用，血虚亦宜用。虽阴虚火动，劳嗽吐血，病久元气虚甚者，但恐不能抵当其补，非谓不可补尔。古方书云，诸痛不宜服参芪，此亦指暴病气实者而言；若久病气虚而痛，何尝拘于此耶？东垣治中汤，同干姜用治腹痛吐逆者，亦谓里虚则痛，补不足也。"缪希雍在《神农本草经疏》中说："人参本补五脏真阳之气者也，若夫虚羸尫怯，劳役饥饱所伤，努力失血，以致阳气短乏，陷入阴分，发热倦怠，四肢无力，或中热伤暑，暑伤气，无气以动，或呕吐泄泻，霍乱转筋，胃弱不能食，脾虚不能磨食，或真阳衰少，肾气乏绝，阳道不举，完谷不化，下利清水，中风失音，产后气喘，小儿慢惊，吐泻不止，痘后气虚，溃疡长肉等证，投之靡不立效。惟不利于肺家有热，咳嗽，吐痰，吐血，衄血，齿衄，内热骨蒸，劳瘵阴虚火动之候。又有痧疹初发，身虽然而斑点未形，伤寒始作，形证未定而邪热方积，若误投之，鲜克免者，斯皆实实之害，非药可解。"王协在《眼科全书》中说："人参补诸虚不足，气虚内障，陷翳不起，或服破血过多，两目愈昏，宜多服久服则复明。"

4. 关于人参药性讨论

考人参药性，《神农本草经》谓人参性"微寒"，《名医别录》谓人参性"微温"，从此后世众说纷纭。有言其性"微寒""小寒"者，如《吴普本草》《太平御览》《本草纲目》《神农本草经读》；有言其性"微温"或"温"者，如《海药本草》《本草从新》《本经逢原》《中药大辞典》《中药学》教材；有将"微寒微温"四字并列者，如明代缪希雍《神农本草经疏》；有言其性"生用气凉，熟用气温"者，如李闻言《月池人参传》、汪昂《本草备要》、沈金鳌《要药分剂》、严西亭《得配本草》等；清代张秉成《本草便读》第一次言其性"平"；张山雷《本草正义》认为"辽参……微寒""高丽参……微温"。

药性应根据药物所治病证的阴阳、寒热属性，作用于机体后的反应来确定。人参主治一切虚损证候，阳气、阴血、津液不足之证，均可应用，人参能助阳益气，补气生津，这些功能均与人参大补元气，益脾肺之气有关。元气得补，则肾中元阳得扶，元气充，脾肺之气足，则阴血、津液得以化生，虚损之证得以治疗。故人参最基本之功效是补气，最主要的治疗证候是阳气虚衰。人参服用过量，则见体温升高、皮疹、眩晕、出血等热性证候。所以，人参药性应订为"微温"。

5. 关于人参畏五灵脂的讨论

人参畏五灵脂的说法源于北齐徐之才的《药对》，明代刘纯的《医经小学》将其编入"十九畏"歌诀中，一直流传至今，作为配伍禁忌。然而，后世医家将人参与五灵脂同用，治疗疾病的论述不少，如李闻言曰："古方疗月闭，四物汤加人参、五灵脂，是畏而不畏也。"《本草求真》谓："参畏灵脂，而亦有参同用以治月闭，是畏而不畏也。"《仁斋直指方》用人参芎归汤治疗血胀，其中人参与炒五灵脂同用。《温病条辨》化癥回生丹，治疗癥病、疟母、妇女痛经闭经、跌打损伤等证，将人参与五灵脂同用。近年来，人参与五灵脂同用，治疗肝脾肿大、冠心病、胃溃疡、小儿疳积等病证，疗效较好。研究证明，人参与五灵脂配伍，五灵脂并不会降低人参的抗疲劳作用，且能增强免疫低下小鼠的免疫功能，而不影响人参或五灵脂的免疫作用。人参与五灵脂配伍对正常小鼠和大鼠无明显毒性损害。所以，关于"人参畏五灵脂"的观点应该辩证地看，二者在一些情况下可以同用。

6. 关于人参恶莱菔子的讨论

《本草集要》云：人参"畏萝卜"。《中药学》教材常以"人参恶莱菔子"为例，解释相恶的概念。然而，清代陈士铎《本草新编》谓"莱菔子，能治喘胀，然古人用于人参之中，反奏功如神"。其进一步阐述道："或问莱菔子专解人参，一用莱菔子则人参无益矣，此不知莱菔子而并不知人参者也，人参得莱菔子，其功更神，盖人参补气，骤服气必难受，非止喘胀之症为然，得莱菔子以行其补中之利气，则气平而易受，是莱菔子平气之有余，非损气之不足，实制人参以平其气，非制人参以伤其气也。"这说明莱菔子专解人参对机体的壅气，而不解人参的补气。张锡纯《医学衷中参西录》亦云"莱菔子……若用以除满开郁，而参、芪、术诸药佐之，虽多服久服，亦何至伤气分乎。"张氏亦强调人参和莱菔子可以同用。由此可知，莱菔子是纠正人参胀闷之苦，而非削减人参补气之力。现代实验研究证明，莱菔子的成分有脂肪油、葡萄糖、蔗糖、果糖及多种氨基酸和维生素等，均不会影响人参的主要有效成分人参皂甙、人参多糖的吸收，用人参与莱菔子按 1：4 饲喂小鼠，其抗疲劳、耐缺氧、抗应激的作用较单用人参为好。所以，"人参恶莱菔子"之说值得考究。

7. 论人参与党参的性能异同

张锡纯在《医学衷中参西录》中说："辽人参，其补力、热力皆倍于党参，而其性大约与党参相似。"张山雷在《本草正义》中说："辽参、高丽参其力皆厚，惟一则甘而能清，一则甘而兼温，功力自别。若党参则为补脾缓和之药，而力量较为薄弱，三者之性情功用，迥乎不侔，万不能一陶同治而无区别。"

五味子

【来源】为木兰科植物五味子的干燥成熟果实。习称"北五味子"。

【性味归经】味酸、甘，性温。归肺、心、肾经。

【功能主治】收敛固涩，益气生津，补肾宁心。用于久嗽虚喘，梦遗滑精，遗尿尿频，久泻不止，自汗盗汗，津伤口渴，内热消渴，心悸失眠。

【性能特点】本品味酸、甘，性温，归肺、心、肾经，为敛补肺心肾气阴之良药。功能上敛肺以止咳，下滋肾以固精，内涩肠以止泻，外敛肺以止汗，善治肺心肾气阴两虚和滑脱证；本品酸、甘，又为益气生津之良药，善治津伤口渴、消渴证。此外，补益心肾以养心安神，还可用于治疗心气阴不足之心悸、失眠。

【用法用量】煎服，2～6g；研末冲服，每次1～3g；或熬膏；或入丸、散。外用适量，研末外敷；或煎汤外洗。敛肺止咳，用量宜相对小；滋补、安神、救脱等，用量宜相对稍大。

【使用注意】用量不宜过大。外有表邪，内有实热，咳嗽初起，麻疹初起者不宜用。

1.《本草经集注》："恶葳蕤。"

2.《神农本草经疏》："痧疹初发及一切停饮，肝家有动气，肺家有实热，应用黄芩泻热者，皆禁用。"

3.《本草蒙筌》："然不宜多用，恐致虚热以为殃。"

4.《本草纲目》："但有外邪者不可骤用，恐闭其邪气，必先发散而后用之乃良。"

5.《本草新编》："但不宜多用，多用反无功，少用最有效。尤不宜独用，独用不特无功，且有大害。必须同补药用入汤丸之内，则调和无碍，相得益彰耳。"

【从肾论治之本草集要】本草著作言五味子能补肾，兼补五脏，益气，敛肺气而滋肾水，益男子精，壮筋骨，强阴涩精。

1.《神农本草经》："味酸温。主益气，咳逆上气，劳伤羸瘦，补不足，强阴，益男子精。"

2.《名医别录》："主养五脏，除热，生阴中肌。"

3.《药性论》："能治中下气，止呕逆，补诸虚劳，令人体悦泽，除热气。"

4.《日华子本草》："明目，暖水脏……奔豚，冷气，消水肿，反胃，心腹气胀，止渴，除烦热，解酒毒，壮筋骨。"

5.《汤液本草》："气温，味酸，阴中阳。酸而微苦，味厚气轻，阴中微阳。无毒。入手太阴经，入足少阴经。"

6.《神农本草经疏》："专补肾，兼补五脏。"

7.《本草纲目》："酸咸入肝而补肾，辛苦入心而补肺，甘入中宫益脾胃。"

8.《本草通玄》："滋肾家不足之水，收肺气耗散之金，强阴固精，止渴止泻，定喘除嗽，敛汗明目。"

【从肾论治药用拾璎】

1. 丸剂

五味子一两，真茶四钱，研为末。以甘草五钱煎膏，丸绿豆大。每服三十丸，沸汤下，数日即愈也。(《摄生方》)

治肾虚白浊。五味子一两，炒赤为末，醋糊丸梧子大。每醋汤下三十丸。(《经验良方》)

2. 散剂

治痰嗽并喘。五味子、白矾等分，为末。每服三钱，以生猪肺炙熟，蘸末细嚼，白汤下。(《普济方》)

治阳事不起。新五味子一斤，为末。酒服方寸匕，日三服。忌猪、

鱼、蒜、醋。尽一剂，即得力。(《千金要方》)

治五更肾泄。五味子二两，吴茱萸五钱。同炒香，为末。每日陈米饮服二钱。(《本事方》)

3. 熬煎

新北五味子（去子，水浸取汁）十斤，白砂糖八斤，一同熬成煎。(《饮膳正要》)

4. 熬膏

治肾虚遗精。北五味子（洗净，水浸，挼去核）一斤。再以水洗核，取尽余味。通置砂锅中，布滤过，入好冬蜜二斤，炭火慢熬成膏，瓶收五日，出火性。每空心服一二茶匙，百滚汤下。(《保寿堂方》)

5. 煎汤

五月常服五味子，以补五脏气，遇夏月季夏之间，困乏无力，无气以动，与黄芪、人参、麦门冬，少加黄柏，煎汤服，使人精神顿加，两足筋力涌出。(《汤液本草》原引孙真人)

五月宜服五味汤，取五味子一大合，以木杵臼细捣之。置小瓷瓶中，以百沸汤投之，入少蜜，即密封头，置火边良久，汤成，堪饮。(《本草图经》)

五味子红熟时，采得蒸烂，研滤汁去子，熬成稀膏。量酸甘入蜜，再上火，待蜜熟，俟冷，器中贮，作汤。肺虚寒人可化作汤，时时服。(《本草衍义》)

五味子汤代葡萄酒饮，生津止渴，暖精益气。北五味（净肉）一斤，紫苏叶六两，人参（去芦）四两，砂糖二斤。用水二斗，熬至一斗，滤去滓，澄清，任意服之。(《饮膳正要》)

6. 嚼服

服五味子十六年，面色如玉女，入水不沾，入火不灼。(《证类本草》原引《抱朴子》)

【治未病功能】五味子具有改善神经系统功能、抗惊厥、止痛、祛痰、镇咳、强心、增加冠脉血流、加强能量代谢、改善心肌功能、抗肝损伤、增强肝脏解毒功能、抗氧化、抗衰老、增强机体免疫力、抗溃疡、抗肾损伤、抗炎、抗癌、促进子宫收缩等功能。

【按语】

1. 关于五味子五味之说

《新修本草》云："五味，皮肉甘酸，核中辛苦，都有咸味，此则五味具也。"《本草纲目》云："《本经》但云味酸，当以木为五行之先也。"《本草蒙筌》云："宜预捣碎，（则五味具）方后投煎。"《证类本草》原引《抱朴子》云："五味者，五行之精，其子有五味。"《汤液本草》原引《象》云："大益五脏。"《本草述钩元》云："五味之皮肉，初酸后甘，甘少而酸多，其核先辛后苦，辛少而苦多，俱带咸味，虽五味全具，大较酸为胜，苦次之……然四味俱有咸，咸乃水化之肾。"又云："夫气之元在肾，本藉风木而至，肺气之主在肺，还藉风木而归肾，一阴为独使，故五味以酸胜者相媾，而神其升降也。继辛而有微甘者，合中土生化之气以俱下也，先辛后苦者，至地之苦，合于至天之辛，以同归也，五味本由肺而媾肝，肝因媾肺而至脾，脾仍媾合以归肾，是具足三阴之气收之以降，而阴亦随之矣，阳为气，阴为味，气固依味而至肾，肾非纳气者钦。"《本草新编》云："精不足者宜补，五味之补也。世人见五味子不可多用，并疑五味子不能生水。谁知此物补水，妙在不必多也。古云：精不足者，补之以味，人参、羊肉是也。谁知人参、五味子之更胜哉？"综上所述，五味子是非常具有代表性的一味体现五味作用，五味与五行、五脏关系的药物，具有很强的理论和临床指导意义。

2. 关于五味子阴中阳之说

《汤液本草》云："五味子，气温，味酸，阴中阳。酸而微苦，味厚气轻，阴中微阳。无毒。入手太阴经，入足少阴经。"《神农本草经疏》云："五味子得地之阴，而兼乎天之阳气。"《本草述钩元》云："热嗽者阳邪伤乎阴，寒嗽者寒邪伤乎阳，原亦病乎阴。故热喘之治，凉其阳邪而收阴；寒喘之治散其阴邪以畅阳，亦当寓收阴之义。东垣分治热喘寒喘，皆不能舍五味子，固以肺气为阳中有阴。"又云："五味治嗽，惟久嗽及虚劳嗽，用之补与收。"综上所述，诸家论述提示临床辨证施治时注意人之阴阳、病之阴阳与五味子之阴阳。

3. 关于五味子之用

《神农本草经疏》云："五味子专补肾，兼补五脏。肾藏精，精盛则阴强。收摄则真气归元，而丹田暖。腐熟水谷蒸糟粕而化精微，则精自生。精生则阴长，故主如上诸疾也。"《本草崇原》云："本于先天之水，化生后天之木，则五脏相生，精气充足，故治劳伤羸瘦，补不足。"《本经逢原》云："五味子，产辽东者佳，微焙捣碎用。"《本草易读》："五味子，生用止嗽，熟用入补。"《神农本草经疏》云："五味子同人参、麦门冬，名生脉散，能复脉通心。入八味丸代附子，能润肾强阴。同吴茱萸、山茱萸、肉豆蔻、补骨脂、人参，治肾泄良。同怀干地黄、枸杞子、车前子、覆盆子、肉苁蓉、白胶、麦门冬、人参、杜仲、白蒺藜、黄柏，主令人有子。同天麦二冬、百部、阿胶、薄荷叶，主肺虚久嗽。君干葛、白扁豆，解酒毒良。"《本草纲目》云："又五味子收肺气，乃火热必用之药，故治嗽以之为君。"又云："有痰者，以半夏为佐；喘者，阿胶为佐，但分两少不同耳。"《本草蒙筌》云："其热嗽火气盛者，不可骤用寒凉之药，必资此酸味而敛束。然不宜多用，恐致虚热以为殃。"成无己曰："肺欲收，急食酸以收之，以酸补之。芍药、五味之酸，以收逆气而安肺。"李东垣曰："收肺气，补气不足，升也。酸以收逆气，肺寒气逆，则宜此与干姜同治之。"《本草思辨录》云："然但能安正不能逐邪，有邪用之，须防收邪气在内。"综上所述，五味子临用前宜捣碎，生用止咳作用好，熟用补虚作用佳，具有敛补之功，功能补肾，临证可灵活配伍应用，但有邪用之，须防关门留寇。

4. 关于南五味子与北五味子之用

《本草纲目》云："五味，今有南北之分，南产者，色红；北产者，色黑，入滋补药必用北产者乃良。"《本草纲目》曰："五味治喘嗽，须分南北。生津止渴，润肺补肾，劳嗽，宜用北者；风寒在肺，宜用南者。"《本草蒙筌》："五味子，南北各有所长，藏留切勿相混。风寒咳嗽南五味为奇，虚损劳伤北五味最妙。"《本草新编》云："五味子，此药有南北之分，必以北者为佳，南者不可用。古人为南北各有所长，误也。最能添益肾水，滋补肺金，尤善润燥。"《本草述钩元》云："治喘嗽须分南北二种，劳嗽者生津止渴，润肺补肾，宜用北；风寒在肺，宜用南。肺火盛者，莫若用南五味。"综上所述，诸家认为五味子自古就有南北之分，且功效各有专长，北五味子良，若补虚宜选用北五味子，若治疗风寒咳嗽宜选用南五味子。

5. 关于五味子疗肾之量效关系

《本草新编》云："北五味子补肾，正不必多也，其味酸而气温，味酸则过于收敛，气温则易动龙雷，不若少用之，反易生津液，而无强阳之失也。"《本草新编》云："天一生水，原有化生之妙，不在药味之多也。"又云："又何必多用五味子始能生水哉，况五味子多用，反不能生水，何也？味酸故也。酸能生津，而过酸则收敛多，而生发之气少，转夺人参之权，不能生气于无何有之乡，即不能生精于无何有之宫矣。此古人所以少用，胜于多用也。"故临床用五味子滋不足之肾水时，用量不宜过多，古人往往少用，值得借鉴。

6. 关于五味子补肺肾之说

《本草新编》云："肾乃肺之子，肺乃肾之母，补肺宜益于肾，补肾宜益于肺。"又云："北五味补肾益肺。"《本草述钩元》云："肾受五脏六腑之精而藏之，肺统五脏六腑之气而主之。肾气之上际于肺，肺气之下归于肾。原以一气自为升降者也。若六淫七情有以耗散之，致肺失其降而不能归，不归则元气随耗而日虚。"《神农本草经疏》云："主益气者，肺主诸气。酸能收，正入肺补肺，故益气也。其主咳逆上气者，气虚则上壅而不归元。酸以收之，摄气归元则咳逆上气自除矣。劳伤羸瘦补不足，强阴益男子精。"《本草新编》云："五味子收敛肺气，正所以生肾水也。"又云："孙真人生脉散，虽名为益肺，其实全在生肾水。盖补肾以生肾水，难为力，补肺以生肾水，易为功。五味子助人参，以收耗散之肺金，则金气坚凝，水源渊彻，自然肺足而肾亦足也。"《本草崇原》云："五味子，乃禀五运之精，气味酸温，得东方生长之气，故主益气。肺主呼吸，发原于肾，上下相交，咳逆上气，则肺肾不交。五味子能启肾脏之水精，上交于肺，故治咳逆上气。"《药鉴》云："五味子下气者。"又云："盖肺苦气上，惟肺气既敛，则气自下行矣。"《汤液本草》原引孙真人云："六月常服五味子，以益肺金之气，在上则滋源，在下则补肾，故入手太阴、足少阴也。"综上所述，五味子可以敛耗散之肺阴，滋枯涸之肾水，补肾而利肺，补肺而利肾，以子母相因，肺肾相合，收五脏之气以归精，气盛则精盈，但本品尤善于补无邪之肺肾。

7. 关于五味子疗五更肾泄之说

《普济本事方》云："治疗五更肾泄，凡人每至五更即溏泄一二次，经年不止者，名曰肾泄，盖阴盛而然。脾恶湿，湿则濡而困，困则不能治水。水性下流，则肾水不足，用五味子以强肾水，养五脏；吴茱萸以除脾湿，则泄自止矣。"二神丸可以用于治疗肾泄，方中五味子主要是补肾以养五脏。

天门冬

【来源】为百合科植物天门冬的干燥块根。

【性味归经】味甘、苦，性寒。归肺、肾经。

【功能主治】养阴润燥，清肺生津。用于肺燥干咳，顿咳痰黏，腰膝酸痛，骨蒸潮热，内热消渴，热病津伤，咽干口渴，肠燥便秘。

【性能特点】本品甘、苦，性寒。归肺、肾经。甘苦大寒，体肥质润，入手太阴肺经气分，清肺降火，益水上源，又能下通肾气，金水相生，故有养阴清热，润肺滋肾之功，凡肺肾阴虚，燥咳痰黏，劳嗽咯血，热病口渴或消渴等皆可用。为治肺、肾阴虚有热之良品。

【用法用量】煎服，6～12g；熬膏，或入丸、散。外用适量，鲜品捣敷或捣烂搅汁涂。

【使用注意】凡虚寒泄泻、外感风寒咳嗽者忌服。

1.《肘后备急方》："忌鲤鱼。"

2.《本草经集注》："畏曾青。"

3.《神农本草经疏》："大寒而苦，不利脾胃阴虚之人。"

4.《本草纲目》："若脾胃虚寒人，单饵久，必病肠滑，反成痼疾。"

5.《得配本草》："服天冬误食鲤鱼者，浮萍汁解之。脾胃虚寒者禁用。"

【从肾论治之本草集要】本草著作多云天门冬具有补肾水，通肾气，强骨髓，润五脏，养肌肤之效。

1.《神农本草经》："主诸暴风湿偏痹，强骨髓，杀三虫，去伏尸。久服轻身，益气延年。"

2.《名医别录》："保定肺气，去寒热，养肌肤，益气力，利小便，冷而能补。"

3.《药性论》："主肺气咳逆，喘息促急，除热，通肾气。疗肺痿生痈吐脓，治湿疥，止消渴，去热中风，宜久服。煮食之，令人肌体滑泽，除身中一切恶气，不洁之疾，令人白净。能冷补，患人体虚而热，加而用之。"

4.《日华子本草》："镇心，润五脏，益皮肤，悦颜色，补五劳七伤。治肺气并嗽，消痰，风痹，热毒游风，烦闷吐血。"

5.《本草纲目》："润燥滋阴，清金降火。王好古云：主心病，嗌干心痛，渴而欲饮，痿蹷嗜卧，足下热而痛。"

6.《本草备要》："泻肺火，补肾水，润燥痰。"

【从肾论治药用拾璎】

1. 糊丸

治健忘。天门冬、远志、茯苓、干地黄各等分，研为细末，炼蜜为丸。酒服二十丸如桐子，日三服。加至三十丸，常服之，勿绝。(《千金要方》)

2. 泡酒

五脏六腑大风，洞泄虚弱，五劳七伤，癥结滞气，冷热诸风，癫痫恶疾，耳聋头风，四肢拘挛，猥退历节，万病皆主之。天门冬、百部，捣绞取汁一斗，渍曲二升，曲发，以糯米二斗，准家醖法造酒，春夏极冷下饭，秋冬温如人肌酘之。酒熟，取清服一盏。常令酒气相接，勿至醉吐。久服延年轻身，齿落更生，发白更黑。(《千金要方》)

延年不老。醇酒一斗，细曲末一斤，糯米一斗（淘净），天门冬（取天门去心皮，捣绞取汁，缓火煎如稀饧）五升。上先以酒浸曲，候曲发热，炊糯米为饭，适寒温，将天门冬煎，都拌和令匀，入不津瓷中，密封，秋夏七日，数看，勿令热过；春冬二十一日，候熟，取酒。每服五合，一日二次。(《太平圣惠方》)

3. 熬膏

治肾中真阴不足。天门冬、地黄、知母、黄柏，四味同煎三次，去渣，冲玄武胶收膏服。(《症因脉治》)

润肺补肺，止咳定喘，消痰退热，久服补五脏，养肌肤。天门冬不拘多少，上药滚汤泡去皮，取起晒干，半捶去心，捣如泥，入砂锅内，水煮成稀糊，布滤过，再入蜜糖，和匀煮稠，瓷罐收贮。每服三五钱，早、晚、日中随意滚水或酒送下。(《惠直堂经验方》)

【治未病功能】天门冬具有抗心肌缺血、抗心肌梗死、改善肝功能、抗衰老、抗炎、降低胆固醇、降低血糖、抗肿瘤等功能。

【按语】

1. 关于天门冬止咳祛痰作用的讨论

天门冬为治疗阴虚燥热咳嗽之佳品，早已为历代临床用药所证实。人们对天门冬治疗咳嗽证的这一作用，多从其甘苦性寒、功能养阴清肺润燥这一角度加以认识。天门冬对咳嗽证的治疗，既能养阴润燥，清肺降火以治其本，又能止咳祛痰以治其标，标本同治，临床上可以广泛用于燥热咳嗽、肺肾阴虚咳嗽、肺热咳嗽等咳嗽证的治疗。如《张氏医通》二冬膏，配麦冬治肺热燥咳，痰稠难咯;《儒门事亲》三才汤配人参、地黄蜜丸治嗽。

有关天门冬的止咳祛痰作用，历代本草亦有记述。如《药性论》言天门冬主"肺气咳逆",《日华子本草》称其"治肺气并嗽,消痰"。《本草蒙筌》则明确其"止咳消痰"之功,且云:"痰之标在脾,痰之本在肾。半夏惟能治痰之标,不能治痰之本,以是观之,则天门冬惟能治痰之本,不能治痰之标","天门冬复走足少阴肾,屡屡滋肾助元,令肺得全其母气,故消痰殊功。"由此可见,前人强调天门冬"消痰",并认为与其滋肾治本之功有关。近代张锡纯《医学衷中参西录》亦称其"善利痰宁嗽"。本品的现代药理学研究提示,本品所含天门冬酰胺有一定的镇咳、祛痰作用。可见,前人所谓天门冬"治嗽""宁嗽""消痰""利痰"之功,与现代研究天门冬的"止咳祛痰"作用相吻合。

2. 关于天门冬利咽作用的讨论

天门冬入肺、肾二经,而咽喉为肺之门户,肾经上循喉咙夹舌本,天门冬滋阴润燥,清金降火,兼能利咽喉,长于阴虚燥热或肺热所致咽喉干燥、咽喉肿痛、音哑失音等咽喉不利诸证的治疗,发挥其标本同治之功。《长沙药解》谓其:"清金化水,生津止渴,消咽喉肿痛。"若用治咽干咽燥,肺燥阴伤者,常单用或与麦冬同用,如天门冬膏、《张氏医通》二冬膏。若用治咽喉肿痛,因于肾阴虚火旺者,可与熟地黄、玄参、麦冬同用,以增强滋阴降火之力;因于肺热火毒者,可与山豆根、板蓝根、桔梗等清热解毒利咽之品同用;因于白喉病,症见咽痛,咽部伪膜,刺之出血者,可与黄芩、生地、玄参等清热养阴之品配伍。若治肺受火刑,咳嗽音哑者,可重用天门冬,与麦冬、贝母、桔梗、诃子等同用,如《医级》清宁膏。综上所述,天门冬具有较好的"利咽"作用,为治疗咽喉不利诸证的常用之品。

3. 关于天门冬益寿延年作用的讨论

《神农本草经》谓天门冬"久服轻身,益气延年",天门冬自古以来就作为延年益寿之品。天门冬能入肾经,前人谓其能"滋肾助元"(《得配本草》),即天门冬能滋肾气而助真元,故历来更为注重天门冬的益寿延年之功。文献记载传说:曾有人服天门冬而活 140 岁甚至 300 岁,仍能日行 300 里。《列仙传》记载:"赤须子食天门冬,齿落更生,细发复出。"《千金要方》记载："蒯道人近二百岁，常告皇隆云：但取天门冬，去心皮，切，干之，酒服方寸匕，日三，令人不老，补中益气，愈百病也。"历代许多延年益寿方剂，也常配伍天门冬，如《普济方》驻颜延年方、胡麻散，《圣济总录》灵仙丹，《太平圣惠方》延年不老散，《千金翼方》辟谷延年千岁方，《本草纲目》天门冬酒。

牛　膝

【来源】为苋科植物牛膝的干燥根。

【性味归经】味苦、甘、酸，性平。归肝、肾经。

【功能主治】逐瘀通经，补肝肾，强筋骨，利尿通淋，引血下行。主治经闭，痛经，腰膝酸痛，筋骨无力，淋证，水肿，头痛，眩晕，牙痛，口疮，吐血，衄血。

【性能特点】本品味苦泄降，"走而能补，性善下行"（《神农本草经疏》），入肝、肾二经。活血化瘀，引血下行，而善治下焦瘀血证；引上逆之血下行而治气血逆行于上之中风；苦降上炎之火而治吐衄，牙龈肿痛，口舌生疮；性滑利窍，利水通淋而治血淋茎中痛；活血以通利关节，补肝肾可强筋骨，故可治风湿性关节疼痛及肝肾不足之腰膝酸痛，筋骨无力等症。

【用法用量】煎服，5～12g；或浸酒；或入丸、散。外用适量，捣敷；捣汁滴鼻；或研末撒入牙缝。补肝肾，强筋骨宜酒炒用；活血通经，利尿通淋，引血下行宜生用。

【使用注意】中气下陷，脾虚泄泻，下元不固，梦遗滑精，月经过多及孕妇均慎用。

【从肾论治之本草集要】本草著作多云牛膝有补肝肾，益精，填骨髓之功，亦有关于活血，壮阳，抗衰老之述。

1.《神农本草经》："主寒湿痿痹，四肢拘挛，膝痛不可屈伸，逐血气，伤热火烂，堕胎。久服轻身耐老。"

2.《名医别录》："疗伤中少气，男子阴消，老人失溺，补中续绝，填骨髓，除脑中痛及腰脊痛，妇人月水不通，血结，益精，利阴气，止发白。"

3.《药性论》："治阴痿，补肾填精，逐恶血流结，助十二经脉，病人虚羸加而用之。"

4.《本草纲目》："治久疟寒热，五淋尿血，茎中痛，下痢，喉痹，口疮，齿痛，痈肿恶疮，伤折。"

5.《本草正》："主手足血热痿痹，血燥拘挛，通膀胱涩秘，大肠干结。补髓填精，益阴活血。"

【从肾论治药用拾璎】

1. 散剂

冷痹，脚膝疼痛无力。牛膝（酒浸，切焙）一两，桂（去粗皮）半两，山茱萸一两。上三味，捣罗为散，每服空心温酒下二钱匕，日再服。（《圣济总录》牛膝散）

2. 煎剂

筋骨疼痛，腰膝酸，手足麻。牛膝二钱，杜仲（盐水炒）二钱，夏枯草一钱，香附（童便炙）一钱，固脂（盐水炒）一钱，核桃（用肉，捣烂）二个。水煎，点黄酒服。（《滇南本草》）

小便不利，茎中痛欲死，兼治妇人血结腹坚痛。牛膝一大把并叶，不以多少，酒煮饮之。（《肘后备急方》）

3. 酒剂

治妇人年老体渐瘦弱，头面风肿，骨节烦疼冷，口干状如骨蒸者。牛膝一斤，生地黄（切）三升，牛蒡根（切，曝干）一斤，生姜（合皮切）一升。凡四味切，于绢袋盛之，以清酒二大升浸七日，温服一盏，日三。（《医心方》引《玄感方》牛膝酒）

4. 丸剂

消渴不止，下元虚损。牛膝（细锉，为末）五两，生地黄汁五升，浸，昼曝夜浸，汁尽为度，蜜丸桐子大，空心温酒下十三丸。（《经验后方》）

【治未病功能】牛膝具有镇痛、抗炎、利胆、兴奋子宫、抗生育、降血糖、降血脂、促进蛋白质合成、增强免疫力、延缓衰老等功能。

【按语】

1. 关于牛膝为独理肝肾二经之品之说

倪朱谟在《本草汇言》中说："缪仲淳先生曰：牛膝体燥性润，独理肝肾二经。肝为血海而主筋，血海得润则经脉通而挛急者解矣。又骨者肾所主也，腰者肾所府也，精者肾所藏也，小便者肾所司也，理肾则众疾咸安，淋浊涩痛之患除矣。有堕胎者，以其破血下行耳。"

2. 关于牛膝之功主要在于补肝肾，逐瘀血之说

缪希雍在《神农本草经疏》中说："（牛膝）入肝肾，主寒湿痿痹，四肢拘挛，膝痛不可屈伸者，肝脾肾虚则寒湿之邪客之而成痹，及病四肢拘挛，膝痛不可屈伸。此药既禀地中阳气所生，又兼木火之化，其性走而下行，其能逐寒湿而除痹也必矣。盖补肝则筋舒，下行则理膝，行血则痛止。逐血气犹云能通气滞血凝也。详药性，气当作痹。伤热火烂，血焦枯之病也，血行而活，痛自止矣。入肝行血，故堕胎。伤中少气，男子阴消，老人失溺者，皆肾不足之候也。脑为髓之海，脑不满则空而痛。腰乃肾之府，脊通髓于脑，肾虚髓少，则腰脊痛。血虚而热，则发白。虚羸劳顿，则伤绝。肝藏血，肾藏精，峻补肝肾，则血足而精满，诸证自瘳矣。血行则月水自通，血结处散。"倪朱谟在《本草汇言》中说："牛膝健腰膝，壮筋脉，活滞血之药也。其滋补筋脉之功如牛之多力也。以主风湿寒热之邪而滞血脉肢节之间，缊酿成热，为病痿痹拘挛，不可屈伸，腰膝软弱，脚气肿胀，梦遗精滑，淋浊涩痛，或产后恶血留滞不行，或疟疾久发，血气凝滞，是皆足三阴风湿寒热之邪壅闭成痹之证，惟牛膝可以治之。又逐瘀血，通经脉，落死胎，消痈肿，续折伤，散喉痹，止尿血淋胀及男妇意念所动，积郁成劳，血败精凝诸病，是皆足三阴气滞血瘀之证，惟牛膝可以行之。大抵牛膝之剂，功在祛风活血，故腰膝骨痛与痛风在下者，多用之。"

3. 关于牛膝性善下行之说

张锡纯在《医学衷中参西录》中说："（牛膝）原为补益之品，而善引气血下注，是以用药欲其下行者，恒以之为引经。故善治肾虚腰疼腿疼，或膝疼不能屈伸，或腿痿不能任地，兼治女子月闭血枯，催生下胎。又善治淋疼，通利小便，此皆其力善下行之效也。然《别录》又谓其除脑中痛，时珍又谓其治口疮齿痛者何也？盖此等证，其因其气血随火热上升所致，重用牛膝引其气血下行，并能引其浮越之火下行，是以能愈也，愚因悟得此理，用以治脑充血证，伍以赭石、龙骨、牡蛎诸重坠收敛之品，莫不随手奏效，治愈者不胜纪矣。"张山雷在《本草正义》中说："牛膝之根，一茎直达，入土最深。性又柔润多脂，故惟滑利下行，是其专职。又味苦性降，清热降火以外，已无余义。古今主治利腰膝通经络，破瘀活血，消积导滞，清利二便，皆在此范围之内。张景岳谓其走十二经络，亦即通经活络之意。近又用以治咽喉口舌诸疮及胃火齿痛，皆有捷效，则皆实热壅塞，气火上炎，取其开泄宣通，导之下达耳。但其性直下，虽能通经络而利机关，亦惟股膝足胫诸证最为捷应，而手臂肩背之病亦非怀庆牛膝所能呈功，则以根茎下达，固不能横行而上升也。"

巴戟天

【来源】为茜草科植物巴戟天的干燥根。

【性味归经】味甘、辛，性微温。归肝、肾经。

【功能主治】补肾阳，强筋骨，祛风湿。主治阳痿遗精，宫冷不孕，月经不调，少腹冷痛，风湿痹痛，筋骨痿软。

【性能特点】本品甘辛微温，其性柔润，甘温能补，辛温能散，故能补肾助阳，祛风湿，强筋骨。凡肾阳不足，男子阳痿不举，女子宫冷不孕，经寒不调，少腹冷痛，以及肝肾不足之筋骨痿软及腰膝疼痛，或风湿久痹等皆可用。

【用法用量】煎服，3～10g；或入丸、散；亦可浸酒或熬膏。

【使用注意】阴虚火旺及有湿热者禁服。

【从肾论治之本草集要】本草著作多云巴戟天能补肾气，强阴益精，亦有强筋骨，温元阳之述。

1.《神农本草经》："主大风邪气，阴痿不起，强筋骨，安五脏，补中增益气。"

2.《名医别录》："疗头面游风，小腹及阴中相引痛，下气，补五劳，益精利男子。"

3.《本草备要》："强阴益精，治五劳七伤；辛温散风湿，治风气，脚气，水肿。"

4.《本草述钩元》："治中风，劳倦，虚劳肾气虚而恶寒眩晕，及虚逆咳喘（元阳虚者），腰痛，积聚，痹痿，不能食，消瘅，泄泻，溲血，淋浊，小便不禁，疝，并治目疾，耳聋。"

【从肾论治药用拾璎】

1. 酒剂

虚羸阳道不举，五劳七伤百病，能食，下气。巴戟天、生牛膝各三斤。以酒五斗浸之，去滓，温服。常令酒气相及，勿至醉吐。(《千金要方》)

2. 丸剂

妇人子宫久冷，月脉不调，或多或少，赤白带下。巴戟三两，良姜六两，紫金藤十六两，青盐二两，肉桂（去粗皮）、吴茱萸各四两。上为末，酒糊为丸。每服二十丸，暖盐酒送下，盐汤亦得，日午夜各一服。(《太平惠民和剂局方》巴戟丸)

阳衰气弱，精髓空虚，形神憔悴，腰膝痿痹，或女人血海干虚，经脉断续，子嗣难成。巴戟天八两，当归、枸杞子各四两，广陈皮、川黄柏各一两。俱用酒拌炒，共为末，炼蜜丸，梧桐子大。每早晚各服三钱，白汤下，男妇皆可用。(《本草汇言》)

3. 煨用

元脏虚冷，上攻口疮。巴戟天（去心）一两，白芷半两，高良姜

（为末）一钱匕。上三味，捣为细散，用猪腰子二只，去筋膜，每一只，入药散一钱匕，用湿纸裹煨熟，乘热去纸。以口吸热气，有涎即吐，候冷，细嚼服之。（《圣济总录》巴戟散）

【治未病功能】巴戟天具有抗炎、升高白细胞、降压等功能。

【按语】

1. 关于巴戟天去木心之说

梁代陶弘景称其："根状如牡丹而细，外赤内黑，用之打去心。"《本草纲目》载："若急用只以温水浸软去心用。"近年有人用紫外光谱、薄层色谱和等离子体发散光谱法比较了巴戟天根皮与木心中化学成分的异同。结果，两者化学成分有很大差别，且根皮中的有毒元素 Pb 较木心低，而 Fe、Mn、Zn 等 16 种微量元素含量较木心丰富，尤其与中医"肾"、心血管及造血系统相关的 Zn、Mn、Fe、Cr 等，根皮中含量较高。此结论与传统用药吻合，应提倡并推广巴戟天去木心的炮制法，以期达到安全、有效用药的目的。

2. 关于巴戟天品种的讨论

除正品外，部分地区将不同种、属植物的根作巴戟天用。

同属植物羊角藤的根，在广东、福建和江西等地区作巴戟天用，名"建巴戟"。而该种根中含多种蒽醌衍生物，与正品所含主要成分有别，故该种植物的根作巴戟天使用是否妥当，尚有待进一步研究。

木兰科植物铁箍散的根及茎藤，称香巴戟，在四川、贵州少数地区作巴戟天用。该品种木质心占 80%，若作为去木质心的巴戟天使用，其肉质部分甚微，在功效方面亦难等同于正品。

恩施巴戟原植物四川虎刺（茜草科），其根与广巴戟同，亦为念株状，日本学者认为是古本草巴戟天品种之一，主产于四川、湖北等地。但对其化学成分、药理作用与临床疗效尚无深入研究，可参考使用。

尚有称"土巴戟"的其他一些草药颇多，在药名上容易与巴戟天混淆，故最好取消"土巴戟""野巴戟"等名称的使用，当应用原草药的正名，避免引起用药混乱。

3. 关于巴戟天健脾开胃之述

陈士铎在《本草新编》中说："夫命门火衰，则脾胃寒虚，即不能大进饮食，用附子、肉桂以温命门，未免过于太热，何如用巴戟天之甘温，补其火而又不烁其水之为妙耶。""夫巴戟天虽入心肾，而不入脾胃，然入心则必生脾胃之气，故脾胃受其益，汤剂用之，其效易速，心开胃气，多以加餐，及至多餐，而脾乃善消，又固肾气之补，熏蒸脾胃之气也。""夫巴戟天补水火之不足，盖心肾之有余，实补药之翘楚也。用之补气之中，可以健脾以开胃气；用之补血之中，可以润肝以养肺阴。"

玉 竹

【来源】为百合科植物玉竹的干燥根茎。

【性味归经】味甘，性微寒。归肺、胃经。

【功能主治】养阴润燥，生津止渴。用于肺胃阴伤，燥热咳嗽，咽干口渴，内热消渴。

【性能特点】本品甘微寒质润，入肺、胃经，养肺胃之阴而不滋腻，清热而不胜寒凉，为治肺胃阴虚之燥咳、烦热口渴等症的缓和清润之品；又治阴虚外感，配解表药同用，有养阴而不恋邪的特点。

【用法用量】煎服，6～12g。

【使用注意】痰湿气滞者禁服，脾虚便溏者慎服。

1.《本草崇原》："阴病大寒，此为大忌。"

2.《药性纂要》："脾气寒滑，胃有痰湿者不宜用。"

【从肾论治之本草集要】本草著作多云玉竹补肺、胃、肝、肾之阴，具有好颜色，润泽，轻身不老之效。

1.《神农本草经》："主中风暴热，不能动摇，跌筋结肉，诸不足。久服去面黑䵟，好颜色，润泽，轻身不老。"

2.《药性论》："主时疾寒热，内补不足，去虚劳客热。"

3.《冯氏锦囊》："润肺而止嗽痰，补脾而祛湿热，养肝而理目伤泪出，益肾而除腰痛茎寒。"

4.《长沙药解》："清肺金而润燥，滋肝木而清风，清金利水。"

5.《本草正义》："治肺胃燥热，津液枯涸，口渴嗌干等症，而胃火炽盛，燥渴消谷，多食易饥者，尤有捷效。"

【从肾论治药用拾璎】

1. 汤剂

治发热口干，小便涩。葳蕤五两。煮汁饮之。(《外台秘要》)

治男妇虚证，肢体酸软，自汗盗汗。葳参五钱，丹参二钱五分。不用引，水煎服。(《滇南本草》)

治眼见黑花，赤痛昏暗。葳蕤(焙)四两。为粗末，每服二钱匕，水一盏，入薄荷二叶，生姜一片，蜜少许，同煎至七分，去滓，食后临卧服。(《圣济总录》)

2. 丸剂

二月、九月采葳蕤根，切碎一石，以水二石煮之，从旦至夕，以手挼烂，布囊榨取汁，熬稠。其渣晒为末，同熬至可丸，丸如鸡头子大。每服一丸，白汤下，日三服。导气脉，强筋骨，治中风湿毒，去面皱颜色，久服延年。(《臞仙神隐书》)

【治未病功能】玉竹具有扩张外周血管和冠状动脉、耐缺氧、强心、降低血脂、降低血糖、抗动脉粥样硬化斑块形成、抗氧化、抗衰老、抗肿瘤、提高免疫力等功能。

【按语】

1. 玉竹用代参、芪之说的讨论

明代李时珍《本草纲目》云："葳蕤，用代参、芪，不寒不燥，大有殊功。"玉竹"用代参、芪"之说即源于此。实际上，玉竹本为滋阴之品，又药性缓和而无滋腻碍邪之弊，且味甘柔润可食，若多服久服，自能滋养五脏阴血，而治虚劳诸证，则其补益之功足见。正如《神农本草经疏》所谓："其性本醇良，气味和缓，故可长资其利，用而不穷。正如斯药之能补益五脏，滋养气血，根本既治，余疾自除。"故李时珍所谓"用代参、芪",即当指此意,而并非指其补虚之力,有如人参、黄芪,服之即能大补脾肺,益气救脱。正如汪昂《本草备要》所指出:"萎蕤,温润甘平,中和之品,若蜜制作丸,服之数斤,自有殊功,与服何首乌、地黄者,同一理也。若仅加数分于煎剂,以为可代参、芪,则失之远矣。大抵此药性缓,久服方能见功,而所主者多风湿虚劳之缓证,故仙以之服食,南阳用治风温,《千金》《外台》亦间用之,未尝恃之为重剂也。若急虚之证,必须参、芪,方能复脉回阳,斯时即用萎蕤斤许,亦不能敌参、芪数分也。(若)因李时珍有可代参、芪之语,凡遇虚证,辄加用之,曾何益于病者之分毫哉。"后世医家及现代中药学书籍中,仍有因李氏"用代参、芪"之说,而以玉竹补益之功与人参同力,实乃误解李氏之说,夸大玉竹补益之功,应纠正。

2.论玉竹养阴而不敛邪

张秉成的《本草便读》曰:"葳蕤,质润之品,培养脾肺之阴,是其所长,而搜风散热诸治,似非质润味甘之物可取效也。如风热风温之属虚者,亦可用之,考玉竹之性味、功用,与黄精相似,自能推想。以风温风热之证,最易伤阴,而养阴之药,又易碍邪,惟玉竹甘平滋润,虽补而不碍邪,故古人立方有取乎此也。"

甘 草

【来源】为豆科植物甘草、胀果甘草或光果甘草的干燥根和根茎。

【性味归经】味甘,性平。归心、肺、脾、胃经。

【功能主治】补脾益胃,益气复脉,清热解毒,祛痰止咳,缓急止痛,调和诸药。主治脾胃虚弱,倦怠乏力,心悸气短,咳嗽痰多,脘腹、四肢挛急疼痛,痈疮肿毒,心动悸,脉结代,并可缓解药物毒性、烈性。

【性能特点】本品甘平,入心、肺、脾、胃经。其味极甘,得中和之性,炙用则偏微温,补脾气,益心气,润肺止咳,以治脾气虚弱,心气不足,肺虚咳喘或痰多等证。生用则偏凉,甘缓、清热解毒,用治痈疖疮毒，食物中毒及药物中毒等。其甘缓之性，既缓解病情，缓急止痛，治脘腹四肢挛急作痛；又缓解药性，使热药得之缓其热，寒药得之缓其寒，寒热相杂者，用之得其平，使大补者不骤，大泻者不速，调和诸药，使之不争，故有"国老"之称，广泛用于药性猛烈的方剂中。

【用法用量】煎服，2～10g，调和诸药用量宜小，作为主药用量宜稍大；用于中毒抢救，可用30～60g。凡入补益药中宜炙用，入清泻药中宜生用。外用适量，煎水洗、渍；或研末敷。

【使用注意】湿浊中阻而脘腹胀满、呕吐及水肿者禁服。长期大量服用可引起脘闷、纳呆、水肿等。不宜与京大戟、红大戟、芫花、甘遂、海藻同用。

【从肾论治之本草集要】本草著作多云甘草养肾气，益精气，亦有关于坚筋骨，长肌肉之说。

1.《神农本草经》："主五脏六腑寒热邪气，坚筋骨，长肌肉，倍力，金疮肿，解毒。"

2.《药性论》："主腹中冷痛，治惊痫，除腹胀满；补益五脏；制诸药毒；养肾气内伤，令人阴（不）痿，主妇人血沥腰痛，虚而多热，加而用之。"

3.《日华子本草》："安魂定魄，补五劳七伤，一切虚损、惊悸、烦闷、健忘。通九窍，利百脉，益精养气，壮筋骨，解冷热。入药炙用。"

4.《医学入门》："炙则性温，能健脾胃和中。身大者，补三焦元气，止渴止嗽及肺痿吐脓，腹中急痛，赤白痢疾。又养血补血，坚筋骨，长肌肉倍力，下气除烦满逆气，通经脉。"

【从肾论治药用拾璎】

1.丸剂

小儿尿血。甘草二两，炙黄为细末，炼蜜和丸绿豆大。每服五七丸，温水下，日二服；或生锉，以水六合，去滓服。（《小儿卫生总微论方》）

2. 煎剂

婴幼儿砂石淋。甘草一寸（生），黑豆百二十粒。上用新水煮，乘热入滑石末煎，食前服。（《幼科证治大全》）

【治未病功能】甘草具有抗消化道溃疡、促进胃肠蠕动、保肝、降血脂、提高人体免疫力、抗动脉粥样硬化、抗肿瘤、抗突变、镇咳、祛痰、解毒、抗氧化等功能。

【按语】

1. 关于甘草各功能之机制

缪希雍在《神农本草经疏》中说："主五脏六腑寒热邪气、坚筋骨者，以其得土中冲阳之气；味甘平、性和缓，故能解一切毒气，安脏腑、除邪热也。五脏之寒热邪气既解，则脏气和而真气生，气日以盛，故筋骨坚。长肌肉、倍力者，甘能益脾，脾主肌肉，兼主四肢，脾强则四肢生力，故长肌肉、倍力也。主金疮肿者，甘入血分而能缓中，且伤则热，热而后肿，甘温益血而除热，烦热解，故肿散也。温中下气者，甘味属土，土位乎中，故温中。甘能缓中散结，故下气烦满短气者，是劳伤内乏，阳气不足，故虚而烦满短气，甘温能益血除大热助气，故烦满短气并除也。甘平且和，和能理伤，故治伤脏。肺苦气上逆，嗽乃肺病，甘以缓，故治咳嗽。血不足则内热，内热则津液衰少而作渴，甘能入脾益血，故止渴。血虚则经脉不通，能益血则经脉自通矣。甘能益血而温气分，故利血气。其解一切金、石、草、木、虫、鱼、禽、兽之毒者，凡毒遇土则化，甘草为九土之精，故能解诸毒也。久服轻身延年者，为其益血安和五脏也。"张山雷在《本草正义》中说："甘草泻心火，亦甘以缓之之意，非寒以胜之也。仲师三泻心皆有甘草，皆和中甘缓之法，至谓炙之则气温，能补元气而散寒除热，是指内伤之畏寒发热，即建中汤之证治，非外感表邪之寒热可比，故曰补元气。"

2. 论甘草生用、炙用，其功有异之说

贺岳在《本草要略》中说："生用性寒，能泻胃火，解热毒，诸痈疽疮疡，红肿而未溃者宜用；其已溃与不红肿者不可生用。炙用性太缓，能和诸药，性能解百药毒，宜少用，多用则泥膈而不思饮食，抑恐缓药力而少效。大抵脾胃气有余，如心下满及肿胀、痢疾初作，皆不可用，下焦药中亦宜少用，恐太缓不能自达也。"肖京在《药性微蕴》中说："阳不足者补之甘，甘温能除大热，故生用则气平，补脾胃不足，而大泻心火。炙之则气温，补三焦元气而散表寒，除邪热，去咽痛，缓正气，养阴血。凡心火乘脾，腹中急痛，腹皮急缩者，宜倍用之。其性能缓急而又协和诸药，使之不争，故热药得之缓其热，寒药得之缓其寒，寒热相杂者用之得其平。王好古曰：五味之用，苦泻，辛散，酸收，咸软，甘上行而发，而本草言甘草下气，何也？盖甘味主中，有升降浮沉，可上可下，可内可外，有和有缓，有补有泻，居中之道尽矣！仲景附子理中汤用甘草恐其僭上也，调胃承气汤用甘草恐其速下也，凤髓丹用甘草以缓肾急而生元气也，乃补之意。又曰甘者令人中满，中满者勿食甘，甘缓而壅气，非中满所宜也。凡不满而用炙甘草为之补，若中满而用生甘草为之泻，能引诸药直至满所。甘味入脾归其所，喜此升降浮沉之理也。经云以苦补之，以甘泻之，以甘缓之是矣！"

石　斛

【来源】为兰科植物金钗石斛、鼓槌石斛或流苏石斛的栽培品及其同属植物近似种的新鲜或干燥茎。

【性味归经】味甘，性微寒。归胃、肾经。

【功能主治】益胃生津，滋阴清热。用于热病津伤，口干烦渴，胃阴不足，食少干呕，病后虚热不退，阴虚火旺，骨蒸劳热，目暗不明，筋骨痿软。

【性能特点】本品味甘，性微寒，质润，归胃、肾经，为养胃阴之良药，鲜品尤佳。既功能养胃阴，善治胃阴不足证；又功能滋肾阴，退虚热，善治阴虚火旺，目暗不明，筋骨痿软证。

【用法用量】煎服，6～12g，宜先煎；鲜品，15～30g；或入丸、散；或熬膏。

【使用注意】温热病、湿温病早期及脾胃虚寒者不宜用。

1.《本草经集注》:"恶凝水石、巴豆。畏僵蚕、雷丸。"

2.《神农本草经疏》:"酒洗蒸晒干用,慎毋误用木斛,味太苦,饵之损人,亦不入上焦药。"

3.《本草从新》:"惟胃肾有虚热者宜之。虚而无火者,不得混用。"

【从肾论治之本草集要】本草著作多言石斛能益精,补五脏,补肾,暖水脏,壮元阳,壮筋骨,疗虚劳羸瘦,肾经虚热,腰肢软弱等。

1.《神农本草经》:"补五脏虚劳羸瘦,强阴,久服厚肠胃,轻身延年。"

2.《本草经集注》:"俗方最以补虚,疗脚膝。"

3.《名医别录》:"益精,补内绝不足,平胃气,长肌肉,逐皮肤邪热痱气,脚膝疼冷痹弱,定志除惊。"

4.《药性论》:"益气除热。主治男子腰肢软弱,健阳,逐皮肌风痹,骨中久冷,虚损,补肾,积精,腰痛,养肾气,益力。"

5.《本草纲目》:"气平,味甘、淡、微咸。阴中之阳,降也。乃足太阴脾,足少阴右肾之药。"

6.《本草备要》:"咸平入肾,而涩元气。益精,强阴,暖水脏,平胃气,补虚劳,壮筋骨。疗风痹脚弱,发热自汗,梦遗滑精,囊涩余沥。"

【从肾论治药用拾璎】

1.酒剂

不入丸散,惟可为酒渍、煮汤用尔。(《本草经集注》)

宜入汤酒,不宜入丸。(《神农本草经疏》)

治风虚气满,脚疼冷痹挛弱,不能行。石斛、丹参各五两,侧子、秦艽、杜仲、山茱萸、牛膝各四两,桂心、干姜、羌活、川芎、橘皮、椒、黄芪、白前、茵芋、当归各三两,防风二两,薏苡仁一升,五加皮根五两,钟乳八两。以绢袋盛之,浸清酒四斗内三日,初服三合,日再,稍稍加之,以知为度。忌猪肉,冷水,生葱。(《华佗神方》)

2. 汤剂

惟入汤膏，不入丸散。(《本草述钩元》)

治虚劳发热。石斛二钱，黄柏（炒焦）五分，地骨皮（炙）钱半，鳖甲二钱，秦艽一钱，生地一钱八分，薄荷三分。点童便煎服。(《滇南本草》)

治肾虚少气。石斛（去根）一两，熟干地黄一两，五味子一两，桂心一两，当归（微炒）一两，白芍药一两，牛膝一两，杜仲（去粗皮，炙微黄）一两，人参（去芦头）一两，附子（炮裂，去皮、脐）一两，白茯苓一两，荜澄茄三分，厚朴（去粗皮，涂生姜汁，炙令香熟）一两，白术一两，沉香一两。捣筛为散，每服四钱。以水一中盏，入生姜半分，枣三枚，煎至六分，去滓，不计时候稍热服。(《太平圣惠方》)

3. 丸剂

久聋耳鸣。石斛、人参、黄芪、当归、山茱萸、牡丹皮、芍药、桂心、远志、巴戟天、菟丝子、细辛、肉苁蓉、附子、熟地黄、蛇床子、茯苓、甘草、干姜、泽泻各二两，石菖蒲一两，防风一两半，羊肾二枚。为丸。(《医方考》)

4. 散剂

治肾气虚，腰脚膝无力。石斛一两，当归（微炒）半两，人参（去芦头）半两，杜仲（去粗皮，微炙，锉）一两，五味子半两，附子（炮裂去皮、脐）一两，熟干地黄一两，白茯苓三分，沉香一两，黄芪半两，白芍药三分，牛膝三分，棘刺半两，桂心半两，防风（去芦头）半两，萆薢一两，肉苁蓉（酒浸一宿，刮去皱皮，炙令干）一两，磁石（捣碎）三两。捣粗罗为散，每服四钱，以水一中盏，入生姜半分，枣三枚，煎至六分，去滓，不计时候稍热服。(《太平圣惠方》)

5. 代茶

气性宽缓，无捷奏之功。古人以此代茶，甚清上膈。(《本草通玄》)

【**治未病功能**】石斛具有增强免疫力、抗衰老、降低血压、镇痛、退热、抗肿瘤等功能。

【按语】

1. 关于石斛古有金钗石斛之称

《本草纲目》云:"石斛古有金钗石斛之称。今蜀人栽之,呼为金钗花。盛弘之《荆州记》云:耒阳龙石山多石斛,精好如金钗,是矣。林兰、杜兰,与木部木兰同名,恐误。"《本草正义》云:"为益胃强阴之品,古人惟以色黄如金,茎壮如钗者为贵,又曰川产最良。"自古既有有关金钗石斛的记载,益胃强阴作用佳,质地良好,但价格较贵。

2. 关于石斛多功于水土二脏之说

《神农本草经疏》云:"以其入胃,入肾,入心、脾,补益四经,则四经所生病皆得治疗。盖皆益脾、益胃、益肾、益心之功力也。"《本草纲目》云:"此乃脾及右肾之药。"张隐庵曰:"石斛得水长生,是禀水面之专精而补肾。味甘色黄,不假土力,是夺中土之气化而补脾。斛乃量名,主出主入,能运行中土之气而愈诸病也。"《雷公炮制药性解》云:"石斛入肾,则专主下部矣。而又入胃者,盖以其味甘能助肾,而不伤于热,平胃而不伤于燥之故也。"《本草通玄》云:"石斛甘可悦脾,咸能益肾,故多功于水土二脏。"《本草崇原》云:"石斛生于石上,得水长生,是禀水石之专精而补肾。味甘色黄,不假土力,是夺中土之气化而补脾。斛乃量名,主出主入,治伤中者,运行其中土也……脾为阴中之至阴,故曰强阴。肾主藏精,故曰益精。久服则土气运行,水精四布。"《本草述钩元》曰:"味厚则益阴气,故主治伤中补虚,奏胃与肾之功。"又云:"第其由脾胃而及四脏者,特以脾肾交通,欲益五脏之阴气……能专任补益之功也,人身脾与肾,互为化原,而脾肾生化之气盛,又即为余脏之化原,是欲补五脏者,必先于脾,而欲益脾者,当不能舍肾矣。世但知温命门之火以生脾土,至从胃肾之阴气相通以为补,多不致察。缘未识脾阴胃阳之升降,各有攸宜耳。"《神农本草经百种录》云:"补五脏虚劳,后天得养,则五脏皆补也……得土味之全,故其功专补脾胃,而又和平不偏也。"《神农本草经读》云:"五脏皆属于阴,而脾名至阴,为五脏之主。石斛补脾而荫及五脏,则五脏之虚劳自复，而肌肉之消瘦自生矣。"石斛主入水土二脏，强阴益精，互为化源，又为余脏之化源，以补五脏。

3.关于石斛补中有泻之说

《本草新编》云："秉阴阳之气以生，故寒不为寒，而又能降虚浮之热。夫虚火，相火也，相火宜补，而不宜泻。金钗石斛妙是寒药，而又有补性，且其性又下行，而不上行。若相火则易升，而不易降者也，得石斛则降而不升矣。夏月之间，两足无力者，服石斛则有力，岂非下降而兼补至阴之明验乎。故用黄柏、知母泻相火者，何如用金钗石斛之为当乎。盖黄柏、知母泻中无补，而金钗石斛补中有泻也。"《本草新编》又云："夫肾中有水火之分，水之不足，火之有余也；火之有余，水之不足也。是水火不能两平者，久矣。脚膝之无力者，肾水之不足也。水不足则火觉有余，火有余则水又不足，不能制火矣。不能制火，则火旺而熬干骨中之髓，欲其脚膝之有力也。必不得之数矣。金钗石斛，本非益精强阴之药，乃降肾中命门虚火之药也。去火之有余，自然益水之不足；泻肾中之虚火，自然添骨中之真水矣，故曰：强阴而益精。此脚膝之所以健也。"石斛性微寒，补中有泻，使虚火得息。石斛之补肾作用不及熟地黄，但因其轻虚之体，可以入命门阴火之中，从而引命门之火归于肾。

玄 参

【来源】为玄参科植物玄参的干燥根。

【性味归经】味甘、苦、咸，性微寒。归肺、胃、肾经。

【功能主治】清热凉血，滋阴降火，解毒散结。用于热入营血，温毒发斑，热病伤阴，舌绛烦渴，津伤便秘，骨蒸劳嗽，目赤，咽痛，白喉，瘰疬，痈肿疮毒。

【性能特点】本品甘、苦、咸，微寒，归肺、胃、肾经。苦寒泻火解毒，甘寒滋水养阴，咸寒软坚润燥，色黑而主入肾，壮肾水以制无根之火，为滋阴降火要药。故温病热入营血证，温毒发斑；热病伤阴，舌绛烦渴，津伤便秘；肾阴亏虚，骨蒸劳嗽；肺胃阴虚燥咳，虚火咽痛，目赤肿痛；以及痈肿疮毒，白喉，瘰疬痰核等皆可用。

【用法用量】煎服，9～15g；或入丸、散。外用适量，捣敷或研末调敷。

【使用注意】脾虚便溏或体内有湿邪者禁服。不宜与藜芦同用。

1.《雷公炮炙论》："使用时勿令犯铜，饵之噎人喉，丧人目。"

2.《本草经集注》："恶黄芪、干姜、大枣、山茱萸。反藜芦。"

3.《神农本草经疏》："血少目昏，停饮寒热，支满，血虚腹痛，脾虚泄泻，并不宜服。"

4.《医林纂要》："虚寒则忌。"

【从肾论治之本草集要】本草著作多云玄参具有补肾阴，降虚火之效，亦有关于强阴益精，清热凉血，解毒散结之述。

1.《神农本草经》："主腹中寒热积聚，女子产乳余疾，补肾气，令人目明。"

2.《名医别录》："主暴中风、伤寒，身热支满，狂邪、忽忽不知人，温疟洒洒，血瘕，下寒血，除胸中气，下水，止烦渴，散颈下核，痈肿，心腹痛，坚癥。定五脏，久服补虚，明目，强阴，益精。"

3.《药性论》："能治暴结热，主热风头痛，伤寒劳复，散瘿瘤、瘰疬。"

4.《日华子本草》："治头风，热毒游风，补虚劳损，心惊烦躁，劣乏骨蒸，传尸邪气，止健忘，消肿毒。"

5.《汤液本草》："足少阴肾经之君药也，治本经须用。治空中氤氲之气，无根之火，以玄参为圣药。"

6.《本草纲目》："滋阴降火，解斑毒，利咽喉，通小便血滞。肾水受伤，真阴失守，孤阳无根，发为火病，法宜壮水以制火，故玄参与地黄同功。"

【从肾论治药用拾璎】

1. 汤剂

因阴阳偏，火有余而水不足，遇事或多言则心烦，常感胸中扰攘，纷纭而嘈杂。玄参、麦冬各二两，水煎服。(《辨证录》)

2. 火烧

治痨病，用玄参一斤，甘松六两，为末，炼蜜一斤和匀，入瓶中封闭，地中埋十日取出。更用炭末六两，炼蜜六两，同和入瓶，更埋五日，取出烧之，常令闻香，疾自愈。颂曰：初八瓶中封固，煮一复时，破瓶取捣，入蜜，别以瓶盛，埋地中，用亦可熏衣。(《经验方》)

3. 生食

治赤脉贯瞳。用玄参为末，以米泔煮猪肝，日日蘸食之。(《济急仙方》)

【治未病功能】玄参具有抗炎、抗疲劳、降低血糖、保护肝脏、降低血压、抗血小板聚集等功能。

【按语】

1. 关于玄参治无根之火之说

张元素提出："玄参乃枢机之剂，管领诸气，上下肃清而不浊，风药中多用之。故《活人书》治伤寒阳毒，玄参升麻汤治汗下吐后毒不散，则知为肃清枢机之剂。以此论之，治空中氤氲之气，无根之火，以玄参为圣药。"(《汤液本草》)其认为玄参是治疗"无根之火"的圣药。何为无根之火？李时珍提到："肾水受伤，真阴失守，孤阳无根，发为火病，法宜壮水以制火，故玄参与地黄同功。"(《本草纲目》)李时珍认为玄参所治之火为肾阴亏虚，导致阴虚火旺，肾中虚火上炎之火。故可认为"无根之火"当为肾中虚火上炎。张景岳又提出"无根浮游之火"，曰："此物味苦而甘，苦能清火，甘能滋阴。以其味甘，故降性亦缓。本草言其惟入肾经，而不知其尤走肺脏，故能退无根浮游之火。"据此可认为"无根之火"当为肾中虚火上炎于肺，肺肾同病。《药品化义》明确提出："肾本寒，虚则热。如纵欲耗精，真阴亏损，致虚火上炎，以玄参滋阴抑火。凡头疼、热毒、耳鸣、咽痛、喉风、瘰疬、伤寒阳毒、心下懊恼，皆无根浮游之火为患，此有清上澈下之功。凡治肾虚，大有分别，肾之经虚则寒而湿，宜温补之；肾之脏虚则热而燥，宜凉补之；独此凉润滋肾，功胜知、柏，特为肾脏君药。"总之，玄参当为滋阴降火之品，滋补肾阴，阴液足则能降上炎之虚火。因此其可治疗因肾阴不足所致之津伤便秘；肾阴虚火旺所致之骨蒸潮热；虚火上炎所致的劳嗽、目赤、咽痛、白喉、瘰疬、心烦等症。

2. 关于玄参治疗产乳余疾之用

《神农本草经》谓玄参："主腹中寒热积聚，女子产乳余疾，补肾气，令人目明。"女子产乳余疾，可理解为女性生产和哺乳后所产生的疾病，如《本草崇原》曰："女子产乳余疾者，生产则肾脏内虚，乳子则中焦不足，虽有余疾，必补肾和中。玄参滋肾脏之精，助中焦之汁，故可治也。"《神农本草经读》曰："元参主产乳余疾者，以产后脱血，则阴衰而火无所制，治之以寒凉，既恐伤中；加以峻补，又恐拒隔，惟元参清而微带补，故为产后要药。"然女性产后和哺乳期的疾病亦有寒、热、虚、实之分，张锡纯曰："《神农本草经》谓其治产乳余疾，因其性凉而不寒，又善滋阴，且兼有补性（凡名参者皆含有补性），故产后血虚生热及产后寒温诸证，热入阳明者，用之最宜。"（《医学衷中参西录》）综上所述，玄参可以用于治疗产后血虚，或血虚生热，及内有实热的患者。此外，本药又可消肿散结，亦可用于哺乳期女性出现的乳房肿块等。

地 黄

【来源】为玄参科植物地黄的新鲜或干燥块根。将地黄缓缓烘焙至约八成干，习称"生地黄"。

【性味归经】味甘，性寒。归心、肝、肾经。

【功能主治】清热凉血，养阴生津。用于热入营血，温毒发斑，吐血衄血，热病伤阴，舌绛烦渴，津伤便秘，阴虚发热，骨蒸劳热，内热消渴。

【性能特点】本品苦寒清热，归心、肝经，入血分，为清热凉血之良药。功能清营凉血，善治热入营血和血热出血证；本品甘寒质润，又为养阴生津之良药，善治热病伤阴，舌绛烦渴，内热消渴和津伤便秘等证；还可用于治疗阴虚发热，骨蒸劳热。

【用法用量】煎服，10～15g；熬膏或入丸、散。外用捣敷。

【使用注意】脾虚湿盛者不宜用。

1.《雷公炮炙论》："勿令犯铜铁器，令人肾消并白髭发，男损荣，女损卫也。"

2.《本草经集注》："恶贝母，畏芜荑。"

3.《本草品汇精要》："忌萝卜、葱白、韭白、薤白。"

4.《医学入门》："中寒有痞、易泄者禁。"

【从肾论治之本草集要】本草著作多言地黄主入手足少阴经，性寒凉，生精血，为补肾益阴之要药，能填骨髓，助筋骨，滋肾阴，益肾水而治血。

1.《神农本草经》："味甘寒。治折跌、绝筋、伤中，逐血痹，填骨髓，长肌肉。作汤除寒热积聚，除痹。生者尤良。久服轻身，不老。"

2.《名医别录》："主男子五劳七伤，女子伤中……补五脏内伤不足，通血脉，益气力，利耳目。"

3.《药性论》："补虚损，温中下气，通血脉，久服变白延年。"

4.《本草纲目》："填骨髓，长肌肉，生精血，补五脏内伤不足，通血脉，利耳目，黑须发，男子五劳七伤。"

5.《神农本草经疏》："为至阴之药，正补肾水真阴而益血，血旺则髓满，阴足则肌肉自长。五劳七伤皆阴虚内热，真阴不足之候。甘寒能除内热而益精髓，故劳伤自除也。"

【从肾论治药用拾璎】以少蜜煎，或浸食之，或煎汤，或入酒饮，并妙。(《食疗本草》)

1.酒剂

得麦门冬、清酒良。(《本草经集注》)

地黄一斤，秫米一石，曲三升，茵陈蒿（炙令黄）一斤。依酿酒法。服之治筋骨挛急。（《嘉祐补注本草》）

地黄酒以地黄绞汁酿酒。治虚弱，壮筋骨，通血脉，治腹内痛。（《饮膳正要》）

虚劳困乏。地黄一石，取汁，酒三斗，搅匀煎收。（《必效方》）

2. 丸剂

取根净洗，捣绞取汁，煎令小稠，内白蜜更煎另可丸，晨朝酒送三十丸如梧子，日三服。（《本草图经》）

枸杞上虫，炙令黄，和干地黄为丸服之，大起阳，益精。（《证类本草》）

地髓煎治疗妇人发热，欲成劳病，肌瘦食减，经候不调。干地黄一斤，为末，炼蜜丸梧子大，每酒服五十丸。（《保庆集》）

地黄根净洗，捣绞汁，煎令稠，入白蜜更煎，令可丸，丸如梧子大。每晨温酒送下三十丸，日三服。亦可以青州枣和丸。（《本草纲目》）

明目补肾。生苄、熟苄各二两，川椒红一两，为末，蜜丸梧桐子大，每空心盐汤下三十丸。（《普济方》）

3. 捣汁

生地黄汁治疗骨蒸。生地黄一升，捣取汁，三度捣绞汁尽，分再服。若利即减之，以身体凉为度。（《外台秘要》）

有实火者，生掘鲜者，捣汁饮之。（《本草从新》）

4. 煮粥

地黄粥大能利血生精。（《神仙方》）

咳嗽唾血，劳瘦骨蒸，日晚寒热。生地黄汁三合，煮白粥临熟，入地黄汁搅匀，空心食之。（《食医心镜》）

生地黄粥治虚劳，瘦弱，骨蒸，寒热往来，咳嗽唾血。生地黄汁二合，煮白粥，临熟时入地黄汁，搅匀，空腹食之。（《饮膳正要》）

地黄粥滋阴润肺。生地黄捣汁，每煮粥米二合，临熟入地黄汁一合，调匀，空心食。（《食鉴本草》）

5. 熬膏

以干地黄末入膏，丸服亦可。百日面如桃花，三年身轻不老。(《本草纲目》)

牛髓膏子补精髓，壮筋骨，和血气，延年益寿。地黄膏三两，黄精膏五两，天门冬膏一两，牛骨头内取油二两，将黄精膏、地黄膏、天门冬膏与牛骨油一同不住手用银匙搅，令冷定和匀成膏。每日空心温酒调一匙头。(《饮膳正要》)

黑牛髓煎治肾虚弱，骨伤败，瘦弱无力。生地黄汁半斤，黑牛髓半斤，白沙蜜(炼去蜡)半斤，和匀，煎成膏，空心酒调服之。(《饮膳正要》)

羊蜜膏治虚劳，腰痛，咳嗽，肺痿，骨蒸。生地黄汁五合，熟羊脂五两，熟羊髓五两，白沙蜜五两(炼净)，生姜汁一合，先以羊脂煎令沸，次下羊髓又令沸，次下蜜、地黄、生姜汁，不住手搅，微火熬数沸成膏。每日空心温酒调一匙头。或作羹汤，或作粥食之亦可。(《饮膳正要》)

铁瓮先生琼玉膏填精补髓，肠化为筋，万神具足，五脏盈溢，髓实血满，发白变黑，返老还童，行如奔马。生地黄(汁)一十六斤，新罗参(去芦)二十四两，白茯苓(去黑皮)四十九两，白沙蜜(炼净)一十斤。人参、茯苓为细末，蜜用生绢滤过，地黄取自然汁，捣时不用铜铁器，取汁尽，去滓，用药一处拌和匀，入银石器或好磁器内封，用净纸二三十重封闭，入汤内，以桑柴火煮三昼夜。取出，用蜡纸数重包瓶口，入井口去火毒一伏时。取出再入旧汤内煮一日，出水气，取出开封。每日空心，酒调一匙头。(《饮膳正要》)

6. 蒸食

生地黄鸡治腰背疼痛，骨髓虚损，不能久立，身重气乏，盗汗，少食，时复吐利。生地黄半斤，饴糖五两，乌鸡一枚。先将鸡去毛、肠肚，净，细切，地黄与糖相和匀，纳鸡腹中，以铜器中放之，复置甑中蒸炊，饭熟成，取食之。不用盐醋，惟食肉尽却饮汁。(《饮膳正要》)

7. 捣饼

固齿乌须，一治齿痛，二生津液，三变白须，其功极妙。地黄五斤，柳木甑内，以土盖上，蒸熟晒干。如此三次，捣为小饼，每噙咽一枚。(《御药院方》)

8. 散剂

男女虚损，或大病后，或积劳后，四体沉滞，骨肉酸痛，吸吸少气，或小腹拘急，腰背强痛，咽干唇燥，或饮食无味，多卧少起，久者积年，轻者百日，渐至瘦削。用生地黄二斤，面一斤。捣烂，炒干为末。每空心酒服方寸匕，日三服。(《肘后备急方》)

【治未病功能】地黄具有增强免疫力、抗衰老、延缓皮肤老化、益智、调节脂质代谢、调节激素代谢、作用于造血干细胞和骨髓造血系统、调节内分泌、减少自由基生成、抗辐射、降低血糖、抗血栓形成、升高白细胞、抗炎、止血、保护胃黏膜等功能。

【按语】

1. 关于生地黄、干地黄、熟地黄之名考

《本草拾遗》云："干地黄《本经》不言生干及蒸干，方家所用二物别，蒸干即温补，生干则开宣，当依此以用之。"《本草图经》："采根蒸三二日，令烂，曝干谓之熟地黄。阴干者是生地黄。"《本草纲目》云："《本经》所谓干地黄者，乃阴干、日干、火干者，故又云生者尤良。《别录》复云生地黄者，乃新掘鲜者，故其性大寒。其熟地黄乃后人复蒸晒者。诸家本草皆指干地黄为熟地黄，虽主治证同，而凉血、补血之功稍异，故今别出熟地黄条于下。"《本草求真》云："干地黄凉血滋阴，干地黄即生地黄之干者也。专入肾，并入心脾，味苦而甘，性阴而寒。"地黄始载于《神农本草经》，东汉末年即有干地黄和生地黄之名，但未见熟地黄之名，到了唐代对生地黄功效的认识已经较为深入；熟地黄始载于宋代的《本草图经》，通过《证类本草》的记载可以发现宋代主流本草仍然侧重于生地黄的介绍，熟地黄逐渐分列一项，清代的主流本草著作中可见生地黄、干地黄、熟地黄之明确分列。古代之生地黄为今之鲜地黄；古代之干地黄多为今之生地黄，但在"干"的炮制方法上又不完全相同，古代为阴干、日干和火干，部分火干者则被混称为熟地黄，而今之生地黄多为缓缓烘焙；古代熟地黄依法炮制，今之熟地黄多为蒸熟。

2. 关于地黄之用

张元素曰："地黄生则大寒而凉血，血热者须用之；熟则微温而补肾，血衰者须用之。又脐下痛属肾经，非熟地黄不能除，乃通肾之药也。"《汤液本草》云："肾，水也，苦以补肾，熟地黄、黄柏是也，如无他证，钱氏地黄丸主之……东垣云：生地黄入手足少阴、手足厥阴，能益肾水而治血。脉洪实者宜此，若脉虚则宜熟地黄。地黄假火力蒸九数，故能补肾中元气。仲景制八味丸，以熟地黄为诸药之首，天一所生之源也。汤液四物以治藏血之脏，亦以干熟地黄为君者，癸乙同归一治也。"《本草纲目》云："入手足少阴、厥阴及手太阳之经。酒浸，上行外行；日干者平，火干者温，功用相同。"又云："姜汁浸则不泥膈；酒制则不妨胃。鲜用则寒；干用则凉。"《易简方》云："男子多阴虚，宜用熟地黄；女子多血热，宜用生地黄。"又云："生地黄能生精血，天门冬引入所生之处；熟地黄能补精血，用麦门冬引入所补之处。"《医学正传》云："生地黄生血，而胃气弱者服之，恐妨食；熟地黄补血，而痰饮多者服之，恐泥膈。"以上皆为古代医家用地黄之精微也，鲜地黄性寒，干地黄性凉，熟地黄性温；生地黄偏于凉血，熟地黄偏于补肾；生地黄善于治疗血热证，熟地黄善于治疗肾阴血不足证。

3. 关于地黄在《伤寒杂病论》《太平惠民和剂局方》《温病条辨》中应用情况的探讨

通过本草诸家的论述，可见《伤寒杂病论》中用的生地黄和干地黄，应分别为今之鲜地黄和生地黄。仲景用生地黄的剂量多于干地黄，选用生地黄多取其清热生津和凉血之功，选用干地黄多取其滋阴养血之功。《太平惠民和剂局方》中熟地黄的应用频率较高，重在补虚，虚甚者用之；生地黄应为今之鲜地黄，相对应用的较少；并提出地黄宜用生干者。《温病条辨》中针对上、中二焦之温热病，多选用鲜地黄，取其清热凉血和生津之功；下焦之温热病，多选用干地黄，取其养阴清热之功；选用熟地黄，多取其补血滋阴之功。今之鲜地黄相对生地黄和熟地黄应用亦较少。

4. 关于地黄益肾阴而使心火自退之说

《汤液本草》云："生地黄治心热、手足心热，入手足少阴、厥阴，能益肾水，凉心血，其脉洪实者宜之。"《本经逢原》云："地黄心紫入心，中黄入脾，皮黑归肾，味厚气薄，内专凉血滋阴。"《妇人大全良方》云："阴虚则发热，地黄补阴血故也。"地黄性寒凉，入手足少阴，具有生精血，补肾益阴之功，水火既济，故有益肾阴而使心火自退之说，可用于防治由于肾阴亏虚所导致的阴虚火旺和血虚发热之证。

5. 关于地黄泻丙火之说

《本草从新》云："生地黄大泻火、平血逆。味苦微甘，大寒，入心肾，泻丙火。"小肠为丙火、心与小肠为表里。地黄性寒凉，具有补肾益阴功效，可以用于防治胃和大肠之火。

6. 关于地黄癸乙同归一治之说

《本草正义》云："《本经》主折跌绝筋者，即补血补伤之义也。主伤中者，即其补阴补血之功。气味和平，凡脏腑不足，无不可得其滋养。《别录》之主男子五劳七伤，女子伤中，胞漏下血，补五脏内伤不足，皆即此旨。逐血痹者，则血不足而痹着不行，补养充足，自然流动洋溢，而痹者行矣。"《本草蒙筌》云："东垣立四物汤作主，演癸乙同归一治，兼疗藏血之经。"癸水属肾，乙木属肝，肝为血海，故云藏血经也。地黄性寒凉，具有生精血，补肾益阴功效，滋水以涵木，可以用于防治肝阴血不足之证。

7. 关于地黄补下清上之说

《本草从新》云："地黄治干咳痰嗽，咳嗽阴亏者，地黄丸为要药、亦能除痰。"朱丹溪云："久病阴火上升，津液生痰不生血，宜补血以制相火，其痰自除。"喻嘉言云："凡咳嗽渐至气高汗渍，不补其下，但清其上，必至气脱卒亡，医之罪也。"地黄具有生精血，补肾益阴功效，金水相生，可以用于防治肺阴亏虚之干咳、气短喘促等证，常与天门冬、麦门冬、人参等同用。

8. 关于地黄治虚损百病之说

《本草从新》云："一切肝肾阴亏，虚损百病，为壮水之主药。"地黄具有生精血，补肾益阴功效，善补肝肾之阴，阴气外溢则得汗、阴血下润则便通。可以用于防治诸病阴虚之证，如虚劳、产后气血不足、无汗、便秘等。

9. 关于熟地黄炮制方法之考

苗叶文曰："蒸曝者谓之熟地黄，其制之法以生地黄去皮，瓷锅上柳木甑蒸之摊晒，令干拌酒再蒸，如此九度，谓之九蒸九曝，乃平易之法耳。"《本草图经》云："八月取根以水浸验……惟沉水肥实者名地黄为上，以水净洗并去细而根节瘦短者，取二三十斤，曝干，又以二三十斤捣取汁，置银瓷器中，入地黄，浸令透先于饭上蒸三四过，时时蒸曝，使汁尽为度，其色黑如漆，味甘如饴，脂柔而润泽，此法为至精也。"《本草纲目》云："近时造法拣取沉水肥大者，以好酒入缩砂仁末在内，拌匀，柳木甑于瓦锅内蒸令气透，晾干。再以砂仁酒拌蒸晾。如此九蒸九晾乃止。盖地黄性泥，得砂仁之香而窜，合和五脏冲和之气，归宿丹田故也。今市中惟以酒煮熟售者，不可用。"

10. 关于地黄聪耳明目和黑发乌须之功

《本草从新》云："熟地黄平补肝肾，养血滋阴，甘而微温，入足三阴经。滋肾水，封填骨髓，利血脉，补益真阴，聪耳明目，黑发乌须。"耳为肾窍，目为肝窍，目得血而能视，耳得血而能听，须发得血而得以养。熟地黄具有补血滋阴，益精填髓功效，可以用于防治精血亏虚所致的耳目失聪和须发早白等症。

11. 关于地黄非脾胃中州药之说

《景岳全书》云："地黄产于中州沃土之乡，得土气之最厚者也，其色黄、土之色也，其味甘、土之味也，而谓非脾胃中州之药，吾不信也。但脾胃喜温而恶寒，生干地黄性寒，自非脾胃所喜，蒸晒极熟，则甘温正与脾胃相宜耳，殊不知熟地黄乃阴滞不行之药，大为脾胃之病所不宜也。"提示脾胃中州病证使用本药时应注意，但也不能拘泥于此，临床仍当灵活辨证使用。

【附药】

1. 鲜地黄

本品为玄参科植物地黄的新鲜块根。味甘、苦，性寒。归心、肝、肾经。具有清热生津，凉血，止血功效。用于治疗热病伤阴，舌绛烦渴，温毒发斑，吐血，衄血，咽喉肿痛。煎服，鲜品 12～30g；或以鲜品捣汁入药。

2. 熟地黄

本品为玄参科植物生地黄的炮制加工品。味甘，性微温。归肝、肾经。具有补血滋阴，益精填髓的功效。用于血虚萎黄，心悸怔忡，月经不调，崩漏下血，肝肾阴虚，腰膝酸软，骨蒸潮热，盗汗遗精，内热消渴，眩晕，耳鸣，须发早白。煎服，9～15g。

肉苁蓉

【来源】为列当科植物肉苁蓉或管花肉苁蓉的干燥带鳞叶的肉质茎。

【性味归经】味甘、咸，性温。归肾、大肠经。

【功能主治】补肾阳，益精血，润肠通便。用于肾阳不足，精血亏虚，阳痿，不孕，腰膝酸软，筋骨无力，肠燥便秘。

【性能特点】本品甘、咸，温，归肾、大肠经。味甘能补，性温补阳，咸可入肾，为补肾阳、益精血要药。一般补阳药多温燥，养阴药多滋腻，本品甘咸温，质润，温而不燥，补而不腻，既补肾壮阳，又补肾阴益精血，故为治肾阳不足，精血亏虚的阳痿，不孕，腰膝酸软，筋骨无力的要药。《神农本草经疏》明确指出本品"治老人便燥闭结"，故而能润肠通便，治肠燥便秘，对老人肾阳不足，精血亏虚者尤宜。

【用法用量】煎服，6～10g；或入丸、散；或浸酒。

【使用注意】相火旺盛、胃弱便溏、实热便秘者忌服。

1.《本草蒙筌》："忌经铁器。"

2.《神农本草经疏》："泄泻禁用，肾中有热，强阳易兴而精不固者忌之。"

3.《药品化义》："相火旺，胃肠弱者忌用。"

4.《得配本草》："忌铜、铁。大便滑，精不固，火盛便闭，阳道易举，心虚气胀，皆禁用。"

【从肾论治之本草集要】本草著作多言肉苁蓉补肾阳命火之不足，有暖腰膝，补精血，润肠道，兴阳道之效。

1.《神农本草经》："主治五劳七伤，补中，除茎中寒热痛，养五脏，强阴，益精气，多子，妇人癥瘕，久服轻身。"

2.《名医别录》："除膀胱邪气，腰痛，止痢。"

3.《药性论》："益髓，悦颜色，延年，治女人血崩，壮阳，大补益，主赤白下。"

4.《日华子本草》："治男绝阳不兴，女绝阴不产，润五脏，长肌肉，暖腰膝，男子泄精，尿血，遗沥，带下阴痛。"

5.《本草蒙筌》："助相火补益劳伤，暖腰膝坚强筋骨。"

【从肾论治药用拾璎】

1. 糊丸

强筋健髓。苁蓉、鳝鱼为末，黄精酒丸服之。（《本草拾遗》）

治男子五劳七伤，阴痿不起，积有十年，痒湿，小便淋沥，溺时赤时黄。肉苁蓉、菟丝子、蛇床子、五味子、远志、续断、杜仲各四分。上七物，捣筛，蜜和为丸如梧子，平旦服五丸，日再。（《医心方》）

2. 煮食

补精败，面黑劳伤。肉苁蓉（水煮令烂，薄切细研）四两，精羊肉，分为四度，下五味，以米煮粥，空心服之。（《药性论》）

肉苁蓉刮去鳞甲，以酒净洗去黑汁，薄切，合山芋、羊肉作羹，极美好，益人，食之胜服补药。（《本草图经》）

治老人五劳七伤，阳气衰弱，强益气力。肉苁蓉（酒浸一宿，刮去皮，切）二两，鹿肾（去脂膜，细切）一对，粳米二合。上件药先以水二盏，煮米作粥。欲熟，下鹿肾、苁蓉、葱。（《养老奉亲书》鹿肾粥方）

【治未病功能】肉苁蓉具有增强机体免疫力、增强超氧化物歧化酶活性、降低丙二醛的含量、抗衰老、增强记忆、调整内分泌、促进代谢、降低血压、强壮身体、对应激具有防御等功能。

【按语】

1. 关于肉苁蓉药味的讨论

对于肉苁蓉的药味，《神农本草经》谓其"味甘"，此后的本草著作大都沿用此种说法。对此应从两个方面来理解，一则为实际滋味，陶弘景指出该品"柔润多花而味甘"，且春季采收的鲜品，未经盐制，其味微甜，故又称"甜大芸"；二则言其功效，《神农本草经疏》谓其"甘能除热补中"，即言其补益、润养之作用。从《名医别录》开始，又增加了"咸"味，亦可从两个方面来理解。一指秋季所采收的肉苁蓉，因水分较多，而不利于保存，故用咸盐浸渍，吸出其水分，经制后的肉苁蓉实际滋味则咸；二则言其功用，《神农本草经疏》指出本品"咸能滋肾"，《本经逢原》载其"咸能软坚"，即言其补肾，通便之效。故在该药下仍标味甘、咸。至于言其"味酸"（《名医别录》），是认为本品"酸入肝"而能益肾肝，此种说理较为间接，从者不多。而《本草正》言其"味微辛"，实为一家之言。

2. 关于肉苁蓉补而不峻之说

肉苁蓉味甘、咸，性温，归肾、大肠经，具有补肾阳，益精血，润肠通便的作用。一般而言，补阳药多温燥，养阴药多滋腻，本品甘、咸，温质润，温而不燥，补而不腻，既补肾壮阳，又补肾阴益精血。故而李时珍谓其："此物补而不峻，故有从容之号。"《本草汇言》亦谓其："此乃平补之剂，温而不热，补而不峻，暖而不燥，滑而不泄，故有从容之名。"综上所述，肉苁蓉为平补阴阳之药。

3.关于肉苁蓉止痢之说

《名医别录》首先提出本品"止痢"。《本草正义》阐释为"利，今本皆作痢，是积滞不快之滞下，非泄泻之自利，苁蓉滑肠，痢为积滞，宜疏通而不宜固涩，滑以去其着，又能养五脏而不专攻逐，则为久痢之中气已虚，而积滞未尽者宜之，非通治暑湿热滞之痢疾也。"然而临床上很少用肉苁蓉治久痢之中气虚，相反，治精血不足，津枯肠燥之便结则应用广泛。本品滋腻，具有益精血，润肠通便之功。而对久痢之中气不足者，宜选白术、山药、黄芪、薏苡仁与肉豆蔻、补骨脂、五味子等配伍治疗，肉苁蓉则不是最佳的选择；而因积滞所致泻痢者，当以消积导滞为主，亦非本品之常用。

麦　冬

【来源】为百合科植物麦冬的干燥块根。

【性味归经】味甘、微苦，性微寒。归心、肺、胃经。

【功能主治】养阴生津，润肺清心。用于肺燥干咳，阴虚痨嗽，喉痹咽痛，津伤口渴，内热消渴，心烦失眠，肠燥便秘。

【性能特点】本品甘、微苦，微寒，质地滋润，归心、肺、胃经，为养阴清热之良药。既有养肺胃之阴之功，又可清心以除烦，善治阴虚有热，热病伤阴之证。

【用法用量】煎服，6～12g；或入丸、散。外用适量，研末调敷。

【使用注意】有寒湿者不宜用。

1.《本草经集注》："地黄、车前为使；恶款冬、苦瓠；畏苦参、青蘘。"

2.《药性论》："恶苦芺，畏木耳。"

3.《本草衍义》："其味苦，但专泄而不专收，寒多人禁服。"

4.《本草蒙筌》："畏苦参、青蘘、木耳，恶苦芺、苦瓠、款冬。"

5.《雷公炮制药性解》："忌鲫鱼。"

6.《本经逢原》："风热暴咳，咸非所宜。麻疹咳嗽，不可误用。"

【从肾论治之本草集要】本草著作多言麦冬味甘、微苦，微寒。阳中微阴也，质地滋润，禀少阴癸水之气，上合阳明戊土，功能助胃补肾，益精，益气，安五脏，令人肥健，美颜色，有子，可以用于治疗五劳七伤，泄精，虚劳客热。

1.《神农本草经》："主胃络脉绝，羸瘦短气。久服轻身，不老不饥。"

2.《名医别录》："主治身重目黄，心下支满，虚劳客热，口干燥渴，止呕吐，愈痿蹷，强阴益精，消谷调中，保神，定肺气，安五脏，令人肥健，美颜色，有子。"

3.《本草拾遗》："止烦热消渴，身重目黄，寒热体劳，止呕开胃，下痰饮。"

4.《药性论》："治热毒，止烦渴，主大水面目肢节浮肿，下水，治肺痿吐脓，主泄精，疗心腹结气，身黑目黄，心下苦支满，虚劳客热。"

5.《本草纲目》："以地黄为使，服之令人头不白，补髓，通肾气，定喘促，令人肌体滑泽，除身上一切恶气不洁之疾，盖有君而有使也。若有君无使，是独行无功矣。"

6.《本草征要》："退肺中伏火，止渴益精，清心气惊烦，定血疗咳。"

【从肾论治药用拾璎】

1. 酒剂

诸药可造酒者，麦门冬之类，入曲、米，如常酿酒法，酿成饮。或袋盛入酒内，浸数日，饮之。（《神农本草经疏》）

2. 丸剂

麦门冬（去心）六两，人参四两，甘草（炙）二两，三物下筛，蜜丸如梧子，日再饮下。（《本草图经》）

久服轻身明目。麦门冬和车前子、干地黄为丸，食后服之，去温瘴，明目。（《本草拾遗》）

治消渴。麦门冬（鲜）二两，黄连二两。捣末，以肥大苦瓠汁浸麦门冬经宿，然后去心，即于臼中捣烂，即纳黄连末臼中和捣，候丸得，即并手丸大如梧子，食后饮下五十丸，日再，但服两日，其渴必定。若重者，即初服药，每一服一百五十丸，第二日服一百二十九，第三日一百丸，第四日八十丸，第五日依本服丸。(《海上集验方》)

3. 作煎

麦门冬亦堪单作煎饵之。取新根去心，捣熟，绞取汁，和白蜜，银器中重汤煮，搅不停手，候如饴乃成，酒化温服之。(《本草图经》)

4. 煮粥

治劳气欲绝。麦门冬一两，甘草(炙)二两，粳米半合，枣二枚，竹叶十五片。水二升，煎一升，分三服。(《南阳活人书》)

5. 煎服

治虚劳客热。麦门冬煎汤频饮。(《本草衍义》)

治肾虚者。以四物为主，加麦门冬、黄柏、知母、五味、泽泻、杜仲、肉桂之类煎，入童便、韭汁、竹沥服。(《保命歌括》)

6. 熬膏

治男女血虚。麦门冬(取汁熬成膏)三斤，生地黄(取汁熬成膏)三斤，等分。一处滤过，入蜜，再熬。每日白汤点服。(《医方摘要》)

【治未病功能】麦冬具有心肌保护、抗心律失常、抗心肌缺血、耐缺氧、增强免疫功能、清除自由基、延缓衰老、抑菌、抗肿瘤、降低血糖等功能。

【按语】

1. 关于麦冬去心之说

《本草经集注》云："凡用麦门冬，皆微润抽去心。"《新修本草》云："故谓麦门冬，以肥大者为好。用之汤泽抽去心，不尔令人烦。"《本草拾遗》云："麦门冬，《本经》不言生者，按生者本功外，去心煮饮，止烦热消渴，身重目黄，寒热体劳，止呕开胃，下痰饮。干者入丸散及汤用之，功如《本经》，方家自有分别。"《本草衍义》云："麦门冬之类，虽曰去心，但以水渍漉，使周润，渗入肌，侯软，缓缓擘取，不可浸出脂液。其不知者，乃以汤浸一二时。柔即柔矣，然气味都尽，用之不效，乃曰药不神，其可得乎？"《本草蒙筌》云："去心用不令人烦，择肥大方获效速。"综上所述，古代医家用麦冬多去心，2010年版《中华人民共和国药典》对麦冬炮制描述为："除去杂质，洗净，润透，轧扁，干燥。"未明确提出去心。

2. 关于麦冬助胃补肾之说

《本草思辨录》云："麦门冬自是胃家正药。"《本草思辨录》原引徐氏云："麦冬甘平滋润，为纯补胃阴之药。"《神农本草经疏》云："五脏之气皆禀于胃，胃病则脾无所禀，故羸瘦而短气也。"又云："阴精生于五味，五味先入脾胃，脾胃得所养，则能散精于各脏，而阴精充满，故能强阴益精也。"又云："中焦者，脾胃之所治也。脾胃安则中焦治，故能消谷而调中也。保神定肺气，则兼润乎心肺矣。胃气盛，则五脏之气皆有所禀而安。脾胃俱实则能食而肥健。脾统血，心主血，五脏之英华皆见于面，血充脏安则华彩外发而颜色美矣。脾胃强则后天之元气日盛。下气则阳交于阴，交则虚劳愈而内热不生，内热去则阴精日盛，故有子。"有部分医家认为麦冬具有补肾功效，如《本经逢原》云："麦门冬，入心、肺、肾及足阳明之经。"《本草崇原》云："麦门冬，盖禀少阴冬水之精，上与阳明胃土相合……助胃补肾"又云："胃虚则羸瘦，肾虚则短气，麦冬助胃补肾，故治羸瘦，短气。久服则形体强健，故身轻，精神充足，故不老不饥。"《本草择要纲目》云："麦门冬，为补髓通肾气，滑泽肌体之对剂也。"《本草纲目》云："麦门冬以地黄为使，服之令人头不白，补髓，通肾气，定喘促，令人肌体滑泽，除身上一切恶气不洁之疾，盖有君而有使也。若有君无使，是独行无功矣。"综上所述，麦冬主入胃经，养胃阴，润心肺，安五脏，补后天以助先天，使肾水有源，但临床若取其治肾之功，需要注意配伍补肾之药，如地黄、五味子等，以取其效。

3. 关于麦冬从肺治肾之说

《本草衍义》云："治肺热之功为多。"《本草思辨录》云："土能生金，肺气全恃胃阴以生，胃气润，肺自资其益也。"《本草征要》云：

"燥咳痰稠宜用，咽干津少频尝。"《本草新编》云："夫肺为肾之母，肺燥则肾益燥，肾燥则大小肠尽燥矣。人见大小肠之干燥，用润肠之药。"又云："肾虚必取给于肺金，而肺又素燥，无气以滋肾，而干咳嗽之症起，欲以些小之剂益肺气以生肾水，必不得之数也。"李东垣曰："麦门冬之苦寒，滋燥金而清水源。"《本草新编》云："肺肾之气，未尝不两相须也。肺之气，夜必归于肾，肾之气，昼必升于肺。麦冬安肺，则肺气可交于肾，而肾无所补，则肾仍来取给于肺母，而肺仍不安矣。此所以补肺母者，必须补肾子也。肾水一足，不取济于肺金之气，则肺气自安，且能生水，而肺更安也。麦冬只可益肺，不能益肾。古人所以用麦冬必加入五味子，非取其敛肺，正取其补肾也。"综上所述，麦冬清金泻火而降逆，养肺阴亦助肾阴，金水相生，金水生则益精，用麦冬以安肺气，祛伏火，肺金安而生水，救肺以生肾，但临床使用时需注意配伍补肾药物，以取其效。

4. 关于麦冬复脉通心之说

《本草思辨录》云："麦冬之功，在提曳胃家阴精，润泽心肺，以通脉道，以下逆气，以除烦热，若非上焦之证，则与之断不相宜。前人谓麦冬复脉通心者不一，大都其胸中先有本经胃络脉绝之见，而更征之以复脉汤生脉散。窃谓胃之大络，内通于脉，脉绝乃胃络之不贯，非真脉绝。麦冬补胃阴以通络，而脉得所资则有之，亦非能径复其脉。能径复其脉者，厥惟人参，熟玩《伤寒》《金匮》两书自知。且心腹结气伤中伤饱，若非胃络脉绝，亦岂麦冬所能治。下文之羸瘦短气，即胃络脉绝之征。"《本草崇原》云："主治心腹结气者，麦冬一本横生，能通胃气于四旁，则上心下腹之结气皆散除矣。伤中者，经脉不和，中气内虚也。麦冬禀少阴癸水之气，上合阳明戊土，故治伤中、伤饱。胃之大络，内通于脉，胃络脉绝者，胃络不通于脉也。麦冬颗分心贯，横生土中，连而不断，故治胃络脉绝。"麦冬苦寒，滋燥金而清水源，善治胃络脉绝，这与《神农本草经》所载一致。

5. 关于麦冬之量效

《本草新编》云："但世人未知麦冬之妙，往往少用之而不能成功，为可惜也。不知麦冬必须多用，力量始大。盖火伏于肺中，烁干内液，不用麦冬之多，则火不能制矣。热炽于胃中，熬尽真阴，不用麦冬之多，则火不能息矣。"

远 志

【来源】为远志科植物远志或卵叶远志的干燥根。

【性味归经】味苦、辛，性温。归心、肺、肾经。

【功能主治】安神益智，交通心肾，祛痰，消肿。用于心肾不交引起的失眠多梦、健忘惊悸、神志恍惚，咳痰不爽，疮疡肿毒，乳房肿痛。

【性能特点】本品辛开苦泄，微温通散，入心、肺、肾经，即助心阳，益心气，使肾气上交于心而安神益智，又祛痰而开窍，善治心神不安或痰阻心窍诸证。还能祛痰止咳、消散痈肿，治痰多咳嗽及疮痈肿痛。

【用法用量】煎服，3~10g。

【使用注意】凡实热或痰火内盛者，以及有胃溃疡或胃炎者慎用。

1.《雷公炮炙论》："凡使先须去心，若不去心，服之令人闷。"

2.《本草正》："虚火上实者当避。"

3.《本经逢原》："一切阴虚火旺，便浊遗精，喉痹肿痛，勿用。"

【从肾论治之本草集要】本草著作多云远志能安神益智，强志益精，交通心肾。对于心阳不振，清气下陷及肾气虚寒，不能上升者，以远志之温升，举其下陷，而引起肾阳。

1.《神农本草经》："主咳逆伤中，补不足，除邪气，利九窍，益智慧，耳目聪明，不忘，强志倍力。久服轻身不老。"

2.《名医别录》："利丈夫，定心气，止惊悸，益精，去心下膈气、皮肤中热、面目黄。好颜色延年。"

3.《药性论》:"治心神健忘，安魂魄，令人不迷，坚壮阳道，主梦邪。"

4.《日华子本草》:"主膈气惊魇，长肌肉，助筋骨。妇人血噤失音，小儿客忤，服无忌。"

5.《本草纲目》:"入足少阴肾经，非心经药也。其功专于强志益精，治善忘。盖精与志，皆肾经之所藏也。肾经不足，则志气衰，不能上通于心，故迷惑善忘。"

【从肾论治药用拾璎】

1. 丸剂

治心肾两虚之精神恍惚，健忘多惊，夜卧不宁，遗精淋浊，耳聋耳鸣。远志（去心，姜汁炒）、牡蛎（煅，取粉）、白茯苓、人参等，共为细末，炼蜜为丸。(《太平惠民和剂局方》)

治男子痿弱。远志（去心）二两，续断二两，薯蓣二两，蛇床子二两，肉苁蓉二两。上五味捣筛，以雀卵和丸如小豆。以酒下七丸至十丸，百日知之，神良。(《外台秘要》引《肘后备急方》远志丸)

2. 煎剂

治滑精不禁，点滴不收，头晕耳鸣，腰痛，小腹胀痛。远志三钱，金樱子一钱，点水酒服。(《滇南本草》)

【治未病功能】 远志具有改善机体抗氧化能力和抗衰老的功能。

【按语】

1. 关于远志药用是否去心之说

历代本草均认为远志应去木质心后再入药用，其木质心服后会令人烦闷。如《雷公炮炙论》言:"凡使远志，先须去心，若不去心，服之令人闷。"《得配本草》亦言:"（远志）米泔水浸，搥碎，去心用。"但现代有实验表明，带心之全远志与远志皮的祛痰作用强度相似，远志心则无效，即去心与否，结果相同。全远志、远志皮和远志心在用同等剂量时，都有镇静作用。虽然远志心无抗惊厥作用，但因其能镇静，故带心之全远志的抗惊厥力量较远志皮为强。而溶血作用和毒性试验的结果是：远志皮为全远志的 1.5 倍，而远志心的作用很弱。因此，带心之全远志不仅毒副作用较远志皮小，而且镇静作用强，祛痰作用亦不减弱，而且在中医临床中，远志更多用于安神镇静。综上所述，使用全远志可增强药效，简化炮制过程的操作，节省劳力，减少不必要的浪费。

2. 关于远志的归经

《本草纲目》言："远志，入足少阴肾经，非心经药也。其功专于强志益精，治善忘。益精与志皆肾经之所藏也。肾精不足，则志气衰，不能上通于心，故迷惑善忘。"对此，《本草正义》指出："远志，味苦入心……其专主心经者，心本血之总汇，辛温以通利之，宜其振作心阳，而益人智慧矣。古今主治无一非补助心阳之功效，而李濒湖独谓其专入肾家，未免故为矫异。"只入肾经或只入心经的两种观点，均较片面，从历代本草中所载远志"利九窍，益智慧，耳目聪明，不忘，强志倍力"，"定心气，止惊悸，益精，去心下膈气"等主要功用来看，远志主要治疗的是心、肾二经的病变，当属无疑。正如李士材所言："远志苦入心经，温能滋肾，而不足等证，咸本二经，故都治之。"另外，从《神农本草经》始，就有远志"主咳逆伤中"的记载，但历代本草极少有远志"入肺经"的记载。现代大量药理实验研究证明，远志有明显的祛痰作用，说明远志确应"入肺经"。综上所述，远志入心、肺、肾三经。

沙苑子

【来源】为豆科植物扁茎黄芪的干燥成熟的种子。

【性味归经】味甘，性温。归肝、肾经。

【功能主治】补肾助阳，固精缩尿，养肝明目。主治肾虚腰痛，遗精早泄，遗尿尿频，白浊带下，眩晕，目暗昏花。

【性能特点】本品甘温，兼带涩性，功能补益肝肾，固精缩尿。目为肝窍，瞳孔属肾，故又有明目之功。用于治肝肾不足之腰痛、阳痿遗精、尿频、带下，亦治肝肾两虚之目暗不明、头昏等。

【用法用量】煎服，9～15g；或入丸、散；或熬膏。益肝肾多生用；补肾固精，缩尿止遗多炒用。

【使用注意】相火偏旺之遗精，膀胱湿热之淋浊带下慎服。

【从肾论治之本草集要】本草著作多云沙苑子有补肝肾，益精，强阳之功，亦有固精缩尿止遗，明目之述。

1.《本草纲目》："补肾，治腰痛泄精，虚损劳乏。"

2.《本草汇言》："补肾固精，强阳有子，兼止小便遗沥。"

3.《本草从新》："补肾，强阴，益精，明目。治虚劳腰痛遗精，带下，痔瘘，阴癀。性能固精。"

4.《本草求原》："能导肺归脾，下行直入于肾。""补肾，治肺痿，肾冷尿多遗溺，长肌肉，亦治肝肾风毒攻注。"

【从肾论治药用拾璎】

丸剂

肾虚精关不固，遗精滑泄，腰酸耳鸣，四肢乏力，舌淡苔白，脉细弱。沙苑蒺藜（炒）、芡实（蒸）、莲须各二两，龙骨（酥炙）、牡蛎（盐水煮一日一夜，煅粉）各一两。共为末，莲子粉糊为丸，盐汤下。（《医方集解》金锁固精丸）

男子精薄无嗣，久患梦遗，妇人滑胎不孕等。黄鱼鳔胶（白净者一斤，切碎，用蛤粉炒成珠，以无声为度），沙苑蒺藜八两（马乳浸两宿，隔汤煮一炷香久取起，焙干）。上为末，炼蜜丸如梧桐子大。每服八十丸，空心温酒、白汤任下。忌食鱼及牛肉。（《证治准绳》聚精丸）

【治未病功能】沙苑子具有增强机体免疫力、抗炎、解热、改善血液流变学指标、抑制血小板聚集、保护肝脏、降血脂、降血压、增加脑血流量、抗利尿、镇痛、镇静等功能。

【按语】

1.关于沙苑子补肾益精明目之说

倪朱谟在《本草汇言》中说："沙苑蒺藜，补肾涩精之药也。其气清香，能养肝明目，润泽瞳仁。能补肾固精，强阳有子，不烈不燥，兼止小便遗沥，乃和平柔润之剂也。"张石顽在《本经逢原》中说："沙苑蒺藜，性降而补，益肾，治腰痛，为泄精虚劳要药，最能固精，故聚精丸用此佐鳔胶，大有殊功。以之点汤代茶，亦甚甘美益人。"

2. 关于沙苑子治肝肾风毒攻注诸证之说

杨时泰在《本草述钩元》中说："古方补肾治风，皆用刺蒺藜，后世补肾多用沙苑蒺藜。或以熬膏和药。同黄芪、羌活、白附子各等分生用，名四生散，治男妇肝肾风毒上攻，眼赤痒痛，羞明多泪，下注脚膝生疮及遍身风痒，服药不验，居常多觉两耳中痒者，观此则沙苑蒺藜正入肝肾治风，不可谓治风专属刺蒺藜也。"

何首乌

【来源】为蓼科植物何首乌的干燥块根。

【性味归经】味苦、甘、涩，性微温。归心、肝、肾经。

【功能主治】生首乌解毒，消痈，截疟，润肠通便，用于疮疡，瘰疬，风疹瘙痒，久疟体虚，肠燥便秘；制首乌补肝肾，益精血，乌须发，强筋骨，化浊降脂，用于血虚萎黄，眩晕耳鸣，须发早白，腰膝酸软，肢体麻木，崩漏带下，高脂血症。

【性能特点】何首乌既可生用，又可制用。但生用和制用后的功能主治差别较大。本品制用，长于补肝肾，益精血，且微温不燥，补而不腻，实为滋补之良药，尤善乌须发，常用治血虚萎黄及肝肾不足，精血亏虚，眩晕耳鸣，须发早白，腰膝酸软，肢体麻木，崩漏带下等证。本品生用，苦泄甘润，长于解毒，截疟，润肠。

【用法用量】煎服，制何首乌 6 ~ 12g；生何首乌 3 ~ 6g。

【使用注意】制何首乌，湿痰壅盛者慎用。生何首乌，大便溏泻者忌用。忌铁器。

1.《何首乌传》："忌猪肉、血、无鳞鱼。"

2.《开宝本草》："忌铁。"

3.《宝庆本草折衷》："恶萝卜。"

4.《本草纲目》："忌葱、蒜。"

【从肾论治之本草集要】本草著作多云何首乌能补肝肾，益精血，具有长筋骨，乌须发，延年不老之效。

1.《开宝本草》："主瘰疬，消痈肿，疗头面风疮，五痔，止心痛，益血气，黑髭鬓，悦颜色，久服；亦治妇人产后及带下诸疾。"

2.《本草纲目》："能养血益肝，固精益肾，健筋骨，乌髭发，为滋补良药，不寒不燥，功在地黄、天门冬诸药之上。"

3.《药品化义》："益肝，敛血，滋阴。治腰膝软弱，筋骨酸痛，截虚疟，止肾泻，除崩漏。"

【从肾论治药用拾璎】

1.丸剂

专壮筋骨，长精髓，补血气。久服黑须发，坚阳道，令人多子，轻身延年。月计不足，岁计有余。用何首乌三斤，钢刀切片，干者以米泔水浸泡切之。牛膝（切）一斤，以黑豆一斗，淘净。用木甑铺豆一层，铺药一层，重重铺尽，瓦锅蒸至豆熟。取出去豆曝干，换豆又蒸，如此三次。为末，蒸枣肉，和丸梧子大。每服三五十丸，空心温酒下。（《太平惠民和剂局方》何首乌丸）

赤白何首乌各半，极大者，八月采，以竹刀削去皮，切片，用米泔水浸一宿，晒干。以壮妇男儿乳汁拌晒三度，候干，木臼春为末。以密云枣肉和杵，为丸如梧子大。每服二十丸，每十日加十丸，至百丸止，空心温酒，盐汤任下。（《本草纲目》积善堂经验方）

2.酒剂

骨软风疾腰膝疼，行步不得，遍身瘙痒。何首乌（大而有花纹者）、牛膝各一斤，以好酒一升，浸七宿，曝干，木臼杵末，枣肉和丸梧子大。每一服三五十丸，空心酒下。（《本草纲目》瑞竹堂经验方）

【治未病功能】何首乌具有抗衰老、调节免疫力、降血脂、抗动脉粥样硬化、保护心肌、保护肝脏、保护神经、抗菌等功能。

【按语】

1. 关于何首乌补精益血之说

何首乌性味苦、甘、涩，微温，其苦涩何以补肝肾？李时珍《本草纲目》曰"何首乌，足厥阴、少阴药也。肾主闭藏，肝主疏泄。此物气温，味苦涩。苦补肾，温补肝，涩能收敛精气。所以能养血益肝，固精益肾，健筋骨，乌髭发，为滋补良药。"缪希雍《神农本草经疏》言其"肝主血，肾主精，益二经则精血盛，发者血之余也，故乌髭鬓。久服长筋骨，益精气，延年不老者，皆补肝肾、益精血之极也。"

2. 关于何首乌与熟地黄功效之异

何首乌与熟地黄均可补肝肾，益精血。"然（何首乌）与地黄之用悬殊，彼在滋，此在涩，或以此代彼，或并用，皆失之"（《医林纂要》）。黄宫绣的《本草求真》言："何首乌，诸书皆言滋水补肾，黑发轻身，备极赞赏。与地黄功力相似。独冯兆张辨论甚晰，其言首乌苦涩微温，阴不甚滞，阳不甚燥，得天地中和之气。熟地、首乌，虽俱补阴，然地黄禀仲冬之气以生，蒸虽至黑，则专入肾而滋天一之真水矣，其兼补肝者，因滋肾而旁及也。首乌禀春气以生，而为风木之化，入通于肝，为阴中之阳药，故专入肝经以为益血祛风之用，其兼补肝而兼及也。一为峻补先天真阴之药，故其功可立救孤阳亢烈之危，一系调补后天营血之需，以为常服，长养精神，却病调元之饵，先天后天之阴不同，奏功之缓急轻重亦有大异也。况补血之中，尚有化阳之力，岂若地黄功用滋水，气薄味厚，而为浊中浊者，坚强骨髓之用乎，斯言论极透辟，直冠先贤未有，不可忽视。"

【附药】

首乌藤

本品为蓼科植物何首乌的干燥藤茎。又名夜交藤。味甘，性平。归心、肝经。具有养血安神，祛风通络功效。用于治疗失眠多梦，血虚身痛，风湿痹痛，皮肤瘙痒等证。煎服，9～15g。

补骨脂

【来源】为豆科植物补骨脂的干燥成熟果实。

【性味归经】味辛、苦，性温。归脾、肾经。

【功能主治】温肾助阳，纳气平喘，温脾止泻；外用消风祛斑。用于肾阳不足，阳痿遗精，遗尿尿频，腰膝冷痛，肾虚作喘，五更泄泻；外用治疗白癜风，斑秃。

【性能特点】本品辛、苦，温，归脾、肾经。辛温苦燥，既能温补肾阳，又能温脾止泻，且具收涩之性，为治脾肾阳虚、下元不固之要药。多用于肾阳不足，命门火衰，腰膝冷痛，阳痿，遗精，尿频及脾肾阳虚泄泻等，亦可用于肾不纳气之喘咳等。

【用法用量】煎服，6~10g；或入丸、散剂。外用：20%~30%酊剂涂患处。

【使用注意】阴虚火旺，大便秘结者忌服。

1.《海药本草》："恶甘草。"

2.《本草图经》："禁食芸薹、羊血。"

3.《本草纲目》："忌诸血。"

4.《神农本草经疏》："凡病阴虚火动，梦遗，尿血，小便短涩及目赤，口苦，舌干，大便燥结，内热作渴，火升目赤，易饥嘈杂，湿热成痿，以致骨乏无力者，皆不宜服。"

5.《雷公炮制药性解》："苦能坚肾，且性大温，故专走少阴，然气燥不宜多用，命门有火及津枯者忌之。"

【从肾论治之本草集要】本草著作多言补骨脂能补肾阳，兴阳事，固精气，温脾阳，纳气归肾，有暖腰膝、止泄泻、平虚喘之效。

1.《药性论》："主男子腰疼、膝冷、囊湿，逐诸冷痹顽，止小便利，腹中冷。"

2.《日华子本草》："兴阳事，治冷劳，明耳目。"

3.《开宝本草》："主五劳七伤，风虚冷，骨髓伤败，肾冷精流及妇人血气堕胎。"

【从肾论治药用拾璎】

1. 熬膏

补骨脂（拣净，黄酒浸一夕，蒸熟晒干，为末）十两，胡桃肉（温水泡去皮，捣如泥）二十两，蜂蜜（白者更佳）一斤。先将蜂蜜入锅内煎一二滚，即以前二味入蜜内搅匀，收入瓷罐内。每饭前空心，酒调一盏服。如不饮酒，用滚水亦可。能使精气内充，只此一方久服，容颜如少，须发转黑。（《寿世传真》）

2. 糊丸

治脾肾虚弱，全不进食。破故纸（炒香）四两，肉豆蔻（生）二两。上为细末，用大肥枣四十九个，生姜四两，切片同煮，枣烂去姜，取枣剥去皮核用肉，研为膏，入药和杵，丸如梧桐子大。每服三十丸，盐汤下。（《本事方》）

治下元虚败，脚手沉重，夜多盗汗。此药壮筋骨，益元气。补骨脂（炒香）四两，菟丝子（酒蒸）四两，胡桃肉（去皮）一两，乳香、没药、沉香（研）各三钱半，炼蜜丸如梧子大。每服二三十丸，空心盐汤温酒任下，自夏至起，冬至止，日一服。（《太平惠民和剂局方》）

3. 外擦

治牙痛日久，肾虚。补骨脂二两，青盐半两。炒，研，擦之。（《御药院方》）

【治未病功能】 补骨脂具有扩张冠状动脉、增强心肌收缩力、收缩子宫、缩短凝血时间、减少出血量、舒张支气管平滑肌、雌激素样作用、增强免疫力、促进骨髓造血、升高白细胞、抗衰老、抗肿瘤、抑菌、杀虫等功能。

【按语】

1. 关于补骨脂盐炙之说

对于补骨脂的炮制方法，李时珍在《本草纲目》中引用《雷公炮炙论》云："此性燥毒，须用酒浸一宿，漉出，以东流水浸三日夜，蒸之，从巳至申，晒干用。一法：以盐同炒过，曝干用。"按《本草纲目》所说，补骨脂可酒制，亦可盐制，而很多本草和方书中都选用了酒炒这一方法。目前补骨脂的炮制以盐炙为主，研究表明，盐炙前后补骨脂中香豆素类、黄酮类，以及单萜酚3类13种化学成分的量没有显著差异。有学者对使用盐炙法、雷公炙法、乙醇炙法、微波炙进行炮制的补骨脂进行研究，发现不同炮制方法对补骨脂素、异补骨脂素、补骨脂甲素、补骨脂乙素的含量有显著影响，其中盐炙法和雷公炙法比生品及其他炮制方法含量多，从而表明炮制方法的不同可影响补骨脂补肾助阳的作用，适宜选用盐炙法和雷公炙法。此外有研究认为，盐炙补骨脂即通过加热破坏了部分挥发油，从而缓和了该品的辛燥之性，避免伤阴之弊，证实了去"燥毒"之意。表明前人提出的盐炙补骨脂有一定实用价值，不可忽视。

2. 关于补骨脂堕胎之说

在《开宝本草》中谓补骨脂"主五劳七伤，风虚冷，骨髓伤败，肾冷精流，及妇人血气，堕胎。"提出补骨脂能堕胎。而《神农本草经疏》曰："大温而辛，火能消物，故能堕胎。"《本草经解》谓："胎者大气举之也，补骨辛温，温能活血，辛能散气，气血活散，所以堕胎也。"故而补骨脂能堕胎这一说法还是得到了一些医家的赞同。而《神农本草经读》认为："（《开宝本草》云）堕胎者，言其人素有堕胎之病，以此药治之，非谓此药堕之也。盖胎藉脾气以长，藉肾气以举，此药温补脾肾，所以大有固胎之功。数百年来，误以黄芩为安胎之品，遂以温药碍胎，见《开宝》有堕胎二字，遽以堕字不作病情解，另作药功解。"可见陈修园认为本品不仅不会堕胎，反而有"固胎之功"。综上所述，联系补骨脂的功效及临床应用，可以认为本品不具有堕胎的作用。为何本草书籍中会有此种认识，究其原因当与对书中所言的解读有关。如《本草求真》谓："因于火衰……妇人肾虚胎滑，用此最为得宜。"《本草正义》："谓治妇人血气堕胎……几不可解，盖言血气虚寒之不能固护耳。"

泽　泻

【来源】为泽泻科植物泽泻的干燥块茎。

【性味归经】味甘、淡，性寒。归肾、膀胱经。

【功能主治】利水渗湿，泄热。用于小便不利，水肿胀满，泄泻尿少，痰饮眩晕，热淋涩痛。

【性能特点】本品味甘淡性寒，归肾、膀胱经，为利水渗湿之良药，利水作用较强，又善泄热，尤其善于治疗水湿内停有热者。

【用法用量】煎服，6～10g；或入丸、散。

【使用注意】肾虚精滑、无湿热者不宜用。

1.《本草经集注》："畏海蛤、文蛤。"

2.《名医别录》："扁鹊云，多服病人眼。"

3.《医学启源》："无此疾服之，令人目盲。"

4.《医学入门》："凡淋、渴、水肿，肾虚所致者，亦不可用。"

5.《神农本草经疏》："病人无湿无饮而阴虚，及肾气乏绝，阳衰精自流出，肾气不固，精滑，目痛，虚寒作泄等候，法咸禁用，误犯令人虚极。"

【从肾论治之本草集要】本草著作多言泽泻甘咸沉降，阴中之阳，主入肾和膀胱经，养五脏，长于行水，泻肾经之邪火，利下焦之湿热，主虚损五劳，肾虚精自出。

1.《神农本草经》："主风寒湿痹，乳难，消水，养五脏，益气力，肥健。久服耳目聪明，不饥，延年轻身，面生光，能行水上。"

2.《名医别录》："补虚损五劳，除五脏痞满，起阴气，止泄精，消渴，淋沥，逐膀胱、三焦停水。"

3.《药性论》："主肾虚精自出，治五淋，利膀胱热，宣通水道。"

4.《日华子本草》："治五劳七伤，主头旋，耳虚鸣，筋骨挛缩，通小肠，止遗沥，尿血，催生，难产，补女人血海，令人有子。"

5.《本草纲目》："有养五脏、益气力、治头旋、聪明耳目之功。"

6.《雷公炮制药性解》："下降为阴，专主渗泄，宜入膀胱诸经，其行水之功，过于猪苓。"

7.《本草新编》："不独利水消湿，原善滋阴。"

【从肾论治药用拾璎】

1. 丸剂

泽泻，皂荚水煮烂，焙干为末，炼蜜为丸如桐子大。以温酒下十五丸至二十丸，甚妙。治肾脏风，生疮尤良。（《经验方》）

泽泻一两，干地黄四两，茯苓、薯蓣、桂、牡丹、山茱萸各二两，附子一两，捣蜜丸。如梧子，服七丸，日三，加至十丸。此是张仲景八味肾气丸方，疗虚劳不足，大伤饮水，腰痛，小腹急，小便不利，又云长服，即去附子，加五味子，治大风冷。（《肘后备急方》）

治肾脏风虚，耳内常鸣。泽泻一两，肉苁蓉（酒浸一宿，锉去皱皮，炙令干）二两，菟丝子（酒浸三日，曝干，别捣为末）一两，熟干地黄一两，黄芪一两，巴戟天一两，防风（去芦头）三分，鹿角胶（捣碎，炒令黄燥）二两，五味子一两，石菖蒲一两，山茱萸一两，牛膝一两，附子（炮裂，去皮、脐）一两，干姜（炮）半两。捣罗为末，炼蜜和捣三五百杵，丸如梧桐子大。每日空心，以温酒下三十丸，晚食前再服，渐加至五十丸。（《太平圣惠方》）

治肾虚或时脚肿，兼治脾元。泽泻三两，熟地黄二两半，肉苁蓉、白茯苓各三两，桂枝、附子各半两（炮），五味子三两，黄芪（蜜水涂，炙）一两，为细末。炼蜜杵，丸如梧子大。每服四十丸至五十丸，空心酒下，食前再服。（《普济本事方》）

2. 散剂

单服泽泻一物，捣筛，取末，水调，日分服六两，百日体轻，久而健行。（《本草图经》）

治水湿肿胀。白术、泽泻各一两，为末，或为丸。每服三钱，茯苓汤下。（《素问病机气宜保命集》）

治虚劳骨节疼痛，小便不利。泽泻一两，鳖甲（涂醋，炙微黄，去裙襕）一两，麦门冬（去心）半两，栀子半两，甘草（炙）半两，木通三分，赤芍药三分，黄芩三分，赤茯苓。捣筛为散，每服四钱，以水一中盏，入生姜半分，葱白七寸，豉五十粒，煎至六分，去滓，不计时候温服。（《太平圣惠方》）

3. 煎服

治支饮苦冒。泽泻五两，白术二两。水二升，煮一升，分二服。（《伤寒杂病论》）

治水肿。泽泻五两，鲤鱼（重五斤者，以水二斗，煮取斗半，去鱼）一头，泽漆五两，茯苓三两，桑根白皮三升。煮取四升，分四服，服之小便当利，渐消也。（《肘后备急方》）

治肾脏实热，传入膀胱，小便黄赤，结涩不通。泽泻、葵根、木通、车前子、井泉石（碎）、赤茯苓（去黑皮）、甘草（炙）各一两。粗捣筛，每服二钱匕，水一盏，煎至七分，不拘时候，去滓温服，以小便利为度。（《圣济总录》）

【治未病功能】泽泻具有利尿、增加冠脉流量、抗动脉粥样硬化、降血脂、防止脂肪肝、调节免疫力、抗炎、降血糖、降血压等功能。

【按语】

1. 关于泽泻之叶与实

《名医别录》云："叶，咸、平、无毒。大风，乳汁不出，产难，强阴气。久服轻身。"《日华子本草》云："叶壮水脏，下乳，通血脉。"《名医别录》云："实，甘、平、无毒。风痹消渴，益肾气，强阴，补不足，除邪湿。久服面生光，令人无子。"《本草纲目》云："《别录》言泽泻叶及实，强阴气，久服令人无子；而《日华子》言泽泻催生，补女人血海，令人有子，似有不同。既云强阴，何以令人无子？既能催生，何以令人有子？盖泽泻同补药，能逐下焦湿热邪垢，邪气既去，阴强海净，谓之有子可也；若久服则肾气大泄，血海反寒，谓之无子可也。"泽泻与其叶与实，为同一植物的不同入药部位，功效也不尽相同。

2. 从泽泻看五脏五味之补泻

《本草发挥》云："肾欲坚，急食苦以坚之，知母；以苦补之，黄蘖；以咸泻之，泽泻。注云：此五者，有酸、辛、甘、苦、咸，各有所利，或散，或收，或缓，或软，或坚。四时五脏病，随五味所宜也。"《本草纲目》云："肾，苦燥，急食辛以润之（黄柏、知母），以咸泻之（泽泻），实则泻子（芍药）。"《汤液本草》云："肾乃肺之子，以泽泻泻之肾。"《本草发挥》云："肺虚，则五味子补之。实则桑白皮泻之。如无他证，实则用钱氏泻白散，虚则用阿胶散。虚则以甘草补脾土，补其母也。实则以泽泻泻肾水，泻其子也。"《本草纲目》云："肺，苦气上逆，急食苦以泄之（诃子），以辛泻之（桑白皮），实则泻子（泽泻）。"《本草发挥》云："心欲软，急食咸以软之，芒硝；以咸补之，泽泻；以甘泻之，黄芪、甘草、人参。"《本草纲目》云："心欲软，急食咸以软之（芒硝），以咸补之（泽泻），虚则补母（生姜）。"综上所述，取五脏五味补泻之意，肾病，可以用泽泻以咸泻之；肺病，可以实则泻子；心病，可以以咸补之。

3. 关于泽泻补泻之说

《本草纲目》原引王履曰："则八味丸之用此，盖取其泻肾邪，养五脏，益气力，起阴气，补虚损五劳之功而已。虽能泻肾，从于诸补药群众之中，则亦不能泻矣。"《本草纲目》云："仲景地黄丸用茯苓、泽泻者，乃取其泻膀胱之邪气，非引接也。古人用补药必兼泻邪，邪去则补药得力，一辟一阖，此乃玄妙。后世不知此理，专一于补，所以久服必致偏胜之害也！"《本草新编》云："如肾中有水湿之气，乃所食水谷不化精而化火，此火非命门之真火，乃湿热之邪火。邪火不去，则真火不生，真火不生，乃真水不生也。泽泻善泻肾中邪火，泻邪火，即所以补真水也。"又云："泽泻在五苓散中，逐邪火而存真水，火去乃水自升，水升乃津液自润，津液润，而灌注于肾宫。"《本草通玄》云："盖相火妄动而遗泄者，得泽泻清之，而精自藏。"综上所述，泽泻主入肾、膀胱经，功善行水，长于泻水盛，宜与补剂同用，补泻相辅，相和相济，泽泻之泻，使邪去而补药得力，配伍后可用于治疗多种水湿内停证。

4. 关于泽泻昏目之说

《神农本草经疏》云："泽泻，《本经》及《药性论》《日华子》皆曰：补虚损五劳，久服耳目聪明，不饥延年；及《仙经》：断谷，肾虚精自出，补女人血海，令人有子等条，则悖谬之谈，文不属理，非神农氏之言明矣。扁鹊云：多服病人眼，乃为确论也。泽泻善逐水病，人无湿无饮而阴虚，及肾气乏绝，阳衰精自流出，肾气不固，精滑目痛，虚寒作泄等候，法咸禁用。误犯令人虚极。"《本草蒙筌》云："泽泻，多服虽则昏目，暴服亦能明目。其义何也？盖味咸能泻伏水，则胞中留久陈积之物由之而去也。泻伏水，去留垢，故明目；小便利，肾气虚，故昏目。二者不可不知。"《本草纲目》云："泽泻气平，味甘而淡。淡能渗泄，气味俱薄，所以利水而泄下。脾胃有湿热，则头重而目昏耳鸣。泽泻渗去其湿，则热亦随去，而土气得令，清气上行，天气明爽，故泽泻有养五脏、益气力、治头旋、聪明耳目之功。若久服，则降令太过，清气不升，真阴潜耗，安得不目昏耶？"《本草新编》云："惟肾气乏绝，阳衰流精，肾气不固，精滑目痛，不可单服泽泻，以虚其虚，若入于群补肾药中，又正无害也。"泽泻利水渗湿，补泻相辅，去留垢以明目；但若无湿无饮而肾虚者不宜用，不宜多用、久用，以防昏目。

5. 关于泽泻启水阴之气、上滋中土之说

《神农本草经百种录》云："泽泻乃通利脾胃之药，以其淡渗能利土中之水，水去则土燥而气充，脾恶湿故也。但气湿必自膀胱而出，泽泻能下达膀胱，故又为膀胱之药。"《本草崇原》云："气味甘寒，能启水阴之气上滋中土。"《本草问答》云："泽泻生于根下，则化气上行，引肾阴以达于上。"《本草述钩元》云："入水脏，为逐湿行水之捷药。然咸得有甘，此濒湖所谓淡渗之药，皆上行而后下降者也。其能起阴气者，以人身有真水、有凡水，真水能化元气，元气能化凡水。如中焦阳衰，则凡水不能化液以为病，凡水不能化液，是亦病于真水不能化元气也，是亦三焦膀胱病于阴气不起也，故行水除湿，即所以升阳而起阴，其能渗湿热者。"

知 母

【来源】为百合科植物知母的干燥根茎。

【性味归经】味苦、甘，性寒，归肺、胃、肾经。

【功能主治】清热泻火，滋阴润燥。用于外感热病，高热烦渴，肺热燥咳，骨蒸潮热，内热消渴，肠燥便秘。

【性能特点】本品苦甘寒而质润，苦寒清热泻火，甘寒生津润燥，入肺、胃、肾三经。上能清肺润肺，中能泻胃生津，下能滋肾降火。《本草纲目》云："知母之辛苦寒凉，下则润肾燥而滋阴，上则清肺金而泻火，乃二经气分药也。"既能清肺胃而泻实火，又善除骨蒸而退虚热，泻火之中长于清润，故火热内盛而津已伤者尤为适宜。不仅为治温热病气分实热证要药，亦为肺热燥咳、阴虚消渴、骨蒸潮热等证常用之品。

【用法用量】煎服，9~15g。

【使用注意】脾胃虚寒，大便溏泄者慎用。

1.《名医别录》："多服令人泄。"

2.《神农本草经疏》："阳痿及易举易痿，泄泻，脾弱饮食不消化，胃虚不思食，肾虚溏泄等证，法并禁用。"

3.《本经逢原》："外感表证未除，泻痢燥渴忌之。脾胃虚热人误服，令人作泻减食，故虚损大忌。"

【从肾论治之本草集要】本草著作多云知母具有益精强阴，聪耳明目之效。

1.《神农本草经》："主消渴热中，除邪气，肢体浮肿，下水，补不足，益气。"

2.《药性论》："心烦躁闷，骨热劳往来，产后蓐劳，肾气劳，憎寒虚烦。"

3.《医学启源》："治足阳明火热，大补益肾水、膀胱之寒。"

【从肾论治药用拾璎】

丸剂

滋肾水，益元气，补下元不足，去膀胱积热。知母一两，黄柏、黄连各等分。上为末，水丸如梧桐子大。食前温水送下五十丸。（《普济方》）

治梦泄遗精。知母一两，黄柏（去皮）一两，滑石三两。上为末，白水和丸，空心温酒盐汤送下。（《普济方》）

【治未病功能】知母具有改善和治疗老年性痴呆、降低血清总胆固醇、降低甘油三酯、降低低密度脂蛋白、明显缩小动脉斑块面积、抑制血小板聚集、防止血栓形成、上调人体雌激素水平、改善因雌激素变化而出现的女性绝经后骨质疏松症等功能。

【按语】

论知母利水消肿之理

《神农本草经》曾言知母有"下水"的作用，可"除邪气肢体浮肿"，是指湿热水气而言，乃湿热相火有余，烁灼精气之候，故用此清热养阴，邪热去而正气复矣（《本经逢原》）。知母"下水"，所治病证已远不止肢体浮肿，还可用于带下、下痢、小便涩滞等症，均为火郁水阻，津失敷布，知母善泻有余之相火，使火郁得开，水湿得除，而治水肿。治"阴虚火旺，小便癃闭，淋浊疼痛"。知母善除下焦湿热，既非滑石淡渗利湿，亦非黄柏苦寒燥湿，而是通过治"火之阻"，达到治"水之阻"的目的。

狗　脊

【来源】为蚌壳蕨科植物金毛狗脊的干燥根茎。

【性味归经】味苦、甘，性温。归肝、肾经。

【功能主治】祛风湿，补肝肾，强腰膝。用于风湿痹痛，腰膝酸软，下肢无力。

【性能特点】本品苦甘温，入肝、肾经。苦温能温散风寒湿邪，甘温以补肝肾，强腰膝，坚筋骨，能行能补，用于肝肾不足，兼有风寒湿邪之腰痛脊强，不能俯仰者最为适宜；也常用于肝肾不足，腰膝酸软，下肢无力。又有温补固摄作用，用于肾虚不固之尿频、遗尿，白带过多。

【用法用量】煎服，6~12g。

【使用注意】肾虚有热，小便不利，或短涩黄赤者慎服。

1.《神农本草经疏》："肾虚有热，小水不利，或短涩赤黄，口苦舌干，皆忌之。"

2.《本草汇言》："如肾虚有蓄热，肝虚有郁火，精亏血热，多欲断丧之人，以致已上诸疾，或小水不利，或短涩赤黄，口苦舌燥者，皆忌用之。"

【从肾论治之本草集要】本草著作多云狗脊具有补肝肾，强筋骨之效。

1.《神农本草经》："主腰背强，关机缓急，周痹，寒湿膝痛。颇利老人。"

2.《名医别录》："疗失溺不节，男子脚弱腰痛，风邪淋露，少气目暗，坚脊利俯仰，女子伤中关节重。"

3.《本草纲目》："强肝肾，健骨，治风虚。"

【从肾论治药用拾璎】

丸剂

治五种腰痛，轻身，利脚膝。狗脊二两，萆薢（锉）二两，菟丝子（酒浸三日，曝干别捣）一两，上药捣罗为末。炼蜜和丸，如梧桐子大。每日空心及晚食前服三十丸，以新萆薢渍酒二七日，取此酒下药。（《太平圣惠方》）

【治未病功能】狗脊具有增加骨量、刺激骨形成、抗癌等功能。

【按语】

关于狗脊补肾养血气之说

缪希雍《神农本草经疏》云："狗脊，苦能燥湿，甘能益血，温能养气，是补而能走之药也，入足少阴。肾主骨，骨者肾之余也。肾虚则腰背强,机关有缓急之病,滋肾益气血,则腰背不强,机关无缓急之患矣。周痹寒湿膝痛者,肾气不足,而为风寒湿之邪所中也。兹得补则邪散痹除而膝亦利矣。老人肾气衰乏,肝血亦虚,则筋骨不健,补肾入骨,故利老人也。失溺不节,肾气虚脱故也。经曰:腰者肾之府,动摇不能,肾将惫矣。此腰痛亦指肾虚而为湿邪所乘者言也。气血不足,则风邪乘虚客之也,淋露者,肾气与带脉冲任俱虚所致也。少气者,阳虚也。目得血而能视,水旺则瞳子精明。肝肾俱虚故目暗。女子伤中,关节重者,血虚有湿也。除湿益肾,则诸病自瘳,脊坚,俯仰利矣。"

黄　精

【来源】为百合科植物滇黄精、黄精或多花黄精的干燥根茎。

【性味归经】味甘,性平。归脾、肺、肾经。

【功能主治】补气养阴,健脾,润肺,益肾。用于脾胃气虚,体倦乏力,胃阴不足,口干食少,肺虚燥咳,劳嗽咳血,精血不足,腰膝酸软,须发早白,内热消渴。

【性能特点】本品甘平质滋润,入肺、脾、肾经。既能滋肾阴、润肺燥,又能补脾阴,益脾气。治阴虚燥咳,劳嗽久咳,用之能滋肾阴、润肺燥而止咳;治脾胃虚弱之证,能补气而益阴;治肾经亏虚,腰膝酸软,头晕之证,用之能补肾而益精;治肾经亏虚,阴液不足之消渴证,用之又有补虚而止渴之效。因性质平和,作用缓慢,故多作久服滋补之品。

【用法用量】煎服,9～15g。

【使用注意】中寒泄泻,痰湿痞满气滞者禁服。

1.《本经逢原》:"阳衰阴盛人服之,每致泄泻痞满。"

2.《玉楸药解》:"黄精助湿,湿旺者不宜。"

3.《得配本草》:"气滞者禁用。"

4.《本草正义》:"胃纳不旺者,亦必避之。"

【从肾论治之本草集要】本草著作多云黄精补肾填精,壮元阳,具有轻身延年、坚强骨体、乌发固齿之效。

1.《名医别录》："主补中益气，除风湿，安五脏。久服轻身延年不饥。"

2.《道藏神仙芝草经》："宽中益气，五脏调良，肌肉充盛，骨体坚强，其力倍，多年不老，颜色鲜明，鬓白更黑，齿落更生。"

3.《滇南本草》："补虚添精。"

4.《本草蒙筌》："壮元阳。小儿羸瘦多啖弥佳。"

【从肾论治药用拾璎】

1. 冲服

黄精根茎不限多少，细锉，用流水焯去苦汁，九蒸九曝，食之；或阴干捣末，每日水调服，不拘多少，一年内变老为少。(《太平圣惠方》)

补肝气，明目。黄精（和蔓菁子水蒸九次，曝干）二斤，蔓菁子（以水淘净）一斤。上药，捣细罗为散。每服空心以粥饮调二钱，日午晚食后，以温水再调服。(《太平圣惠方》)

2. 酒剂

壮筋骨，益精髓，变白发，治百病。黄精、苍术各四斤，枸杞根、柏叶各五斤，天门冬三斤。煮汁一石，同曲十斤，糯米一石，如常酿酒饮。(《本草纲目》)

【治未病功能】黄精具有降血糖、降血脂、抗肿瘤、增加冠脉流量、降血压、减轻冠状动脉粥样硬化、提高机体免疫力、抗衰老等功能。

【按语】

1. 关于黄精补益作用之演变

黄精首载于《名医别录》，列为上品，谓其"主补中益气，除风湿，安五脏，久服轻身延年"，即首先认识了本品"补中益气"的重要功效。《本草经集注》《图经本草》《食疗本草》及其同时代的方书之中，仍以之作滋补脾胃，益寿延年之用。明代《滇南本草》言其"补虚添精"，《本草纲目》又谓其"补诸虚，止寒热，填精髓"，由此明确了本品补肾填精的功效。清代对本品补阴的认识有所深入，《本草便读》云"此药味甘如饴，性质平润，为补养脾阴之正品"，《本经逢原》则进一步指出："黄精为补中宫之胜品，宽中益气，使五脏调和，肌肉充盛，骨髓坚强，皆是补阴之功。"后世关于黄精补阴的认识，主要即源于此。

2. 关于黄精补虚治未病与炮制之关系

2010 年版《中华人民共和国药典》收载有生黄精和酒黄精（酒蒸或酒炖）。如《医林纂要》言："生黄精，实有辛茭之味，戟人喉吻，惟蒸晒久，庶几补养滋肾耳。"《食疗本草》谓："蒸之，若生则刺人咽喉，曝使干，不尔朽坏。"黄精若未经炮制，大量的黏液质未被破坏，将会刺激咽喉。可见，酒黄精的补益作用优于生黄精。

菟丝子

【来源】为旋花科植物南方菟丝子或菟丝子的干燥成熟种子。

【性味归经】味辛、甘，性平。归肝、脾、肾经。

【功能主治】补益肝肾，固精缩尿，安胎，明目，止泻；外用消风祛斑。用于肝肾不足，腰膝酸软，阳痿遗精，遗尿尿频，肾虚胎漏，胎动不安，目昏耳鸣，脾肾虚泻；外用可治疗白癜风。

【性能特点】本品辛、甘、平，归肝、脾、肾经，为平补肝肾脾之良药，且温而不燥。既功能补肾阳，又功能益阴精，还能固精缩尿，安胎，明目，止泻。善治肾阳虚证，又善治肝肾不足证，还可用于治疗脾肾虚泻。外用尚祛风消斑，用于治疗白癜风。

【用法用量】煎服，6 ~ 12g；或入丸、散。外用适量，研末调敷。

【使用注意】阴虚火旺、阳强不痿、大便燥结、小便赤涩者不宜用。

1.《本草经集注》："恶藋菌。""宜丸不宜煮。"

2.《千金要方》："忌兔肉。"

3.《神农本草经疏》："肾家多火，强阳不痿者忌之，大便燥结者亦忌之。"

4.《本草蒙筌》："研末为丸，不堪煎液。"

5.《得配本草》："孕妇、血崩、阳强、便结、肾脏有火、阴虚火动，六者禁用。"

【从肾论治之本草集要】本草著作多言菟丝子入肾经，为肾家药，益精髓，坚筋骨，固精缩尿，善治腰疼膝冷，茎中寒，精自出，溺有余沥，久服延年，明目，驻悦颜色。

1.《神农本草经》："主续绝伤，补不足，益气力，肥健，汁去面䵟，久服明目，轻身延年。"

2.《名医别录》："养肌，强阴，坚筋骨，主茎中寒，精自出，溺有余沥，口苦燥渴，寒血为积。"

3.《药性论》："治男子女人虚冷，添精益髓，去腰疼膝冷，久服延年，驻悦颜色，又主消渴热中。"

4.《日华子本草》："补五劳七伤，治鬼交泄精。"

5.《本草备要》："平补三阴，甘辛和平。凝正阳之气，入足三阴。强阴益精，温而不燥，不助相火。治五劳七伤，精寒淋沥，口苦燥渴，祛风明目，补卫气，助筋脉，益气力，肥健人。"

6.《本经逢原》："其功专于益精髓，坚筋骨，止遗泄，主茎寒精出，溺有余沥，去膝胫酸软、老人肝肾气虚腰痛膝冷。"

【从肾论治药用拾璎】

1.丸剂

主男子阴痿不起，女子带下，便溺不利。菟丝子末、雀卵白、天雄末，为丸，空心酒下五丸。(《食疗本草》)

菟丝子先用水洗去砂，次以酒渍杵烂，捏成薄饼，向日曝干。研末为丸，不堪煎液。益气强力，补髓添精。虚寒膝冷腰疼，正宜多服；鬼交梦遗精泄，勿厌频吞。肥健肌肤，坚强筋骨。服之久久，明目延年。(《本草蒙筌》)

气虚瞳子无神者，以麦门冬佐之，蜜丸服效。(《本经逢原》)

治阳气虚损。菟丝子、熟地黄等分，为末。酒糊丸梧子大，每服五十丸。气虚，人参汤下；气逆沉香汤下。(《简便方》)

治思虑太过，心肾虚损，真阳不固，渐有遗沥，小便白浊，梦寐频

泄。菟丝子五两，白茯苓三两，石莲肉二两，为末。酒糊丸梧子大，每服三五十丸，空心盐汤下。(《太平惠民和剂局方》)

治丈夫腰膝积冷痛，或顽麻无力。菟丝子一两，牛膝一两，同浸于银器内，用酒过一寸，五日曝干，为末。将原浸酒，再入少醇酒作糊，和丸如梧桐子大，空心酒下二十丸。(《肘后备急方》)

2. 散剂

菟丝用苦酒浸二日，漉出，以黄精自然汁相对，浸一宿。至明，用微火煎至干。入白中，烧热铁杵，一去三千余杵，成粉用之。(《雷公炮炙论》)

菟丝子，仙方多单服者，取实酒浸，曝干，再浸又曝，令酒尽，筛末，酒服。久而弥佳，兼明目。其苗生研汁，涂面斑，神效。(《本草图经》)

以温水淘去沙泥，酒浸一宿，曝干捣之。不尽者，再浸曝捣，须臾悉细。又法：酒浸四五日，蒸曝四五次，研作饼，焙干再研末。(《本草纲目》)

3. 煎服

日夜梦精频泄者，用菟丝子三两，水十碗，煮汁三碗，分三服，早、午、夜各一服即止，且永不再遗。(《本草新编》)

用一味至二两，煎汤服，则阳坚而不泄矣。(《本草新编》)

【治未病功能】菟丝子具有抗衰老、抗氧化、增强性腺功能、促进造血、增强免疫力、改善心脏血流动力学、防止心肌缺血、降血压、降低心肌耗氧量、减慢心率、抑制血小板聚集、抗肿瘤、防治肝损伤、促进骨形成、抗突变等功能。

【按语】

1. 关于菟丝子为补脾、肾、肝三经要药之说

《神农本草经疏》云："(菟丝子)为补脾、肾、肝三经要药。主续绝伤，补不足，益气力。肥健者，三经而俱实，则绝伤续而不足补矣。脾统血，合肌肉而主四肢，足阳明、太阴之气盛则力长而肌健，补脾故

养肌，益肝肾故强阴、坚筋骨。暖而能补肾中阳气，故主茎中寒，精自出，溺有余沥。口苦燥渴者，脾肾虚而生内热，津液因之不足也。二脏得补则二病自愈。寒血为积者，劳伤则血瘀，阳气乏绝则内寒，血随气行，气弱不能统血以行，久而为积矣。凡劳伤皆脾肾肝三脏主之。肝脾气王则瘀血自行也。久服明目轻身延年者，目得血而能视，肝开窍于目，瞳子神光属肾，肝肾实则目自明，脏实精满则身自轻，延年可必矣。"劳伤多脾、肾、肝三脏主之，菟丝子辛、甘，平，归肝、肾、脾，为平补肝、肾、脾之良药，故本品可以用于治疗肝肾不足之目暗昏花和脾肾两虚之泄泻等虚损病症。

2. 关于菟丝子之辛润

《神农本草经疏》云："菟丝子，君，禀春末夏初之气以生，凝乎地之冲气以成，感秋之气而实。故《本经》言其味辛平，《别录》益之以甘者，正雷公所谓禀中和凝正阳之气而结者也。其为无毒明矣。五味之中，惟辛通四气，复兼四味。经曰：肾苦燥，急食辛以润之，菟丝子之属是也，与辛香燥热之辛，迥乎不同矣，学者不以辞害义可也。"《本草征要》云："雷公云：禀中和之性，凝正阳之气，肾脏得力，则绝伤诸症愈矣。主口苦燥渴者，水虚则内热津枯，辛以润之，二证俱安也。"菟丝子味辛为甚，却与辛香燥热之辛不同，《内经》曰："辛以润之。"本品味辛能润，有润养作用，可以滋养补肾。

3. 关于菟丝子之平

《药论》云："此药补而不峻，温而不燥，故虚可补，实可泻，寒可温，热可凉，温可燥，燥可润。非若黄柏、知母之性苦寒不温而泻肾经之气，非若肉桂、益智之性辛温不凉而动肾经之燥，非若苁蓉、锁阳之性甘咸滞气而生肾经之湿。"《本草求真》云："菟丝子温而不燥，补而不滞，得天地中和之气，故书称为补髓添精，强筋健骨，止遗固泄，暖腰温膝，明目祛风……菟丝气味甘平而不重降耳。"菟丝子性平，具有平补肾阴肾阳之特点。

4. 关于菟丝子止梦遗和强阳不倒之说

《本草新编》云："夫菟丝子实不止治梦遗也，更能强阳不倒。"又云："此乃心、肝、肾三经齐病，水火两虚所致。菟丝子正补心、肝、肾之圣药，况又不杂之别味，则力尤专，所以能直入三经以收全效也。"又云："菟丝子能安心君之神，更能补益心包络之气，是君火与相火同补，阳安有不强者乎。况菟丝子更善补精髓，助阳之旺，又不损阴之衰，此强阳不倒之可以无虞，而不至有阴虚火动之失也。"菟丝子为补脾、肾、肝三经要药，可以用于防治阳痿、早泄、梦遗等症。

5. 关于菟丝子阴阳之说

《雷公炮制药性解》云："雷公云：菟丝子禀受中和，凝正阳气，故宜入补少阴，温而不燥，不助相火，至和至美之剂，宜常用之。"《本草述钩元》云："禀中和以凝正阳之气，故偏补人卫气，助人筋脉，专主腰膝。"又云："菟丝感于浮长之阳，而归于降收之阴，故能益肾气。大都肾阳不足，能助阳味以化阴而益气；肾阴不足，更能助阴味以化阳而益精。"又云："而甄权所谓添精髓者也，且其味由辛而甘，从天之阳而降，其气率归于阴，故主治在肾居多。至又补肝脏风虚，与补脾气者，以归于阴则又即化阳。"菟丝子性平，功能益精气，为平补肾阴肾阳之良药，为补脾、肾、肝三经要药，临床治疗肾阴虚和肾阳虚证，均可配伍使用菟丝子。

蛇床子

【**来源**】为伞形科植物蛇床的干燥果实。

【**性味归经**】味辛、苦，性温。有小毒。归肾经。

【**功能主治**】温肾壮阳，燥湿祛风，杀虫止痒。用于肾虚阳痿，宫冷不孕，阴痒带下，湿疹瘙痒，湿痹腰痛。

【**性能特点**】本品辛、苦，温。有小毒。归肾经。本品苦能除湿，温能散寒，辛能润肾，辛温散寒以助阳，苦温燥湿以杀虫，故内服能温肾助阳，治肾虚腰痛，阳痿，宫冷不孕。外用能燥湿杀虫，治阴痒带下，尤为治外阴瘙痒及皮肤瘙痒要药，是皮肤及妇科病的常用药。

【用法用量】煎服，3～10g；或入丸、散剂。外用适量，多煎汤熏洗，或研末调敷；亦可做成坐药、栓剂。

【使用注意】下焦有湿热，或肾阴不足，相火易动以及精关不固者忌服。

1.《本草经集注》："恶牡丹、巴豆、贝母。"

2.《神农本草经疏》："肾家有火及下部有热者勿服。"

3.《本经逢原》："肾火易动，阳强精不固者勿服。"

4.《药义明辨》："肝肾有湿热者忌之。"

【从肾论治之本草集要】本草著作多云蛇床子能温肾壮阳，亦有关于益阴，补中气之述。

1.《神农本草经》："主妇人阴中肿痛，男子阳痿湿痒，除痹气，利关节，治癫痫，恶疮。"

2.《名医别录》："主温中下气，令妇人子脏热，男子阴强，久服好颜色，令人有子。"

3.《药性论》："治男子、女人虚，湿痹，毒风，去男子腰痛。浴男女阴，去风冷。大益阳事。主大风身痒，煎汤浴之差。疗齿痛及小儿惊痫。"

4.《日华子本草》："治暴冷，暖丈夫阳气，助女人阴气，扑损瘀血，腰胯疼，阴汗，湿癣，四肢顽痹，赤白带下，缩小便。"

5.《本草纲目》："蛇床乃右肾命门、少阳三焦气分之药，神农列为上品，不独补助男子，而又有益妇人。"

【从肾论治药用拾璎】

1. 糊丸

治阳痿不起。蛇床子、菟丝子、五味子各等分。上三味，末之，蜜丸如梧子。饮服三十丸，日三。（《千金要方》）

2. 散剂

治妇人白带，脐腹冷痛，面色萎黄，日渐虚困。蛇床子一两，白芷

一两，捣细末为散，每于食前以粥饮调下二钱。(《普济方》)

3. 熬膏

治肾阳亏虚之阳痿不育，女性宫寒不孕。取雀肉和蛇床子熬膏，和药丸服。(《本草图经》)

4. 外用

治妇人子脏偏寒，冷结无子。蛇床子、芫花各等分，研末，取枣大纱囊盛，如小指长。纳阴中，避风冷。(《妇人大全良方》)

治阴痿，阳事不举。蛇床子半两，细辛半两，藁本半两，吴茱萸半两，小椒半两，枯矾半两，紫梢花半两。上为细末。每用药末半两，加水三碗，煎至二碗，临卧稍热淋渫。(《御药院方》)

妇人阴寒，温阴中坐药。蛇床子为末，加白粉少许，和合相得，丸如枣大，绵裹纳之，自然温。(《金匮要略》)

【治未病功能】蛇床子具有抗微生物、杀寄生虫、杀灭阴道滴虫、扩张血管、降低血压、调节心律失常、增强非特异性免疫等功能，且具有性激素样作用。

【按语】

1. 关于蛇床子之毒

《神农本草经》首载本品的性能时，未明确标有毒或无毒。而《名医别录》明确指出该品"辛、甘，无毒"。但《药性论》《本草纲目》均谓其有小毒，且近代《中药志》及某些地方中草药手册亦言其有毒。据现代临床应用，有报道服蛇床子后出现不良反应。内服蛇床子总香豆素后，少数患者有轻微口干、思睡及胃部不适的反应。另有报道，外搽蛇床子与百部配伍的煎液，少数患者出现皮肤潮红、剧痒等症状。而毒性实验表明，本品没有明显毒副反应和脏器损害。上述口干、皮肤潮红等症状，实为蛇床子的温热性反应，抑或是个别过敏体质表现。只要辨证准确，注意该品的用量和温热药性，不论内服、外用，不会有太大的毒副反应。即使有不适反应，停药后上述症状可自行消失。故在使用蛇床子时，可以灵活认识其毒性。

2. 关于蛇床子的归经

关于蛇床子的归经,《雷公炮制药性解》谓"入肺、肾二经";《本草汇言》言其入"手少阳、足厥阴经";《本草再新》载其"入脾、肾经"。综上,虽有入肺、脾、手少阳三焦、足厥阴肝经等不同说法,但该品归肾经则无异议。入肺经之说,可能因肺主皮毛,该品燥湿止痒治皮肤湿痒诸疾而言之。脾主运化水湿,三焦又为决渎之关,与水液代谢密切相关。脾和三焦功能障碍,水湿内生,本品又燥湿,治湿邪为患之病证,而标入脾、手少阳三焦经。至于入足厥阴肝经者,或许因该品治阴部瘙痒、湿疹及肿胀等,多为肝经循行之处,故而言之。以上说法,仅是根据该品某种功效及治疗病证与肺、脾、三焦、肝经有着间接联系,并无多大直接关系。故在该药性能部分未标注归肺、脾、手少阳、足厥阴经,仅言归肾经。综上所述,该品主要具有温补肾阳,治肾阳虚衰诸证之功用,其效用与作用部位直接相关,故主入肾经。

淫羊藿

【来源】为小檗科植物淫羊藿、箭叶淫羊藿、柔毛淫羊藿,或朝鲜淫羊藿的干燥叶。

【性味归经】味辛、甘,性温。归肝、肾经。

【功能主治】补肾阳,强筋骨,祛风湿。用于肾阳虚衰,阳痿遗精,筋骨痿软,风湿痹痛,麻木拘挛。

【性能特点】本品辛、甘、温,归肝、肾经。甘温能温肾壮阳,具有"专壮肾阳"之功,故"真阳不足者宜之"。补益肝肾以强壮筋骨,故有"补腰膝""坚筋骨"之功。又辛温可祛风除湿,"治一切冷风劳气"。所以,本品既能内壮肾阳而强筋健骨,又能外散风湿而通痹止痛,适用于肾阳虚男子阳痿,女子不孕以及风寒湿痹痛等证。

【用法用量】煎服,6~10g。亦可浸酒、熬膏或入丸、散剂。

【使用注意】本品药性较温燥,易伤阴助火,对于相火妄动,阳事易举者忌用。

1.《神农本草经疏》："虚阳易举，梦遗不止，便赤口干，强阳不痿并忌之。"

2.《本草征要》："淫羊藿补火，相火易动者远之。"

3.《名医别录》："丈夫久服，令人无子。"

【从肾论治之本草集要】本草著作多言淫羊藿具有补肾中阳气，有强筋骨、益气力、兴阳道之效。

1.《神农本草经》："主治阴痿绝伤，茎中痛，利小便，益气力，强志。"

2.《名医别录》："坚筋骨，消瘰疬，赤痈。下部有疮，洗，出虫。"

3.《日华子本草》："治一切冷风劳气，补腰膝，强心力，丈夫绝阳不起，女人绝阴无子，筋骨挛急，四肢不任，老人昏耄，中年健忘。"

4.《本草蒙筌》："治男子绝阳不兴，治女人绝阴不产。"

【从肾论治药用拾璎】

泡酒

益丈夫，兴阳，理腿膝冷。淫羊藿一斤，酒一斗，浸经二日，饮之佳。(《食医心镜》)

治偏风，手足不遂，皮肤不仁。仙灵脾一斤，细锉，以生绢袋盛，于不津器中，用无灰酒二斗浸之，以厚纸重重密封，不得通气，春夏三日，秋冬五日。每日随性暖饮之，常令醺醺，不得大醉。(《太平圣惠方》)

【治未病功能】淫羊藿具有雄性激素样作用，可改善心功能、镇静、降血压、降血脂、降血糖、抗炎、抗病原微生物、抗惊厥、清除体内自由基、抗氧化、抗衰老、调节免疫力等功能。

【按语】

1.关于淫羊藿之药性

《神农本草经》谓其性寒，《药性论》载其性平。而《本草纲目》明确指出："淫羊藿，性温不寒，能益精气，真阳不足者宜之。"根据其温肾助阳之效，其后的大多数本草著作均认为淫羊藿为温性。如《神农本草经疏》谓："淫羊藿，其气温而无毒。《本经》言其寒者，误也。辛以润肾，甘温益阳气，故主阴萎绝阳，益气力，强志。"充分阐释了该药物的功效与药性的关系。故在此，亦标淫羊藿为温性。

2. 关于淫羊藿不独益肾壮阳之说

《神农本草经》载其"主阴萎绝伤，茎中痛，利小便，益气力，强志。"而后《名医别录》明确指出其能"坚筋骨"。其后《日华子本草》补充该品治"治一切冷风劳气，补腰膝……筋骨挛急，四肢不任，老人昏耄，中年健忘"。明确其能治疗腰膝、筋骨、四肢的作用。《医学入门》增其"治偏风手足不遂，四肢肌肤不仁。"而《本草求真》谓"一味仙灵脾酒，为偏风不遂之要药"。早在《太平圣惠方》中，即载单用本品酒浸饮服，治偏风，手足不遂。故而本品不仅能内补肾中阳气，又能外祛经络中的风湿邪气，从而能够治疗风湿痹证及中风偏瘫。然其所治之证当为实证，虚则不可。如《本草正义》所说"不独益肾壮阳，并能通行经络，祛除风寒湿痹"，"仙灵脾酒，止可治寒湿痹之不遂，并不能治气血两虚之不遂，而血冲脑经之不遂，更万万不可误用。"

锁　阳

【来源】为锁阳科植物锁阳的干燥肉质茎。

【性味归经】味甘，性温。归肝、肾、大肠经。

【功能主治】补肾阳，益精血，润肠通便。用于肾阳不足，精血亏虚，腰膝酸软，阳痿滑精，肠燥便秘。

【性能特点】本品甘温质润，归肝、肾、大肠经。能补肾阳，益精血，润肠通便。治肾阳不足，精血亏虚的阳痿、不孕、腰膝酸软、筋骨无力等症；老人肾阳不足，精血亏虚之肠燥便秘。又入肝经，肝主筋，兼润燥养筋，肝肾不足，腰膝痿软，筋骨无力者尤为多用。

【用法用量】煎服，5～10g；或入丸、散。

【使用注意】阴虚火旺，脾虚泄泻及实热便秘者禁服。长期食用，亦可致便秘。

1.《本草从新》："泄泻及阳易举而精不固者忌之。"

2.《得配本草》："大便滑，精不固，火盛便秘，阳道易举，心虚气胀，皆禁用。"

【从肾论治之本草集要】本草著作多云锁阳能补肾助阳，亦有关于润燥，固精，强阴益髓之述。

1.《本草衍义补遗》："补阴气，治虚而大便燥结用。"

2.《本草纲目》："大补阴气，益精血，利大便。润燥养筋，治痿弱。"

3.《本草原始》："补阴血虚火，兴阳固精，强阴益髓。"

4.《本草求真》："凡阴气虚损，精气衰败，大便燥结，治可用此为啖。"

【从肾论治药用拾璎】

1.散剂

取坚而肥者，烧酒浸七次，焙七次，为末服之，能益气。（《本草述钩元》）

2.熬膏

治阳弱精虚，阴衰血竭，大肠燥涸，便秘不运。锁阳三斤，清水五斗，煎浓汁二次，总和，以砂锅内熬膏，炼蜜八两收成，入磁瓶内收贮，每早、午、晚各食前服十余茶匙，热酒化服。（《本草切要》）

【治未病功能】锁阳具有促进性成熟、增加性行为、清除自由基、抗氧化、抗衰老、耐缺氧、抗应激、抗疲劳、增强免疫力、抗血小板聚集、抗癌、抑制艾滋病病毒的增殖等功能。

【按语】

1.关于锁阳性温体润之说

《本草求真》曰："锁阳专入肾，兼入大肠。本与苁蓉同为一类，甘咸性温，润燥养筋。凡阴气虚损，精气衰败，大便燥结，治可用此为啖，并代苁蓉煮粥弥佳。则知其性虽温，其体仍润，未可云为命门火衰必用之药也。故书有载大便不燥结者勿用。益知性属阴类，即有云可补阳，亦不过云其阴补而阳自兴之意，岂真性等附、桂而为燥热之药哉。"

综上所述，锁阳在补助肾阳的同时，亦有益精血的作用。其质地滋润，入大肠可通便。在补肾阳的同时，没有强烈的燥热之性。

2. 关于锁阳润肠通便之功效

有学者对锁阳润肠通便作用提出质疑。其认识有二：一为"锁阳入药最初，实乃肉苁蓉之混乱商品"。肉苁蓉为《神农本草经》记载的重要补肾药，最早产地为代郡雁门河西山谷，即今陕西、山西北部。由于需求增加和长久采掘，近处药源减少，渐趋远道求之。肉苁蓉在药市上紧缺，伪充之品应运而生，锁阳即属此列。通过实践，对锁阳本身的药用价值有了一定的认识，"但功能与效用仍有套用肉苁蓉的地方"。并指出"润肠通便"实乃肉苁蓉之功效，锁阳并不具有。其二，锁阳含鞣质约为21%，鞣质有涩肠之性，有学者亲见锁阳产区群众食用锁阳后引起大便秘结的事实，"证实锁阳的'润肠通便'与实际不符"。前述临床应用中，除引朱丹溪《本草衍义补遗》"虚人大便燥结者，啖之可代苁蓉"外，治疗便秘均不同程度通过配伍他药来实现润肠通便之效。如与肉苁蓉，或加蜂蜜制膏等，间接反映出锁阳润肠通便的作用有限。根据上述考证及事例，要全盘否定锁阳不具有润肠通便作用，尚有待深入研究。而有资料认为，本品具有润肠通便的药理作用。若以鞣质而论，其不是该品的唯一成分，此外尚含其他滋养成分。在何种情况下产生润肠通便之效，在何种状态下又致便秘，亦应通过临床与实验反复验之，再做结论。因此，应用锁阳治疗便秘时，配伍者为佳。

墨旱莲

【来源】为菊科植物鳢肠的干燥地上部分。

【性味归经】味甘、酸，性寒。归肝、肾经。

【功能主治】滋补肝肾，凉血止血。用于肝肾阴虚，牙齿松动，须发早白，眩晕耳鸣，腰膝酸软，阴虚血热吐血、衄血、尿血，血痢，崩漏下血，外伤出血。

【性能特点】本品甘酸寒，入肝肾。甘主补，酸主敛，寒清热，故能滋补肝肾之阴，长于乌髭发，且能凉血止血。多用于治疗肝肾阴虚之头晕目眩，须发早白及血热出血等症。

【用法用量】煎服，6～12g；或捣汁；或熬膏；或入丸、散。外用适量，捣敷；或捣绒塞鼻；或研末敷。

【使用注意】脾肾虚寒者慎服。

【从肾论治之本草集要】本草著作多云墨旱莲具有益肾阴，固齿，乌发之功，亦有济水火，交心肾之述。

1.《滇南本草》："固齿，乌须。"

2.《本草纲目》："乌须发，益肾阴。"

3.《本草集要》："疗溺血及肾虚变为劳淋。"

4.《医林纂要》："补心血，泻心火，济水火，交心肾。"

【从肾论治药用拾璎】

1. 丸剂

清上补下，又能变白为黑，理腰膝，壮筋骨，强阴不足，酒色痰火人服尤更奇效。冬至日取冬青不拘多少，阴干，以蜜酒拌透，盦一昼夜，粗布袋擦去皮，晒干，为末，新瓦瓶收贮。待夏至日取旱莲草数十斤，捣自然汁熬膏，和前药末为丸，如梧桐子大。每服百丸，临卧时酒送下。(《医便》二至丸)

虚损百病，久服发白再黑，返老还童。猪牙草（即旱莲蓬）取汁，桑椹子取汁，各以磁盘晒为膏，冬青子酒浸，九蒸九晒为末。上各等分，炼蜜为丸梧子大，每服六七丸，空心淡盐汤送下。(《简便单方》)

2. 散剂

牙齿不固。七月取旱莲草（连根）一斤，用无灰酒洗净。用青盐四两，食盐一两腌三宿，晒干。将无油锅内炒存性，把原汁渐倾入炒干为末，擦牙咽下亦妙。(《慈幼心书》固齿方)

【治未病功能】墨旱莲具有抑菌、保肝、增强免疫功能、抗诱变、止血等作用。还能促进毛发生长，使头发变黑。

【按语】

关于墨旱莲乌发宜与补肾药同用之说

陈士铎在《本草新编》中说："（旱莲草）虽能乌须发，然不与补肾之药同施，未见取效之捷。煎膏搽须发，亦必与五倍子、明矾为佳。世人动欲治发白，而不知其道，毋怪其不效也。夫须发之早白也，虽由肾水干燥，亦由于任督之空虚。任督之脉，上通于唇口之间，下入于腰脐之内。肾虚而任督之脉者，老年发白而须不白；中年发未白而须先白，任督之虚也。欲使已白者，重变为乌，必补任督，而更补肾也。然而补任督之药无多，仍宜补肾以生任督，盖任督原通于肾，故补肾而任督之气自生。旱莲草止能入肾，而不能入任督，又何能上达唇口哉。所以必宜与补肾之药同施，方有济耳。"

覆盆子

【来源】为蔷薇科植物华东覆盆子的干燥果实。

【性味归经】味甘、酸，性温。归肝、肾、膀胱经。

【功能主治】益肾固精缩尿，养肝明目。用于遗精滑精，遗尿尿频，阳痿早泄，目昏眼花。

【性能特点】本品酸甘温，入肝、肾、膀胱经，为能涩能补之品。既能固精缩尿，又可补益肝肾，用治肾虚遗精滑精、遗尿尿频、阳痿不孕等症；还能滋养肝肾，明目，治疗肝肾不足、目暗不明者。

【用法用量】煎服，6～12g。

【使用注意】肾虚有火，小便短涩者慎用。

1.《神农本草经疏》："强阳不倒者忌之。"

2.《本草汇言》："肾热阴虚，血燥血少之证戒之。"

3.《本草从新》："小便不利者勿服。"

【从肾论治之本草集要】本草著作云覆盆子具有益肾固精，补肝明目之效。

1.《名医别录》："主益气，轻身，令发不白。"

2.《药性论》："主男子肾精虚竭，女子食之有子。主阴痿，能令坚长。"

3.《雷公炮制药性解》："主肾伤精滑，阴痿不起，小便频数，补虚续绝，益气温中，安和五脏，补肝明目，黑发润肌，亦疗中风发热成惊，女子食之多孕，久服延年。"

【从肾论治药用拾璎】

1. 酒剂

治阳事不起。覆盆子，酒浸，焙研为末。每旦酒服三钱。（《濒湖集简方》）

2. 散剂

治膀胱虚冷，小便频数不禁。覆盆子（酒浸炒）四两，木通一两二钱，甘草五钱，共为末。每早晚三钱，白汤调送。（《本草汇言》引《寇氏本草》）

3. 丸剂

添精补髓，疏利肾气，不问下焦虚实寒热，服之自能平秘。旧称古今第一种子方。覆盆子（酒洗，去目）四两，枸杞子八两，菟丝子（酒蒸，捣饼）八两，五味子（研碎）二两，车前子（扬净）二两。上药，俱择精新者，焙晒干，共为细末，炼蜜丸，梧桐子大。每服，空心九十丸，上床时五十丸，百沸汤或盐汤送下，冬月用温酒送下。（《摄生众妙方》五子衍宗丸）

【治未病功能】覆盆子具有抗原发性肝癌、抗肾阳虚所致体重下降，对血清睾酮浓度降低、肾脏细胞缩小、胞浆减少、睾丸各级精母细胞数量减少等具有改善功能。

【按语】

1. 关于覆盆子固精缩尿之功

缪希雍《神农本草经疏》曰："覆盆子，其主益气者，言益精气也。肾藏精，肾纳气，精气充足，则身自轻，发不白也。苏恭主补虚续绝，强阴健阳，悦泽肌肤，安和脏腑。甄权主男子肾精虚竭，阴痿，女子食之有子；大明主安五脏，益颜色，养精气，长发，强志。皆取其益肾添精，甘酸收敛之义耳。"

2.关于覆盆子滋养真阴之说

《本草正义》谓："覆盆子为滋养真阴之药，味带微酸，能收摄耗散之阴气而生精液，故寇宗奭谓益肾缩小便，服之当覆其溺器，语虽附会，尚为有理。《本经》主安五脏，脏者阴也。凡子皆坚实，多能补中，况酸收之力，自能补五脏之阴而益精气。凡子皆重，多能益肾，而此又专入肾阴，能坚肾气，强志倍力有子，皆补益肾阴之效也。《别录》益气轻身，令发不白，仍即《本经》之意。惟此专养阴，非以助阳，《本经》《别录》并未言温，其以为微温微热者，皆后人臆测之辞，一似凡补肾者皆属温药，不知肾阴肾阳，药物各有专主，滋养真阴者，必非温药。"

木 部

女贞子

【来源】为木犀科植物女贞的干燥成熟果实。

【性味归经】味甘、苦，性凉。归肝、肾经。

【功能主治】滋补肝肾，明目乌发。用于肝肾阴虚，眩晕耳鸣，腰膝酸软，须发早白，目暗不明，内热消渴，骨蒸潮热。

【性能特点】本品味甘苦，性凉，归肝、肾经，能补肾水而益肝阴，真阴足而能上荣于头目，而明目乌发，故善于治疗肝肾阴液不足所致的眩晕耳鸣、须发早白、目暗不明等证。补中有清，益肝肾之阴而清虚热，用于治疗阴虚内热之骨蒸潮热及消渴等。

【用法用量】煎服，6～12g。亦可熬膏或入丸剂。外用适量。

【使用注意】脾胃虚寒泄泻者、阳虚者不宜服用。

1.《神农本草经疏》："当杂保脾胃药及椒红温暖之类同施，不则恐有腹痛作泄之患。"

2.《本草汇言》:"如命门火衰,肾间阳气虚而脾胃薄弱,饮食不增,腹痛泄泻者,又当禁用。"

3.《得配本草》:"脾胃虚寒,肾阳不足,津液不足,内无虚热,四者禁用。"

【从肾论治之本草集要】本草著作多云女贞子具有滋补肝肾阴液,清虚热,乌发,明目,强健腰膝之效。

1.《神农本草经》:"主补中,安五脏,养精神,除百疾,久服肥健,轻身不老。"

2.《本草纲目》:"强阴,健腰膝,变白发,明目。"

3.《本草正》:"养阴气,平阴火,解烦热骨蒸,止虚汗消渴及淋浊崩漏,便血尿血,阴疮痔漏疼痛。亦清肝火,可以明目止泪。"

4.《得配本草》:"能黑须发,善行水,乃补肾补脾之力也。"

【从肾论治药用拾璎】

1. 糊丸

女贞子不拘多少,粗布袋,锉去皮,晒干为度。候有旱莲草出时,多取数石,洗净,捣汁,拌匀。初伏时晒干二三次,照此法制之,为末,又用旱莲草汁为丸,桐子大。每服一百丸,臂力倍增,须发转白为黑,强阴不走。(《经验良方全集》)

降火清目,补肾健步。何首乌一斤,用料豆一升合煮,晒干。桑叶二斤,陈酒拌透,晒干。女贞子半斤,芝麻半斤,共研末,炼蜜为丸桐子大。每服三钱,空心白汤下。(《寿世编》)

2. 熬膏

治心血、肾水不足及诸虚。女贞子、玉竹、枸杞、龙眼肉、核桃肉各一斤,砂锅内多次水煎,一汁、二汁、三汁合熬,用文武火,俟滴水成珠,加白蜜一斤,再熬成膏,瓷瓶收贮。每日早晚,滚水调服三钱。(《惠直堂经验方》)

【治未病功能】女贞子具有抗炎、抑菌、保护肝脏、升高白细胞、增强非特异性免疫、免疫调节、降血糖、降血脂、抗衰老、调节内分泌、抗肿瘤、促毛囊生长等功能。

【按语】

1. 关于女贞子之药性

对于女贞子的药味通常都认为其具有苦味和甘味，在众多本草书籍中都有所记载，已经被人们所公认。但对于其药性，则有不同的认识。《神农本草经》谓其性"平"，其后像《本草经集注》《新修本草》《证类本草》等主流综合本草书籍都认为其性"平"。而《本草纲目》却提出女贞子性"温"，且《本草易读》与之观点相同。亦有一些认为女贞子性"寒凉"，如《本草正》谓其"性凉"，《本经逢原》谓其"微寒"，《本草述钩元》谓其"气寒"，查诸本草书籍，清代以降大多数都认为本品药性"寒凉"，且有很多医家驳斥李时珍的观点。如苏廷琬在《药义明辨》中谓：《纲目》云温者，误。此味为少阴之精，盖纯乎阴者也，岂得有温之性哉。"目前2010年版《中华人民共和国药典》及《中华本草》等权威著作都载其药性为"凉"。另一方面，《本经逢原》云："女贞……寒滑，脾胃虚人服之，往往减食作泻。"从前人对其不良反应的认识，也反证了本品的寒凉之性，故对本品药性的认识应为"凉"。

2. 关于女贞子宜入丸剂之说

清代《本草新编》对女贞子的用法有相当深的认识，认为其"近人多用之，然其力甚微，可入丸以补虚，不便入汤以滋益……然亦为丸则验，不可责其近效也。"又云"缓则有功，而速则寡效"。可见其强调本品宜久服方见其功，其次认识到女贞子入药以丸剂为宜。现代研究表明，女贞子的主要成分为齐墩果酸，而其生品及其酒蒸品的水浸液均不含此成分，而经水浸的残渣则含有齐墩果酸，依此说明女贞子的主要成分齐墩果酸不溶于水，故入煎剂会影响其药效。这一研究结果说明，古人提出女贞子以入丸剂为宜，是有一定道理的。实际上，从古方的应用看，女贞子入药确以丸剂应用居多，如应用最多的二至丸、首乌延寿丹。但是，目前临床上应用女贞子时仍以入煎剂居多，此种应用形式似为不妥，故在临床应用时应进一步探讨。

3. 关于女贞子养血之说

《本草纲目》云女贞子"强阴，健腰膝，明目"，概述了其主要功效。关于女贞子的养血补血作用，在历代本草著作中亦有不少记述，如《本草蒙筌》谓其"多服补血祛风"，《神农本草经疏》谓其"凉血，益血"。至于临床应用中，女贞子对于肝肾阴虚，精血亏乏所致腰膝酸软、须发早白、视物不清等症的治疗作用，历来多是从其滋补肝肾之阴的角度加以认识，极少提及养血之功。而现代药理研究则充分证实，女贞子有显著的升高血白细胞的作用，对造血功能亦有促进作用。临床研究发现，女贞子治疗血小板减少症、白细胞下降，均有显著的疗效。由上可知，女贞子既有补益肝肾之功，还兼有一定的养血补血作用。

山茱萸

【**来源**】为山茱萸科植物山茱萸的干燥成熟果肉。

【**性味归经**】味酸、涩，性微温。归肝、肾经。

【**功能主治**】补益肝肾，收敛固涩。用于眩晕耳鸣，腰膝酸痛，阳痿遗精，遗尿尿频，崩漏带下，大汗虚脱，内热消渴。

【**性能特点**】本品酸涩微温，质润，其性温而不燥，补而不峻，既益肾精，又助肾阳，为平补阴阳之要药，肝肾阴虚证、肾阳亏虚证均可配伍用之；其补益之中又有收敛之功，可固精止遗，固冲止血，敛汗固脱，常用于肾虚精关不固之遗精滑精；膀胱失约之遗尿尿频；冲任不固之崩漏及月经过多；大汗不止，体虚欲脱，为补敛兼收佳品。

【**用法用量**】煎服，6～12g。

【**使用注意**】命门火炽，素有湿热而致小便淋涩者，不宜应用。

1.《雷公炮炙论》："其核能滑精，不可服。"

2.《神农本草经疏》："命门火炽，强阳不痿者忌之。膀胱热结，小便不利者不宜用；阴虚血热不宜用。"

【**从肾论治之本草集要**】本草著作云山茱萸具有补肾阳、益肾精之效。

1.《雷公炮炙论》:"壮元气,秘精。"

2.《名医别录》:"主肠胃风邪,寒热,疝瘕,头风,风气去来,鼻塞,目黄,耳聋,面疱,温中,下气,出汗,强阴,益精,安五脏,通九窍,止小便利,明目,强力长年。"

3.《本草再新》:"益气养阴,补肾平肝,温中发汗,利小便,除寒气。"

【从肾论治药用拾璎】

1. 散剂

治五种腰痛,下焦风冷,腰脚无力。山茱萸一两,牛膝一两(去苗),桂心三分,上药捣罗为散,每于食前以温酒调下二钱。(《太平圣惠方》)

2. 丸剂

益元阳,补元气,固元精,壮元神。山茱萸(酒浸)取肉一斤,破故纸(酒浸一日,焙干)半斤,当归四两,麝香一钱。上为细末,炼蜜丸,梧桐子大。每服八十一丸,临卧酒盐汤下。(《扶寿精方》)

3. 汤剂

治老人小水不节,或自遗不禁。山茱萸肉二两,益智子一两,人参、白术各八钱,分作十剂,水煎服。(《方龙潭家秘》)

【治未病功能】山茱萸具有增强心肌收缩性、提高心脏效率、扩张外周血管、增强心脏泵血、增强非特异性免疫等功能。

【按语】

1. 关于山茱萸是否去核之说

2010年版《中华人民共和国药典》中载山茱萸采收后,应及时除去果核,其入药部位为干燥成熟果肉。临床应用是否去核,历代医家各抒己见。首载本药的《神农本草经》中并未提及去核。至南北朝,雷敩认为:"凡使以酒润,去核取皮,一斤只取四两已来,缓火熬干方用。能壮元气,秘精,其核能滑精,不可服。"后陶弘景提出:"既干,皮甚薄,当以合核为用尔。"《渑水燕谈录》则认为:"山茱萸能补骨髓者,取其核温涩能秘精气，精气不泄，乃所以补骨髓。今人剥取肉用而弃其核，大非古人之意。"从现代药理研究方面来看，果核与果肉含有多种相同的化学成分，并无特殊致毒物质，只是核的疗效逊于肉，故临床上不必拘泥于山茱萸是否去核，只是含有核的中药饮片须加大用量。

2. 关于山茱萸救脱之用

山茱萸酸涩温润，入于肝、肾，尤其利用敛涩之性，从肝论治脱证，始于张锡纯。《医学衷中参西录》曰："凡人元气脱皆在肝。"脱证系肝之疏泄太过所至，而重用山茱萸"能收敛元气，振作精神，固涩滑脱"，使其疏泄之机关顿停，即元气可以不脱。有别于参附类大补元气，从肾论治脱证。

肉　桂

【来源】为樟科植物肉桂的干燥树皮。

【性味归经】味辛、甘，性大热。归心、肝、脾、肾经。

【功能主治】补火助阳，引火归原，散寒止痛，温通经脉。用于阳痿宫冷，腰膝冷痛，肾虚作喘，虚阳上浮，眩晕目赤，心腹冷痛，虚寒吐泻，寒疝腹痛，痛经经闭。

【性能特点】本品辛甘大热，归心、肝、脾、肾经，为补命门火之良药。功能补火助阳，引火归原，善治肾阳不足、命门火衰和虚阳上浮证；本品辛甘大热以补火助阳，辛大热以散寒止痛，善治脾胃虚寒、心腹冷痛等寒凝痛证；本品辛行温通，入血分，功能温通血脉，善治寒凝血瘀之妇科经产等证；此外，本品在古方中与补气血药同用，取其鼓舞气血生长之妙。

【用法用量】煎服，1～5g，不宜久煎。或研末，入丸散剂，0.5～1.5g。外用适量，研末调敷，或浸酒涂擦。

【使用注意】有出血倾向者及孕妇慎用，不宜与赤石脂同用。里有实热和阴虚火旺者慎用。

1.《药对》："忌石脂。"

2.《药性论》："桂心忌生葱。"

3.《医学启源》："春夏为禁药也。"

4.《神农本草经疏》："血崩血淋尿血，阴虚吐血咯血，鼻衄齿衄，汗血，小便因热不利，大便因热燥结，肺热咳嗽，产后去血过多，及产后血虚发热，小产后血虚寒热，阴虚五心烦热，似中风口眼歪斜，失音不语，语言蹇涩，手足偏枯，中暑昏晕，中热腹痛，妇人阴虚少腹痛，一切温热病头疼口渴，阳证发斑发狂，小儿痧疹腹疼作泻，痘疹血热干枯黑陷，妇人血热经行先期，妇人阴虚内热经闭，妇人阴虚寒热往来，口苦舌干，妇人血热经行作痛，男妇阴虚内热外寒，中暑泻利暴注如火热，一切滞下纯血，由于心经伏热，肠风下血，脏毒便血，阳厥似阴，梦遗精滑，虚阳数举，脱阴目盲等三十余证，法并忌之。"

【从肾论治之本草集要】本草著作言肉桂主入足少阴、厥阴经，入血分，气热味大辛，为纯阳之品，其气厚下行而补肾，主下元，理血气，能益精，明目，暖腰膝，续筋骨，善治命门真火不足，阳虚寒动于中，里虚阴寒，寒邪客里之病。

1.《神农本草经》："牡桂久服通神，轻身不老。菌桂主百疾，养精神，和颜色，为诸药先聘通使。久服轻身不老，面生光华媚好，常如童子。"

2.《名医别录》："桂主坚骨节，通血脉，理疏不足，宣导百药无所畏。久服神仙不老。"

3.《日华子本草》："桂心治一切风气，补五劳七伤，通九窍，利关节，益精，明目，暖腰膝，破痃癖癥瘕，消瘀血，治风痹骨节挛缩，续筋骨，生肌肉。"

4.《神农本草经疏》："味厚甘辛大热而下行走里，故肉桂、桂心，治命门真火不足，阳虚寒动于中，及一切里虚阴寒，寒邪客里之为病。"

5.《本草正》："肉桂味重，故能温补命门，坚筋骨，通血脉，治心腹寒气……一切沉寒痼冷之病。"

6.《本草新编》："养精神，和颜色，兴阳耐老，坚骨节，通血脉，疗下焦虚寒。"

7.《本经逢原》："气味俱厚，益火消阴，大补阳气，下焦火不足者宜之。其性下行导火之源，所谓肾苦燥，急食辛以润之。利肝肾，止腰腹寒痛，冷痰霍乱转筋，坚筋骨，通血脉。"

8.《本草从新》："大燥，补命门火，平肝通血脉，引火归元。辛甘大热，有小毒，气厚纯阳，入肝肾血分。"

【从肾论治药用拾璎】

1. 酒调

肉桂酒治感寒身疼痛。桂末二钱，温酒调服。(《食鉴本草》)

治风头痛，每欲天阴雨风先发者。桂心一两，为末，以酒调如膏，用敷顶上并额角。(《太平圣惠方》)

2. 丸剂

补肾方中用桂心二分，鸡冠血、天雄各四分，太阳粉四分，为丸服之。益阳气。(《食疗本草》)

桂心、枣、白瓜仁、松树皮，为丸。久服香身，并衣亦香。(《食疗本草》)

治卒哑。杵桂（心）一分，取杏仁（去皮尖熬，捣作脂）三分，别和如泥。取李核大，绵裹含，细细咽之，日五夜三服。(《食疗本草》)

治小儿睡中遗尿不自觉。桂末、雄鸡肝等分，捣丸服如小豆大。温水下，日三服。(《外台秘要》)

滋肾丸治小便不通。肉桂、黄柏、知母，为丸。(《本草经解》)

3. 制浆

桂浆能解暑渴，去热生凉，益气消痰，百病不起。官桂末（炼熟）一两，白蜜二碗。先以水二斗，煎至一斗，候冷，入磁镡中。以桂蜜二物，搅一二百遍，用油纸一层，外加绵纸数层，以绳紧封，每日去纸一重，七日开之，气香味美，每服一杯。(《食鉴本草》)

桂浆能生津止渴，益气和中，去湿逐饮。桂（去皮，为末）三两，生姜（取汁）三斤，熟水二斗，赤茯苓（去皮，为末）三两，曲末半斤，杏仁（汤洗，去皮、尖，生研为泥）一百个，大麦（为末）半两，白沙蜜（炼净）三斤。蜜水拌和匀，入磁罐内，油纸封口数重，泥固，冰窖内放三日方熟。绵滤冰浸，暑月饮之。（《饮膳正要》）

4. 煮粥

治脾胃虚弱，心腹冷气病痛。桂五钱，荜茇一两，胡椒一两，为末。每用三钱，水三大碗，入豉半合，同煮令熟，去滓，下米三合作粥，空腹食之。（《饮膳正要》）

5. 熬汤

补益，温中，顺气。官桂二钱，羊肉（卸成事件）一脚子，草果五个，回回豆子（捣碎，去皮）半升，一同熬成汤，滤净，下熟回回豆子二合，香粳米一升，马思答吉一钱，盐少许，调和匀，下事件肉和芫荽叶。（《饮膳正要》）

治元脏虚冷，腹内冷痛，腰脊酸疼。官桂三两，羊肉二脚子（头蹄一副），草果四个，生姜半斤，哈昔泥（如回回豆子）两个大，用水一铁络，熬成汤，于石头锅内盛顿，下石榴子一斤，胡椒二两，盐少许，炮石榴子用小油一杓，哈昔泥如豌豆一块，炒鹅黄色微黑，汤末子油去净，澄清，用甲香、甘松、哈昔泥、酥油烧烟熏瓶，封贮任意。（《饮膳正要》）

6. 蒸制

《抱朴子》云："桂可以合葱涕蒸作水，亦可以竹沥合饵之，亦可以龟脑和而服之，七年，能步行水上，长生不死。"

7. 散剂

大厚紫桂五两，生用，如末用，即用重密熟绢并纸裹，勿令犯风。凡使即单捣用之。（《证类本草》原引《雷公炮炙论》）

8. 煎服

治中风，四肢逆冷，吐清水，宛转啼呼者。取二两㕮咀，以水三升，煮取二升，去滓，适寒温尽服。（《肘后备急方》）

9. 制枕

用桂、芎、当归、白芷、辛夷、杜衡、白术、藁本、木兰、蜀椒、干姜、防风、人参、桔梗、白薇、荆实、肉苁蓉、飞廉、柏实、薏苡仁、款冬花、白衡、秦椒、蘼芜二十四物，以应二十四气。乌头、附子、藜芦、皂角、茵草、矾石、半夏、细辛八物毒者，以应八风。三十二物各一两，皆㕮咀。以毒药上安之，满枕中，用囊以衣枕。百日而有光泽，一年体中无疾，皆愈而身尽香。四年白发变黑，齿落重生，耳目聪明。(《饮膳正要》)

【治未病功能】肉桂具有调节免疫力、抗炎、抑菌、抗肿瘤、抑制血小板聚集、抗血液流变学改变、保护心脏、改善血液供应、降低血脂、降低血压、镇静、镇痛、抗溃疡等功能。

【按语】

1. 关于肉桂、桂心、官桂、桂枝之名考

《本草经集注》云："《本经》惟有菌桂、牡桂，而无此桂，用体大同小异，今世用便有三种，以半卷多脂者单名桂，入药最多，所用悉与前说相应。"肉桂之名始见于《新修本草》，云："今案桂有二种，惟皮稍不同，若菌桂老皮坚板无肉，全不堪用。其小枝皮薄卷，乃二三重者，或名菌桂，或名筒桂。其牡桂嫩枝皮，名为肉桂，亦名桂枝。其老者，名牡桂，亦名木桂。"官桂之名始见于《本草图经》，云："有筒桂、肉桂、桂心、官桂、板桂之名，而医家用之，罕有分别者。"《汤液本草》云："予考本草有出观、宾、宜、韶、钦诸州者，佳。世人以笔画多而懒书之，故只作官也。"《本草纲目》云："此误。岭南无观州。曰官桂者，乃上等供官之桂也。"《药性切用》云："上官桂一名筒桂。"《汤液本草》又云："本草所说菌桂、牡桂、板桂，厚薄不同。大抵细薄者为枝、为嫩，厚脂者为肉、为老，处其身者为中也。不必黄色为桂心，但不用皮与里，用其身中者为桂心。"《本草纲目》又云："此即肉桂也。厚而辛烈，去粗皮用。其去内外皮者，即为桂心。"《汤液本草》又云："仲景伤寒发汗用桂枝，桂枝者，桂条也，非身干也，取其轻薄而能发散。一种柳桂，乃小嫩枝条也，尤宜入上焦药。"对于《本经》中牡桂与菌桂的认识，诸医家认识有所不同，但经考证两者当为同一来源的不同入药部位。肉桂和桂枝之名始见于《新修本草》，为牡桂嫩枝皮，与今之肉桂和桂枝均不同，借此可以理解《伤寒论》所用之桂枝与今之桂枝不同，为枝上皮，亦有助于理解仲景"去皮"之意乃为去栓皮。今之肉桂为10年左右的肉桂树的干皮者，今之桂心为肉桂去内外皮者，今之桂枝为肉桂嫩枝者。对于始见于《本草图经》的官桂，医家的认识又有所不同，有主张以地而名，有主张为上等供官之桂，今之官桂又名筒桂，为栽培5～6年的肉桂幼树干皮。《本草纲目》引宋代《本草别说》云："柳桂，乃小嫩枝条也，尤宜入上焦药。"清以后，嫩枝条入药的柳桂作桂枝使用，为今之桂枝。

2. 关于诸桂之用

李东垣曰："气之薄者，桂枝也；气之厚者，肉桂也。气薄则发泄，故桂枝上行而发表；气厚则发热，故肉桂下行而补肾。此天地亲上亲下之道也。"《汤液本草》云："仲景汤液用桂枝发表，用肉桂补肾，本乎天者亲上，本乎地者亲下，理之自然，性分之所不可移也。"《神农本草经疏》云："桂枝入足太阳经，桂心入手少阴、厥阴经血分，肉桂入足少阴、厥阴经血分。"又云："理疏不足，表虚自汗，风痹骨节挛痛者，桂枝之所治也。以其病皆得之表虚不任风寒，寒邪客之所致，故悉主之，以其能实表祛邪也。其主心腹寒热冷疾，霍乱转筋，腰痛堕胎，温中，坚筋骨，通血脉，宣导百药，无所畏；又补下焦不足，治沉寒痼冷，渗泄止渴，去荣卫中风寒，秋冬下部腹痛因于寒，补命门，益火消阴者，肉桂之所治也。"肉桂味辛，主入足少阴、厥阴经，其气厚下行而补肾，主下元，具有补火助阳功效，可以用于肾阳不足之证。桂枝辛甘发散为阳，味甘气薄轻扬，上浮达表，善于治疗邪客表分之病，所以张仲景桂枝汤治伤寒表虚，取其辛甘之意；肉桂其味大辛，气大热，纯阳，味厚甘辛大热，下行走里，善于治疗肾阳虚，命门真火不足，阳虚寒动于中，里虚阴寒，寒邪客里之病。肉桂主入肾经，善下达，疗肾和膀胱之疾多用之；桂心主入心经，善于治内，走外弱，疗心脾之病多用之；官桂善于走胁肋，达下膈；桂枝善于调和营卫，解表散寒。

3. 关于肉桂善补命门火之说

《神农本草经疏》云："命门者，先天肾气是也，先天真阳之气，即医家所谓命门相火，乃真火也。天非此火不能生物，人非此火不能有生。若无此真阳之火，则无以蒸糟粕而化精微，脾胃之气立尽而亡矣。"命门火衰则阳气无根，虚火上浮或心肾不交。又云："腰者，肾之府，动摇不能，肾将惫矣。补命门之真阳，则腰痛自作。"筋为肝之合，骨为肾之合。肉桂性大热，能补下焦真火，而引浮越虚火归于肾，善于治疗肾阳不足，命门火衰证。补命门之火则肾内之阴寒自散，故下焦虚寒者，当引火归元者，肉桂乃为要药。肉桂能充肝肾以坚筋骨，故亦可以用于防治腰膝酸痛、筋骨痿软。

4. 关于肉桂上通于心之说

《本草新编》云："温补命门，乃肾经之药，而君子谓上通于心，得毋亦心经之药乎？"又云："夫人身原有二火，一君火，一相火。君火者，心火也；相火者，肾火也。君火旺，则相火下安于肾；君火衰，而相火上居于心。欲居于心者，仍下安于肾，似乎宜补君火矣。然而君火之衰，非心之故，仍肾之故也。肾气交于心，而君火旺。肾气离于心，而君火衰，故欲补心火者，仍须补肾火也。"又云："下焦热，而上焦自寒；下焦寒，而上焦自热，此必然之理也。我欲使上焦之热，变为清凉，必当使下焦之寒，重为温暖。"又云："相代君以出治，肉桂至膻中以益相火，而膻中即代肉桂以交接于心。"肉桂非心经之药也，肉桂能通于心，而非能至于心。肉桂以大热其命门，则肾内之阴寒自散，水火相济，心肾交通，"天地交而万物通也"，心宫因而宁静。肉桂可以用于防治心烦、失眠、怔忡、健忘等证。

5. 关于肉桂杀肝益脾之说

《本草新编》云："内有桂抑肝风而扶脾土，引利水药入膀胱也。赤眼肿痛，脾虚不能饮食，肝脉盛，脾脉弱。用凉药治肝则脾愈虚，用暖药助脾则肝愈盛。但于温脾药中倍加肉桂杀肝益脾，一治而两得之。"脾虚肝盛，肝木盛则克脾土，土为木克则不能制水。肉桂味辛以平肝木，味甘以益脾土，能杀肝益脾，即抑木扶土。肉桂大热，为纯阳之品，火能生土以温中，故木得桂而枯，肉桂可以用于防治脾虚肝盛之湿盛泄泻等证。但用肉桂治肝之病时，应注意肉桂的用量不可过大。

6. 关于肉桂宣导百药之说

《本草经解》云："其通血脉理疏不足者，热则阳气流行，所以血脉通而理疏密也，宣导百药无所畏者。藉其通行流走之性也，久服神仙不老者，辛热助阳，阳明故神，纯阳则仙而不老也。"肉桂味辛能散，性热能通行，既能主下元，温补脾肾，又能理血气，通血脉，鼓舞气血，故有宣导百药之说。

地骨皮

【来源】为茄科植物枸杞及宁夏枸杞的干燥根皮。

【性味归经】味甘，性寒。归肺、肝、肾经。

【功能主治】凉血除蒸，清肺降火。用于阴虚潮热，骨蒸盗汗，肺热咳嗽，咯血，衄血，内热消渴。

【性能特点】本品甘寒清润，归肺、肝、肾经。为凉血除蒸，清肺降火之良药，入肾走骨，"能凉骨中之髓，而去骨中之热"，清肝肾之虚热，除有汗之骨蒸，为退虚热，除骨蒸的佳品；入肺清"降肺中伏火"而治肺热咳嗽，且入血清热，凉血止血；泻火而生津止渴，而治内热消渴。

【用法用量】煎服，9～15g。外用适量，煎水含漱、淋洗或调敷。

【使用注意】外感风寒发热及脾胃虚寒，便溏者不宜用。

1. 《医学入门》："忌铁。"

2. 《本草汇言》："虚劳火旺而脾胃薄弱，食少泄泻者宜减之。"

3. 《本草备要》："中寒者，忌地骨皮。"

4. 《本草正》："假热者勿用。"

5.《医学衷中参西录》："肺有风邪作嗽者忌用，其性能敛也。"

【从肾论治之本草集要】本草著作多云地骨皮具有清肝肾之虚热之效，可用于除有汗之骨蒸，亦有其能坚筋骨之述。

1.《神农本草经》："久服坚筋骨，轻身不老。"

2.《名医别录》："主风湿，下胸胁气，客热头痛，补内伤大劳嘘吸，坚筋，强阴，利大小肠，耐寒暑。"

3.《药性论》："主治肾家风。"

4.《食疗本草》："去骨热消渴。"

5.《医学启源》："解骨蒸肌热，主消渴，风湿痹，坚筋骨。"

6.《本草纲目》："枸杞之滋益不独子，而根亦不止于退热而已……根乃地骨，甘淡而寒，下焦肝肾虚热者宜之。"

【从肾论治药用拾璎】

1. 煎服

治虚劳口中苦渴，骨节烦热或寒。枸杞根白皮（切）五升，麦门冬二升，小麦二升。上三味，以水二斗，煮麦熟，药成去滓，每服一升，日再。（《千金要方》）

2. 冲服

治热劳。地骨皮二两，柴胡（去苗）一两。上二味捣罗为散，每服二钱匕，用麦门冬（去心）煎汤调下。（《圣济总录》）

3. 煮食

细锉，面拌熟煮吞之，主治肾家风。（《药性论》）

4. 泡酒

壮筋骨，补精髓，延年耐老。枸杞根、生地黄、甘菊花各一斤，捣碎，加水一石，煮取汁五斗，炊糯米五斗，细曲拌匀，入瓮如常封酿，待熟澄清，每日饮三盏。（《本草纲目》）

【治未病功能】地骨皮具有降血压、降血糖、降血脂、抑菌、抗扁平疣等功能。

【按语】

关于地骨皮入肾之用

《本草汇言》曰："王绍隆先生曰：骨中火热为眚，煎熬真阴，以地中之骨皮，甘寒清润，不泥不滞，非地黄、麦冬同流。"《本草述钩元》云："地骨皮，能裕真阴之化源，而不伤元阳，故与苦寒者特殊。凡人真阴中有火，自相蒸烁，而见有汗骨蒸，宜此对待之。"而《本草纲目》载："黄柏、知母苦寒以治下焦阴火，谓之补阴降火，久服致伤元气，而不知枸杞、地骨，甘寒平补，使精气充而邪火自退之妙。"从上可知，知母、黄柏苦寒入肾，泻肾中虚火，久服则损伤阳气；而地骨皮甘寒清润，既能裕真阴之化源，又泻火除蒸，自异于纯属苦寒之知母、黄柏。

杜　仲

【来源】为杜仲科植物杜仲的干燥树皮。

【性味归经】味甘，性温。归肝、肾经。

【功能主治】补肝肾，强筋骨，安胎。用于肝肾不足，腰膝酸痛，筋骨无力，头晕目眩，妊娠漏血，胎动不安。

【性能特点】本品甘温，入肝、肾经，善补肝肾，肝充则筋健，肾充则骨强，故为治肾虚腰痛要药；又能补肝肾，调理冲任，固经安胎，用于肝肾不足，冲任不固，妊娠漏血，胎动不安；亦可用于肝肾不足之头晕目眩。

【用法用量】煎服，6~10g。

【使用注意】本品系温补之品，阴虚火旺者慎用。

1.《雷公炮制药性解》："杜仲降而属阳，宜职肾家之症，然精血燥者，不宜多用。"

2.《神农本草经疏》："肾虚火炽者不宜用。"

3.《得配本草》："内热，精血燥者，禁用。"

【从肾论治之本草集要】本草书籍多云杜仲具有益肝肾，养筋骨之效。

1.《神农本草经》："主腰脊痛，补中，益精气，坚筋骨，强志，除阴下痒湿，小便余沥，久服轻身延年。"

2.《名医别录》："主脚中酸痛，不欲践地。"

3.《玉楸药解》："益肝肾，养筋骨，去关节湿淫。治腰膝酸痛，腿足拘挛。"

【从肾论治药用拾璎】

1. 丸剂

治肾虚腰痛如折，起坐艰难，俯仰不利，转侧不能。杜仲（姜汁炒）十六两，胡桃肉二十个，补骨脂（酒浸炒）八两，大蒜（熬膏）四两。为细末，蒜膏为丸。每服三十丸，空腹温酒送下，妇人淡醋汤送下。(《太平·惠民和剂局方》)

治频惯堕胎或三四月即堕者。于两月前，以杜仲八两（糯米煎汤，浸透，炒去丝），续断二两（酒浸，焙干），为末。以山药五六两为末，作糊丸，梧子大。每服五十丸，空心米饮下。(《简便单方》)

治妇人胞胎不安。杜仲不计多少（去粗皮，细锉，瓦上焙干）。捣罗为末，煮枣肉糊丸，如弹子大。每服一丸，嚼烂，糯米汤下。(《圣济总录》)

2. 酒剂

治风冷伤肾，腰痛不能屈伸。杜仲（切，姜汁制，炒断丝）一斤。上用无灰酒三升，浸十日，每服二三合，日四五服。(《三阴方》)

【治未病功能】 杜仲具有降血压、减少胆固醇吸收、扩张血管、增强机体免疫力、抗衰老、防治骨质疏松症等功能。

【按语】

1. 关于杜仲皮与叶之异同

杜仲的入药部位是树皮部分。然由于树生长缓慢，且需采收皮厚的药材，故药源非常紧缺。近年来以杜仲叶代替杜仲皮用，临床反映较好，且有大量实验研究结果表明，两者含有相似的化学成分、相似的药理效应，均有明显的降血压作用，杜仲皮与叶对细胞免疫具有相同的药理效应，与其补肾作用相关，以杜仲叶代杜仲皮应用于临床是可行的。

2. 关于杜仲降血压之用

杜仲补肝肾，益肝阴，"润肝燥"（《本草纲目》引王好古），具有良好且持久的降压作用，对于肝肾阴虚而致肝阳上亢之高血压、眩晕，本品可发挥标本兼治的双重作用。若与清泻肝火之夏枯草、黄芩等配伍，仍能用于肝火亢旺之高血压。不必由于杜仲性温而补而不敢用于肝火亢旺之高血压。

金樱子

【来源】为蔷薇科植物金樱子的干燥成熟果实。

【性味归经】味酸、甘、涩，性平。归肾、膀胱、大肠经。

【功能主治】固精缩尿，固崩止带，涩肠止泻。用于遗精，滑精，遗尿，尿频，崩漏带下，久泻久痢。

【性能特点】本品酸涩力强，功专收敛。入肾、膀胱、大肠经，以固涩下焦为主，长于固精、缩尿、止泻，尤善治遗精、遗尿、带下等证。性质平和，临床常用。

【用法用量】煎服，6~12g；或入丸、散，或熬膏。

【使用注意】有实火、邪热者慎用。

【从肾论治之本草集要】本草著作多云金樱子具有益肾之精髓，涩精止遗之效，亦有关于止脾泻、缩小便、固崩止带之述。

1.《名医别录》："止遗泄。"

2.《蜀本草》："疗脾泄下痢，止小便利，涩精气。久服，令人耐寒轻身。"

3.《医学入门》："久服养精益肾，调和五脏。"

4.《本草正》："止吐血、衄血，生津液，收虚汗，敛虚火，益精髓，壮筋骨，补五脏，养血气，平咳嗽，定喘急，疗怔忡惊悸，止脾泄、血痢及小水不禁。"

5.《本草新编》："涩精滑，止梦遗、遗尿，杀寸白虫。"

【从肾论治药用拾璎】

煎剂

脾泄下利，止小便利，涩精气。金樱子，经霜后以竹夹子摘取，劈为两片，去其子，以水淘洗过，烂捣，入大锅以水煎，不得绝火，煎约水耗半，取出澄滤过，仍重煎似稀饧。每服取一匙，再暖酒一盏，调服。（《寿亲养老新书》金樱子煎）

【治未病功能】金樱子具有抗菌、止泻、抗动脉粥样硬化等功能。

【按语】

1. 关于金樱子涩精坚欲之说

金樱子酸涩，入肾与膀胱，能固精关，涩精液，可用于肾气不固，失其封藏蛰伏而成遗精、滑精之证。根据其能涩精之意，古代方士认为常服能阻塞经络隧道，秘守精元，媚内坚欲，故作为提高性欲的药来用，但一些医家则持否定态度，如《本草衍义补遗》曰："经络隧道，以通为和平，昧者取涩性为快，遂（以金樱子）熬为煎，食之自不作靖，咎将谁执。"《本草纲目》曰："金樱子，无故而服之，以取快欲，则不可；若精气不固者服之，何咎之有。"冉雪峰在《大同药物学》中曰金樱子"能调济脑神经，而于生殖器神经系作用，为尤显。方术多用之，大抵以为媚内坚欲耳，不有作靖而惟强迫，阻塞经络隧道以为快，生理病变，苛疾随之，咎将谁执……本品原以疗病，非已助欲。"故古代医家认为如下元不足，重门洞开，遗精滑泄频作，则宜投之涩敛，如自然无病则不可施以助欲，但本品是否能坚欲？助欲？提高性功能？历代临床医籍及现代临床则少有记载及应用，本药非壮阳类，是否可以理解为久遗伤肾，导致真元渐枯，肾虚阳痿，性功能衰退，金樱子以其涩精固阴，截源止竭而起到坚欲的作用，有待研究和探讨。

2. 关于金樱子涩精需配利水药之说

陈士铎在《本草新编》中说："金樱子，世人竞采以涩精，谁知精滑非止涩药可止也。遗精梦遗之症，皆尿窍闭而精窍开，不兼用利水之药以开尿窍，而公用涩精之味以固精门，故愈涩而愈遗也。所以用金樱子，必须兼用芡实、山药、莲子、薏仁之类，不单止遗精而精滑反涩，用涩于利之中，用补于遗之内，此用药之秘，而实知药之深也。""或问金樱子乃涩精之药，先生谓涩精而精愈遗，必加利水之药同治，但恐利多则精不能涩，意者治遗精必多用金樱子为君，少用利药为佐使乎。"

枸杞子

【来源】为茄科植物宁夏枸杞的成熟果实。

【性味归经】味甘，性平。归肝、肾经。

【功能主治】滋补肝肾，益精明目。用于虚劳精亏，腰膝酸痛，眩晕耳鸣，阳痿遗精，内热消渴，血虚萎黄，目昏不明。

【性能特点】本品甘平，质润，归肝、肾经。为滋补肝肾，益精明目之良药，善治肝肾不足之腰膝酸痛、眩晕耳鸣、遗精及内热消渴等证。又能滋阴润肺以止咳，用于治疗肾阴虚之虚劳咳嗽。

【用法用量】煎服，6～12g。

【使用注意】脾虚便溏者不宜用。

1.《神农本草经疏》："脾胃薄弱，时时泄泻者勿入。"

2.《本草汇言》："脾胃有寒痰冷癖者勿入。"

3.《本经逢原》："元阳气衰，阴虚精滑之人慎用。"

【从肾论治之本草集要】本草著作多云枸杞子益精气，亦有关于补虚，强盛阴道，壮阳道之述。

1.《本草经集注》："补益精气，强盛阴道。"

2.《食疗本草》："益精气。"

3.《药性论》："味能补益精诸不足，易颜色，变白，明目，安神，令人长寿。"

4.《饮膳正要》："枸杞酒补虚弱，长肌肉，益精气，去冷风，壮阳道。"

5.《本草纲目》："枸杞酒补虚弱，益精气，去冷风，壮阳道，止目泪，健腰脚。"

【从肾论治药用拾璎】

1. 沐浴

取枸杞煎汤沐浴，令人光泽不老。(《遵生八笺》)

2. 泡茶

代茶法煮汁饮之，益阳事。(《食疗本草》)

若渴，可煮作饮，代茶饮之。(《药性论》)

于深秋摘红熟枸杞子，同干面拌和成剂，擀作饼样，晒干，研为细末。每江茶一两，枸杞子末二两，同和匀，入炼化酥油三两，或香油亦可。旋添汤搅成膏子，用盐少许，入锅煎熟饮之，甚有益及明目。(《遵生八笺》)

3. 煮食

细锉拌面煮熟吞之，去肾家风，益精气。(《药性论》)

4. 泡酒

是月上亥日，采枸杞子二升，采时面东，再捣生地黄汁三升，以好酒五升同搅匀，三味共收瓷瓶内，封密三重，浸二十一日，安置。立春前三日，每早空心饮一杯，至立春后，须发皆黑，补益精气，轻身无比。(《经验方》)

5. 熬膏

金髓煎延年益寿，填精补髓，久服发白变黑，返老还童。枸杞用无灰酒浸之，冬六日，夏三日，于沙盆内研令烂细，然后以布袋绞取汁，与前浸酒一同慢火熬成膏，于净磁器内封贮。重汤煮之，每服一匙头，入酥油少许，温酒调下。(《饮膳正要》)

【治未病功能】 枸杞子具有免疫调节、缓解疲劳、提高缺氧耐受力、改善睡眠、改善营养性贫血、祛痤疮、祛黄褐斑、改善皮肤水分等功能。

【按语】

1. 关于枸杞一物有三用之说

《本草衍义》曰："枸杞当用梗皮，地骨当用根皮，枸杞子当用其红实，是一物有三用。其皮寒，根大寒，子微寒，亦三等。"《本草经集注》载:"枸杞,味苦,寒。其子微寒无毒。"而《药性论》载:"枸杞味甘平。"与今枸杞子之药性同。今人多用其子,直为补肾药,是曾未考究经意,当更量其虚实冷热用之。

2. 关于枸杞子益精而使邪火自退之说

枸杞子补肾润肺,生精益气,平补使精气充而邪火自退。可用于防治由于肾精亏虚所导致的阴虚火旺之证。

3. 关于枸杞子益精而坚筋骨之说

《神农本草经》载:"枸杞久服坚筋骨,轻身耐老。"肾主骨生髓,肾藏精,精生髓,髓能养骨。肾精充盛则骨骼致密健壮,肾精亏虚则可见筋骨痿软。枸杞子具有益精、坚筋骨功效,可以用于防治由于肾精亏虚所导致的骨痿、骨痹等证。

【附药】

枸杞叶

本品为茄科植物枸杞及宁夏枸杞的嫩茎叶。又名地仙苗、甜菜、枸杞尖、天精草、枸杞苗、枸杞菜、枸杞头。味苦、甘,性凉。归肝、脾、肾经。具有补虚益精,清热明目功效。用于治疗虚劳发热、烦渴、目赤昏痛、障翳夜盲、崩漏带下、热毒疮肿等证。内服:煎汤,鲜品60~240g;或煮食;或捣汁。外用:适量,煎水洗;或捣汁滴眼。

桑　椹

【来源】桑科植物桑的干燥果穗。

【性味归经】味甘、酸,性寒。归心、肝、肾经。

【功能主治】滋阴补血,生津润燥。用于肝肾阴虚,眩晕耳鸣,心悸失眠,须发早白,津伤口渴,内热消渴,肠燥便秘。

【性能特点】本品甘寒质润。归肝、肾经。为滋补肝肾阴血,生津止渴,益精明目之良药,善治肝肾不足之心悸失眠、眩晕耳鸣、须发早白、津伤口渴、内热消渴等证。又能润肠通便,用于治疗津液不足所致之肠燥便秘。

【用法用量】煎服，9～15g；若做桑椹膏可用至 15～30g，温开水冲服；此外，还可生啖或浸酒；或入丸、散。外用适量，浸水洗。

【使用注意】脾胃虚寒，大便溏薄者忌服。

1.《神农本草经疏》："甘寒带滑，故润而下行，脾胃虚寒作泄者，勿服。"

2.《本草征要》："此子能润滑大肠，故大便稀者勿用。"

3.《杨氏产乳》："凡子不得与桑椹子食，令儿心寒。"

4.《本草约言》："不可与小儿食，令心寒。"

5.《本草省常》："多食致衄，孕妇忌之。"

6.《饮膳正要》："鸭子与桑椹同食，令子倒生。"

【从肾论治之本草集要】本草著作多云桑椹具有益肾固精，滋阴补血，黑发明目之效，亦有关于止消渴，通便之述。

1.《新修本草》："单食，主消渴。"

2.《本草拾遗》："利五脏关节，通血气，久服不饥，安魂镇神，令人聪明，变白不老。"

3.《本草衍义》："治服金石发热渴，生精神，及小肠热。"

4.《滇南本草》："益肾脏而固精，久服黑发明目。"

5.《本草纲目》："捣汁饮，解酒中毒；酿酒服，利水气，消肿。"

6.《玉楸药解》："治癃淋，瘰疬，秃疮。"

7.《本草求真》："除热，养阴，止泻。"

8.《随息居饮食谱》："滋肝肾，充血液，祛风湿，健步履，息虚风，清虚火。"

【从肾论治药用拾璎】

1. 糊丸

治男子精寒，妇人血虚。桑椹、覆盆子各四两，共捣成饼，晒干为末；乳汁炙过茯苓八两，晒干为末；乳汁浸过的山药四两，晒干为末。共和一处，炼蜜为丸，每丸二钱。清早服一丸，开水送服。（《滇南本草》）

2. 生食

桑椹食之益精神，久食可以代粮不饥，能变白发为黑。(《东坡物类相感志》)

桑椹熟之时，尽意多食之，惟多益佳，渴即便瘥。(《太平圣惠方》)

3. 外用

取黑椹一升，和蛣蚸一升，和之瓶中，密封口，于屋东悬之，百日尽化为泥，可染白发，终不复白。(《养生类纂》)

4. 泡酒

治水肿胀满，水不下则满溢，水下则虚竭还溢，十无一活，宜用桑椹酒治之。桑椹子并楮皮二件，先将楮皮细切，以水二斗，煮取一斗，去滓，入桑椹再煮，取五升，以糯米五升酿为酒。(《普济方》)

5. 熬膏

治瘰疬。桑椹，黑熟者二斗许，以布袋取汁，熬成薄膏，白汤点一匙，日三服。(《素问病机气宜保命集》)

【治未病功能】桑椹具有分解脂肪、降低血脂、防止血管硬化、防治因消化不良而导致的腹泻、预防肿瘤细胞扩散、抗肿瘤、抑制脂质过氧化、抗动脉粥样硬化、提高免疫力等功能。

黄　柏

【来源】为芸香科植物黄皮树的干燥树皮。

【性味归经】味苦，性寒。归肾、膀胱经。

【功能主治】清热燥湿，泻火除蒸，解毒疗疮。用于湿热泻，黄疸尿赤，带下阴痒，热淋涩痛，脚气痿躄，骨蒸劳热，盗汗，遗精，疮疡肿毒，湿疹湿疮。盐黄柏滋阴降火，用于阴虚火旺，盗汗骨蒸。

【性能特点】本品苦寒，入肾、膀胱经。苦以燥湿，泻火坚阴，寒以清热，沉降下行，长于泻肾火而祛下焦湿热，故凡治疗湿热所致泻痢、黄疸、淋浊、带下、痿躄，以及湿热疮毒，目赤肿痛，口舌生疮等，皆为常用之品。且本品泻肾火而坚肾阴，虽非滋阴补水之品，然亦"不补而补"也，故金元以来洁古、东垣、丹溪诸家皆以为滋阴降火要药，而用治阴虚火旺，骨蒸潮热，以及下不坚之茎痿、遗浊、带漏等证。生用降火力强，盐水炒可增强入肾之功。

【用法用量】煎服，3～12g；或入丸、散。外用适量，研末调敷，或煎水浸洗。降实火，宜生用；清虚热，宜盐水炒用；止血，宜炒炭用。

【使用注意】脾虚泄泻，胃弱食少者禁服。

【从肾论治之本草集要】本草著作多云黄柏具有坚肾阴，泻肾中伏火之效，亦有关于益肾气及祛下焦湿热之述。

1.《名医别录》："疗惊气在皮间，肌肤热赤起，目热赤痛，口疮。久服通神。根主心腹百病，安魂魄，久服轻身延年，通神。"

2.《药性论》："主男子阳痿。治下血如鸡鸭肝片；及男子茎上疮，屑末敷之。"

3.《兰室秘藏》："泻冲脉之邪，治夏月气上冲咽不得息而喘息有声不得卧。"又"如有躁热欲去衣者，肾中伏火也，宜加之。"

【从肾论治药用拾璎】

1. 散剂

妇人、男子淋闭，血药不效者。川黄柏（新瓦上焙）、牡蛎（火煅）。上为细末，食前调服。（《丹溪治法心要》）

男子阴疮损烂。黄柏、黄连等分，末之，煮肥猪肉汁，渍疮讫，粉之。（《肘后备急方》）

2. 丸剂

降阴火、补肾水。黄蘖（炒褐色）、知母（酒浸，炒）各四两，熟地黄（酒蒸）、龟板（酥炙）各六两。上为末，猪脊髓，蜜丸。服七十丸，空心盐白汤下。（《丹溪心法》大补丸）

婴童肾经火盛，阴硬不软。黄柏（盐水炒）一两，知母（盐水炒）五钱，生地五钱。为末，蜜丸。盐汤下，灯心汤亦可。（《婴童百问》泻肾丸）

【治未病功能】黄柏具有抑菌、利胆、利尿、降血压、解热、降低血糖等功能。

【按语】

1. 关于黄柏走少阴而泻火之说

贺岳在《本草要略》中说："黄柏味辛性寒，走少阴而泻火。今人谓其补肾，非也。特以肾家火旺，两尺脉盛为身热、为眼疼、为喉痹诸疾者，用其泻火，则肾亦坚固，而无狂荡之患矣。岂诚有补肾之功哉？故肾之无火而两尺脉微弱，或左尺独旺者，皆不宜用此剂。《内经》所谓强肾之阴，热之犹可。此又不可不知。"贾所学在《药品化义》中说："黄柏，味苦入骨，是以降火能自顶至踵，沦肤彻髓，无不周到，专泻肾与膀胱之火。盖肾属寒水，水多则渐消，涸竭则变热。若气从脐下起者，阴火也。《内经》曰，肾欲坚，以苦坚之。坚即为补，丹溪以此一味名大补丸，用盐水制，使盐以入肾，主降阴火以救肾水。"严洁在《得配本草》中说："以黄柏补水，以其能清自下泛上之阴火，火清则水得坚凝，不补而补也。盖阴中邪火，本非命门之真火，不妨用苦寒者除之，若肾中真水不足，水中之真火虚浮于上，宜用二地以滋之，水足火自归脏也。"

2. 关于黄柏退阴虚之火需配滋阴药之说

李时珍在《本草纲目》中说"古书言知母佐黄蘗滋阴降火，有金水相生之义，黄蘗无知母，犹水母之无虾也。盖黄蘗能制膀胱命门之火，知母能清肺金，滋肾水之化源，故洁古、东垣、丹溪皆以为滋阴降火要药，上古所未言也。"陈士铎在《本草新编》中说："黄柏泻火而不补水也。惟是阴虚火大动，用黄柏于大补真阴之药，如熟地、山茱萸、北五味之类，可暂用以退火，倘阴虚而火微动者，退火而火愈起。总之，虚火旺宜泻，而虚止衰宜补也。"

虫　部

冬虫夏草

【来源】为麦角菌科真菌冬虫夏草菌寄生在蝙蝠蛾科昆虫幼虫上的

子座和幼虫尸体的干燥复合体。

【**性味归经**】味甘，性平。归肺、肾经。

【**功能主治**】补肾益肺，止血化痰。用于肾虚精亏，阳痿遗精，腰膝酸痛，久咳虚喘，劳嗽咯血。

【**性能特点**】本品甘，平，归肺、肾经，甘温补肾益精，兴阳起痿，治肾阳不足，精血亏虚之阳痿遗精、腰膝酸痛；又平补肺肾，止血化痰，止咳平喘，尤为劳嗽痰血多用；还可用于病后体虚不复或自汗畏寒，为补虚扶弱的平和食疗佳品。

【**用法用量**】煎服，3～9g；或入丸、散、酒剂；或与鸡、鸭等炖服。

【**使用注意**】阴虚火旺者不宜单独服用。

《本草正义》："此物补肾，乃兴阳之作用，宜于真寒，而不宜于虚热。"

【**从肾论治之本草集要**】本草著作多云冬虫夏草具有补肾阳，益精气之效，亦有关于补肺气，化痰，止血之述。

1.《本草征要》："补肺益肾，止血化痰。气短喘咳可止，已入虚损可还。能健腰膝软弱，可转憔悴之颜。此物乃阴阳双补之品，性温而润，既补肺阴，又纳肾阳；益上焦之阴，补下焦之阳，乃虚损劳劫不可或少之品也。"

2.《药性考》："秘精益气，专补命门。"

3.《本草从新》："甘平保肺，益肾止血，化痰，止劳嗽。"

【**从肾论治药用拾璎**】

1. 炖服

冬虫夏草三五枚，老雄鸭一只，去肚杂，将鸭头劈开，纳药于中，仍以先扎好，再放入酱油、酒等，如常法蒸烂食用。其药气能从头中直贯鸭全身，无不透彻。凡病后虚损人，每服一鸭，可抵人参一两。(《本草纲目拾遗》)

2. 煮食

治妇人乳汁不下。冬虫夏草一钱，王不留行二两，共为细末，每服四钱，用猪油白面少许，加白水数碗，放于锅内，将药面撒上，混合做

汤，一次不下，可再服之。(《奇效简便良方》)

【治未病功能】冬虫夏草具有吞噬肿瘤细胞、增强红细胞黏附肿瘤细胞、抑制肿瘤生长和转移、提升白细胞和血小板数量、改善放化疗后症状、祛痰、平喘、镇静、抗炎、抗惊厥、抗菌、抗病毒等功能。

【按语】

1. 关于冬虫夏草阴阳双补之说

现代中医临床认为冬虫夏草具有温补肾阳，补益肾精的作用，用于治疗肾阳不足，精血亏虚之阳痿遗精、腰膝酸痛等症；但同时又能补肺，止血化痰，用于治疗劳嗽痰多、咯血之病。其为补阳，或为补阴之药，具有争议。张山雷在《本草正义》中认为其为补阳之药，曰："此物补肾，乃兴阳之作用，宜于真寒，而不宜于虚热。"又云："此种虚劳（怯而汗大泄，盛夏密室犹畏风寒），恰与阴虚劳怯、咳嗽痰红之相火上凌者相反……如法施治，而相火愈肆。"认为冬虫夏草不适合用于阴虚火旺之劳嗽咯血之证。但《本草征要》《本草从新》《本草纲目拾遗》等都认为本药可以补肾，且能补肺化痰止血。综上所述，在临床实践中都有所应用，故而对此应按照《本草征要》所云："此物乃阴阳双补之品，性温而润，既补肺阴，又纳肾阳；益上焦之阴，补下焦之阳。"是为阴阳双补之药。

2. 关于冬虫夏草之伪品

冬虫夏草价格昂贵，近年来用其他物种伪充者并不鲜见。如用唇形科植物地蚕及草石蚕的块茎伪充，呈梭形，略弯曲，有 3 ~ 15 环节，外表淡黄色，长 2 ~ 5cm，粗 0.3 ~ 1cm，质脆，断面类白色。亦有用唇形科植物毛叶地瓜儿苗的根茎伪充也很相似。此外，尚有用面粉、玉米粉、石膏等经加工压模而成伪虫草，但其外表显黄白色，虫体光滑，环纹明显，断面淡白色，体重，久尝粘牙。故购买时应注意鉴别，上述简易鉴别法可供参考。

桑螵蛸

【来源】为螳螂科昆虫大刀螂、小刀螂或巨斧螳螂的干燥卵鞘。

【性味归经】味甘、咸，性平。归肝、肾经。

【功能主治】固精缩尿，补肾助阳。用于遗精滑精，遗尿尿频，小便白浊。

【性能特点】本品甘、咸，平，归肝、肾经。入肾，甘主补，又具收敛之性，有补益、封藏之功。肾与膀胱相表里，肾得养，则膀胱自固，善补肾气、固精关、缩小便，故为治疗肾阳虚之遗尿、尿频的要药。至于治肾阳衰微，精关不固之阳痿早泄，须与其他补肾助阳、收敛固涩药同用。又有补肾阳起痿之功，用于肾虚阳痿。

【用法用量】煎服，5～10g；研末，3～5g；或入丸、散剂。外用适量，研末撒或油调敷。

【使用注意】阴虚火旺或膀胱有热者慎服。

1.《名医别录》："当火炙，不尔令人泄。"

2.《本草经集注》："畏旋覆花。"

3.《药性论》："畏戴椹。"

4.《神农本草经疏》："凡失精遗溺，火气太盛者宜少少用之。"

5.《本经逢原》："阴虚多火人误用，反助虚阳，多致溲赤茎痛，强中失精，不可不知。"

【从肾论治之本草集要】本草著作多言桑螵蛸具有补肾阳，固肾精，止遗尿，强阳道，固精缩尿之效。

1.《神农本草经》："主伤中，疝瘕，阴痿，益精，生子，治女子血闭，腰痛，通五淋，利小便水道。"

2.《名医别录》："主治男子虚损，五脏气微，梦寐失精，遗溺。久服益气，养神。"

3.《药性论》："主男子肾衰，漏精，精自出，患虚冷者能止之。止小便利，火炮令热，空心食之。虚而小便利，加而用之。"

4.《本草衍义》:"治男女虚损,益精,阴痿,梦失精,遗溺疝瘕,小便白浊,肾衰不可阙也。"

【从肾论治药用拾璎】

1. 研末

治妊娠小便不禁。桑螵蛸(炙)十二个,为细末,每服二钱,空心食前,米饮调服。(《严氏济生方》)

治妇人虚冷,小便数。桑螵蛸(炒)三十枚,鹿茸、牡蛎粉、甘草各二两,黄芪半两。上为细末,食前,姜汤调一钱服。(《妇人大全良方》)

治虚劳梦泄。桑螵蛸(微炒)一两,韭子(微炒)二两。上为细末,每服二钱,空心用温酒调下,晚食前再服。(《奇效良方》)

2. 煎服

治小便不通。桑螵蛸(炙)三十枚,黄芪(去黑心)二两。上二味细锉,用水三盏,煎至二盏,去滓,分温二服,相次顿服。(《圣济总录》)

3. 糊丸

治精泄不禁。桑螵蛸(焙干)三两,龙骨二两,白茯苓一两。上为末,米糊和丸如梧桐子大。每服五十丸,煎茯苓、盐汤送下,食前服。(《普济方》)

【治未病功能】桑螵蛸具有抗氧化、增强皮肤保护、健脑、补脑、提高人体记忆力、降低人体血液胆固醇、调节血脂、抗动脉粥样硬化、抗疲劳、缩尿、促进食物消化、降低血糖等功能。

【按语】

1. 关于桑螵蛸既涩又通之说

《神农本草经》中将本药列为上品,并指出其具有"通五淋,利小便水道"的作用,可见认为其有"通"之作用。但自《名医别录》开始历代本草书籍都谓其有固精缩尿的"涩"的作用,如《名医别录》云:"主治失精,遗溺。"《药性论》云:"主男子肾衰,漏精,精自出……虚而小便利，加而用之。"由此可见，对于本药的认识有"通"和"涩"两种认识，而陈衍在《宝庆本草折衷》中明确提出："桑螵蛸本秘固之剂，而经注亦言其通利之功，何也？原此物本螳螂之遗体，假桑皮之精气，阴阳和同，必有妙用，故能秘能通也。"其能"涩"之固精缩尿的作用已被广泛接受，而其能"通"鲜有提及。对于能"通"的认识，缪希雍在《神农本草经疏》中谓："肾与膀胱为表里，肾得所养，则膀胱自固，气化则能出，故利水道通淋也。"张石顽在《本经逢原》中云："桑螵蛸，功专收涩……《本经》又言通五淋，利小便水道，盖取以泄下焦虚滞也。"因此桑螵蛸不仅能"涩"，亦有能"通"之效。

2. 关于桑螵蛸之性能

桑螵蛸味甘、咸，性平，为历代医家所公认。本品能补肾助阳，固精缩尿，故其主归肝、肾经为众所首肯，有谓其归"足太阳经"者（《神农本草经疏》），因肾与膀胱相表里，故可作为次要归属。本品无毒，但生用能引起泄泻，如《名医别录》曰："桑螵蛸当火炙，不尔令人泄。"故临床应用宜炒制用。

3. 关于桑螵蛸与海螵蛸之异同

桑螵蛸与海螵蛸，均以"螵蛸"为名，常引起混淆，桑螵蛸为螳螂之卵鞘；海螵蛸则为乌贼之内壳。二者均为收涩药，皆能入肾固精止遗而用于遗精、早泄、赤白带下等证。但桑螵蛸味甘咸，性平，以补为要，补中有涩；而海螵蛸味甘咸涩，性温燥，效专收敛，二者同中有异。

原蚕蛾

【来源】为蚕蛾科昆虫家蚕蛾的雄性全虫。

【性味归经】味咸，性温。归肝、肾经。

【功能主治】补肾壮阳，涩精，止血，解毒消肿。用于阳虚遗精，白浊，血淋，金疮出血，咽喉肿痛，口舌生疮，痈肿疮毒，冻疮，蛇伤。

【性能特点】本品咸温，入肝、肾经，善补肾壮阳而不助火，为治肾虚阳痿佳品。又补肾壮阳而涩精，治肾阳虚之遗精，白浊；又止血生肌定痛，治血淋，金疮出血；又解毒散结而咽喉肿痛，口舌生疮，痈肿疮毒，冻疮，蛇伤等。

【用法用量】煎服，1.5～5g。

【使用注意】阴虚火旺者禁服。

《神农本草经疏》："阴虚有火者咸忌之。"

【从肾论治之本草集要】本草书籍多云原蚕蛾具有补肾壮阳，益精气，涩精之效。

1.《名医别录》："主益精气，强阴道，交接不倦，亦止精。"

2.《日华子本草》："壮阳事，止泄精，尿血，暖水脏。"

3.《本草纲目》："壮阳事，止泄精、尿血，暖水脏，治暴风、金疮、冻疮、汤火疮、灭瘢痕。蚕蛾性淫，出茧即媾，至于枯槁而已，故强阴益精用之。"

【从肾论治药用拾璎】

研末

治丈夫阴痿。未连蚕蛾二升，去头、翅、足，炒为末，蜜丸梧子大。每夜服一丸，可御十室。以菖蒲酒止之。（《千金要方》）。

治男子肾气衰弱，阴痿阳事不举。原蚕蛾（取未连者，去头、足、毛羽）一两。上为细末，炼蜜为丸，如梧桐子大。每服七至九丸，临卧温菖蒲酒送下。（《御药院方》）

遗精白浊。晚蚕蛾焙干，去翅、足，为末，饭丸绿豆大。每服四十丸，淡盐汤下。此丸常以火烘，否则易糜湿也。（《本草纲目》引《唐氏方》）。

【按语】

关于原蚕蛾去足、翅之说

根据《中药大辞典》及《中华本草》中载，原蚕蛾的基原为蚕蛾科动物家蚕蛾的雄性全虫。然而根据历代本草书籍对该品的应用来看，多主张去足、翅。如《千金要方》谓："原蚕蛾……去足、毛羽。"《本草纲目》亦称："入药炒，去翅、足用。"近代发现，家蚕蛾的鳞毛有毒，感染后可使皮肤、咽喉发炎，引起咳嗽等症，并提出原蚕蛾的正确药用部位应该是去除翅、足和鳞毛的家蚕雄性成虫，而不是雄性全虫。去翅、足及鳞毛是为确保安全用药的必要炮制手段。

鳞 部

鱼 鳔

【来源】为石首鱼科动物大黄鱼、小黄鱼、黄姑鱼、鮸鱼或鲟科动物中华鲟、鳇鱼等的鱼鳔。

【性味归经】味甘，性平。归肝、肾经。

【功能主治】补肝肾，养血止血，散瘀消肿。用于肾虚遗精，腰膝无力，腰痛，眩晕耳鸣，白带，习惯性流产，血虚痉挛，产后风痉，破伤风，癫痫，再生障碍性贫血，吐血，咯血，崩漏，外伤出血，阴疽，瘘管，慢性溃疡，痛风，痔疮。

【性能特点】本品甘平，入肝、肾经。善补肝肾而治肾虚之遗精，腰膝无力，腰痛，眩晕耳鸣，白带，习惯性流产；又养血止血，治血虚痉挛，产后风痉，破伤风，癫痫，再生障碍性贫血，吐血，咯血，崩漏，外伤出血等；散瘀消肿，治阴疽，瘘管，慢性溃疡，痛风，痔疮等证。

【用法用量】煎服，10~30g。

【使用注意】胃呆痰多者禁服。

【从肾论治之本草集要】本草著作云鱼鳔具有补肾固精之效。

1.《本草新编》："补精益血。"

2.《本草求原》："养筋脉，定手战，固精。"

【从肾论治药用拾璎】

九剂

治肾虚封藏不固，梦遗滑泄。黄鱼鳔胶一斤（切碎，蛤粉炒成珠，再用乳酥拌炒），沙苑蒺藜八两（马乳浸一宿，隔汤蒸一炷香，焙干或晒干），五味子二两。研为细末，炼白蜜中加入陈酒再沸，候蜜将冷为丸，如绿豆大。每服八九十丸，空腹时温酒或盐汤送下。（《证治准绳》）

【治未病功能】鱼鳔具有滋润养颜功能。

【按语】

关于鱼鳔益精道之说

倪朱谟《本草汇言》云："鱼胶，暖子脏，益精道之药也。甘咸而寒，乘夏令而出，得水土和平之气，甘能养脾，咸能归肾，故方书用之。善种子安胎，生精补肾，治妇人临产艰涩不下，及产后一切血崩溃乱，血晕风搐。"

虾

【来源】为长臂虾科动物日本沼虾等的全体或肉。

【性味归经】味甘，性微温，归肝、胃、肾经。

【功能主治】补肾壮阳，通乳，托毒。用于肾虚阳痿，产妇乳少，麻疹透发不畅，阴疽，恶核，丹毒，臁疮。

【性能特点】本品味甘性温，入肝、胃、肾经，能温肾阳，暖肝胃，益精血。凡肾阳不足，精血亏虚导致的产后乳汁不足，阴疽内陷不起，疮疡久溃不敛皆可经常食用。

【用法用量】煎服，适量，煮食或炒食。外用适量，生品捣敷。

【使用注意】湿热泻痢、痈肿热痛、疥癞瘙痒者慎服。

【从肾论治之本草集要】本草书籍多云虾具有温肾壮阳，温通督脉，通乳汁之效。

1.《本草纲目》："作羹，治鳖瘕，托痘疮，下浮汁；法制，壮阳道；煮汁，吐风痰；捣膏，敷虫疽。"

2.《随息居饮食谱》："通督壮阳，补胃气，敷丹毒。"

【治未病功能】虾具有增加雄性激素、提高男性的精液质量、增强精子活力、增强性功能等功能。

海 马

【来源】为海龙科动物线纹海马、刺海马、大海马、三斑海马、小海马（海蛆）的干燥体。

【性味归经】味甘、咸，性温。归肝、肾经。

【功能主治】温肾壮阳，散结消肿。主治阳痿，遗尿，肾虚作喘，癥瘕积聚，跌扑损伤；外治痈肿疔疮。

【性能特点】本品甘咸，性温，入肝、肾经。善补肾壮阳，为治肾虚阳痿之佳品。又治虚喘、遗尿，有补肾而纳气平喘、缩尿之效。且能活血散结，消肿止痛，治癥瘕积聚及跌扑损伤等证。

【用法用量】煎服，3～9g。外用适量，研末敷患处。

【使用注意】孕妇及阴虚阳亢者禁服。

【从肾论治之本草集要】本草著作多云海马有补元阳，益肾精之效，亦有温肾纳气平喘之述。

1.《宝庆本草折衷》："能补元阳。"

2.《本草纲目》："暖水脏，壮阳道，消瘕块，治疔疮肿毒。"

3.《本经逢原》："阳虚多用之，可代蛤蚧。"

【治未病功能】海马具有性激素样作用、抗衰老、抗血栓形成等功能。

【按语】

关于海马与相类药物功效之比较

陈士铎在《本草新编》中说："海马，专善兴阳，功不亚于海狗，更善堕胎，故能催生也。海马功用不亚于腽肭脐，乃尚腽肭脐不尚海马，此世人之大惑也。谁知海马不论雌雄，皆能勃兴阳道，若腽肭脐，必须用雄者始效，贵价而买，仍是赝物，何若用海马之适哉。"

蛤 蚧

【来源】为壁虎科动物蛤蚧的干燥体。

【**性味归经**】味咸，性平。归肺、肾经。

【**功能主治**】补肺益肾，纳气定喘，助阳益精。用于肺肾不足，虚喘气促，劳嗽咳血，阳痿，遗精。

【**性能特点**】本品咸平，入肺、肾经，长于补肺益肾，纳气平喘，为治肺肾虚喘要药。且能助肾阳，益精血，故又治肾阳虚，精血不足之阳痿。

【**用法用量**】煎服，3～6g；多入丸、散或酒剂。

【**使用注意**】外感风寒喘嗽及阴虚火旺者禁服。

【**从肾论治之本草集要**】本草著作多云蛤蚧有温肾，固精，助阳之效，亦有关于补肺肾，定喘咳之述。

1.《本草纲目》："补肺气，益精血，定喘止嗽，疗肺痈消渴，助阳道。"

2.《本草再新》："温中益肾，固精助阳，通淋行血，蛤蚧尾能治疝。"

3.《医学入门》："壮元阳。"

【**治未病功能**】蛤蚧具有激素样作用、抗炎、抗应激、增强免疫力、平喘、延缓衰老、降血糖等功能。

【**按语**】

1. 关于蛤蚧主治肺肾为病

缪希雍在《神农本草经疏》中说："其主久肺劳传尸，咳嗽、淋沥者，皆肺肾为病。劳极则肺肾虚而生热，故外邪易侵，内证兼发也。蛤蚧属阴，能补水之上源，则肺肾皆得所养，而劳热咳嗽自除矣；肺朝百脉，通调水道，下输膀胱，肺气清，故淋沥水道自通也。"

2. 关于蛤蚧功同人参、羊肉之说

李时珍在《本草纲目》中说："昔人言补可去弱，人参羊肉之属。蛤蚧补肺气，定喘止渴，功同人参；益阴血，助精扶羸，功同羊肉。近世治劳损痿弱，许叔微治消渴，皆用之，俱取其滋补也。刘纯云：气液衰，阴血竭者，宜用之。何大英云：定喘止嗽，莫佳于此。"

3. 关于蛤蚧去头、足、尾之说

对于蛤蚧的应用，《雷公炮炙论》谓"蛤蚧，其毒在尾，须去眼及甲上、尾上、腹上肉毛，以酒浸透，隔两重纸缓焙令干"，又言"勿伤尾"。《日华子本草》则认为："蛤蚧合药去头、足，洗去鳞鬣内不净，以酥炙用良。"根据以上认识，有人专门对蛤蚧各部位的化学成分及药理毒理进行了分析研究。其结果：蛤蚧断头、爪，不含头、爪、尾部分，躯干、四肢、骨及肉、尾等部位所含化学成分并无显著性差异，且头部与尾部均未见毒性反应。另外，蛤蚧体与尾部均有类似于性激素样的药理作用，而两者比较，蛤蚧体弱于尾部。但对去头、足及眼、尾等部位之说，则有不同看法。且有人主张，不论加工炮制或具体应用蛤蚧时，均可保留其头、爪、皮及尾，以便更好地发挥其利用率。当今用蛤蚧亦有专用"蛤蚧尾"，注重其尾部的药用价值。还有人认为，对于肾阳虚衰之性功能低下者，专用蛤蚧尾有较高的应用价值，因其尾部性激素样作用强，故能较理想地发挥壮阳起痿之用。若属肺劳咳血者，则不必专用其尾。

鲈　鱼

【来源】为鮨科动物鲈鱼的肉。

【性味归经】味甘，性平。归肝、脾、肾经。

【功能主治】益脾胃，补肝肾。用于脾虚泻痢，消化不良，疳积，百日咳，水肿，筋骨痿弱，胎动不安，疮疡久不愈合。

【性能特点】本品甘平，有益脾胃，补肝肾之功，故常用于脾胃虚弱之泻痢，消化不良，疳积；培土生金而治百日咳；健运脾胃而利湿消肿，治水肿，小便不利；补脾以资气血，治气血不足，不能托毒生肌之疮疡久不愈合；补肝而益筋，补肾而壮骨。治筋骨痿弱，又治肝肾不足之胎动不安。

【用法用量】煎服，60～240g。

【使用注意】痃癖及疮肿患者慎用。

《嘉祐本草》："多食发痃癖及疮肿，不可与乳酪同食。"

【从肾论治之本草集要】本草著作云鲈鱼具有益肝肾，强筋骨，安胎之效。

1.《食疗本草》："安胎，补中。"

2.《嘉祐本草》："补五脏，益筋骨，和肠胃，治水气。"

3.《本草衍义》："益肝肾。"

【治未病功能】鲈鱼具有维持神经系统正常的功能。

【按语】

关于鲈鱼之毒

《嘉祐本草》载："鲈鱼，多食宜人，尤良。又暴干甚香美，虽有小毒，不至发病。"鲈鱼的毒性表现为多食能诱发腹胀和腹疮肿，不能同乳酪一起食用。鱼肝不能用，否则使人面皮肃脱，如有中毒者，可用芦根汁解毒。

介　部

龟　甲

【来源】为龟科动物乌龟的背甲及腹甲。

【性味归经】味咸、甘，性微寒。归心、肝、肾经。

【功能主治】滋阴潜阳，益肾强骨，养血补心，固经止血。用于阴虚潮热，骨蒸盗汗，头晕目眩，虚风内动，筋骨痿软，心虚健忘，崩漏经多。

【性能特点】本品甘咸微寒，入心、肝、肾经。以滋阴益肾为主。肾阴足，而虚热退；上济于心，则心火降；滋水涵木则肝阳潜，肝风息；又肾藏精主骨生髓，肾阴足则髓充骨健，故有滋阴潜阳，益肾健骨，养血补心之功。而用于阴虚骨蒸潮热；肝阳上亢之头痛眩晕；阴虚风动之手足瘛疭，瘛厥；肾虚骨痿，小儿囟门不合；虚烦不寐，健忘及阴虚血热之崩漏，月经过多等。

【**用法用量**】煎服，9~24g。

【**使用注意**】脾胃虚寒及孕妇禁服。

《神农本草经疏》:"妊妇不宜用，病人虚而无热者不宜用。"

【**从肾论治之本草集要**】本草著作多云龟甲具有补肾阴，强筋骨之效。

1.《神农本草经》:"主漏下赤白，破癥瘕，痎疟，五痔，阴蚀，湿痹，四肢重弱，小儿囟不合，久服轻身不饥。"

2.《日用本草》:"治腰膝酸软，不能久立。"

3.《本草衍义补遗》:"补阴之功力猛，而兼祛瘀血，续筋骨，治劳倦。""治阴虚不足，止血，治四肢无力。"

4.《本草纲目》:"治腰脚酸痛。补心肾，益大肠，止久痢久泄，主难产，消痈肿。烧灰敷臁疮。"

【**从肾论治药用拾璎**】

1. 丸剂

降阴火，补肾水。龟板（酥炙）、黄柏（炒褐色）、知母（酒浸，炒）各四两，熟地黄（酒蒸）各六两。上为末，猪脊髓、蜜为丸。服七十丸，空心，盐白汤下。（《丹溪心法》）

治痿躄，筋骨软，气血俱虚甚者。龟板（酒炙）、黄柏（炒）各一两半，干姜二钱，牛膝一两，陈皮半两。上为末，姜汁和丸，或酒糊丸。每服七十丸，白汤下。（《丹溪心法》）

2. 膏剂

治虚损精极者，梦泄遗精，瘦削少气，目视不明等证。龟板一斤，鹿角三斤，枸杞子六两，人参三两。上将鹿角截碎，龟板打碎，长流水浸三日，刮去垢，用砂锅河水慢火鱼眼汤，柴煮三昼夜，不可断火，当添热水，不可添冷水，三日取出晒干，碾为末。另用河水将末并枸杞、人参又煮一昼夜，滤去渣，再慢火熬成膏。初服一钱五分，渐加至三钱，空心，酒服。（《摄生秘剖》）

3. 汤剂

治小儿解颅。龟板五钱，地黄一钱。水煎，分早中晚三服。（《温氏

经验良方》）

4. 散剂

治心失志善忘。龟甲（炙）、木通（锉）、远志（去心）、菖蒲各半两。捣为细散。空心酒服方寸匕，渐加至二钱匕。（《圣济总录》）

治崩中漏下，赤白不止，气虚竭。龟甲、牡蛎各三两。上二味治下筛，酒服方寸匕，日三。（《千金要方》）

【治未病功能】龟甲具有调节代谢、增强免疫力、补血、抗衰老、健骨、促进发育、保护神经系统等功能。

【按语】

1. 关于龟甲入药部位考

龟甲作为药用最早出现在汉代的《神农本草经》，被列为上品，谓之"龟甲味咸平，主漏下赤白，破癥瘕"，以后本草著作多有记载。从汉、唐至元朝以前均以背甲、腹甲入药，时称龟甲、龟壳。唐代孟诜《食疗本草》始有用卜师钻灼占卜用过的龟下甲的记载。宋代，用全甲与单用龟下甲并行，主要用龟下甲。自朱丹溪创导滋阴学说以后，龟板（乌龟的腹甲）盛行于滋阴，一直以来乃至1985年版《中华人民共和国药典》仍仅收载龟下甲做药用，大量龟上甲被废弃。明代李时珍《本草纲目》曰："古者上、下甲皆用之，至《日华》始用龟板，而后人遂主之矣。"现代研究证明，龟之上、下甲所含化学成分相同，有相似的药理作用，二者的毒性均很低，而且上甲的出胶量为下甲的2倍。有鉴于此，为改善目前龟甲药材的紧缺状况，应还龟甲之本来面目，将龟的上、下甲（背、腹甲）同时作龟甲入药。2010年版《中华人民共和国药典》即规定其入药部位为龟的背甲及腹甲。

2. 关于龟甲与鳖甲功能之异同

龟甲与鳖甲，均能滋养肝肾之阴、平肝潜阳。均宜用于肾阴不足、虚火亢旺之骨蒸潮热、盗汗、遗精及肝阴不足，肝阳上亢之头痛、眩晕等症。但龟甲长于滋肾，鳖甲长于退虚热。此外，龟甲还兼有健骨、补血、养心等功效，还常用于肝肾不足，筋骨痿弱，腰膝酸软，妇女崩漏，月经过多及心血不足之失眠、健忘等证。鳖甲还兼软坚散结作用，还常用于腹内癥瘕积聚。正如缪希雍《神农本草经疏》所言："龟、鳖二甲，《本经》所主大略相似。今人有喜用鳖甲，恶用龟甲者，皆一偏之见也。二者咸至阴之物，鳖甲走肝益肾以除热，龟甲通心入肾以滋阴，用者不可不详辨也。"

3. 关于龟甲药名的讨论

本品最早见于《神农本草经》，名为龟甲、龟壳，当时用龟之上、下甲入药。宋代以后，由于开始使用龟下甲（腹甲）入药，其形状如板，故多称本品为龟甲或龟板。近代大多数中药学术书籍多取龟甲（《中药大辞典》）或龟板（《中药学》五版统编教材）为正名。但目前由于前述原因，又将龟之上、下甲均作龟甲入药，故 1990 年版至 2010 年版《中华人民共和国药典》均载其正名为"龟甲"，此名与药材实际相符，故更为妥当。另，"败龟甲"首见于《日华子本草》，其曰："卜龟小者，腹下可部钻遍者，名败龟。"至明代，吴球又认为败龟甲应是自死坠败者。目前来看，这两种所谓的败龟甲已经很难见到，强调用败龟甲已无实际意义。

牡 蛎

【来源】为牡蛎科动物长牡蛎、大连湾牡蛎或近江牡蛎的贝壳。

【性味归经】味咸，性微寒。归肝、胆、肾经。

【功能主治】重镇安神，潜阳补阴，软坚散结。用于惊悸失眠，眩晕耳鸣，瘰疬痰核，癥瘕痞块。煅牡蛎收敛固涩，制酸止痛。用于自汗盗汗，遗精滑精，崩漏带下，胃痛吞酸。

【性能特点】本品咸涩微寒，质重沉降，入肝、胆、肾经。生用为平肝潜阳用药，兼可清肝热，多用于水不涵木，阴虚阳亢之头痛、眩晕、耳鸣等；且软坚以散结，收敛以固涩，故又多用于痰火郁结之痰核、瘰疬，血瘀气结之癥瘕痞块，以及遗精、遗尿、崩漏、带下、自汗盗汗等滑脱诸证；又制酸止痛，用于胃痛泛酸。

【**用法用量**】煎服，9～30g。

【**使用注意**】不宜多服久服，以免引起便秘和消化不良。

1.《神农本草经疏》："凡病虚而多热者宜用，虚而有寒者忌之，肾虚无火，精寒自出者非宜。"

2.《冯氏锦囊》："久服亦能寒中。"

【**从肾论治之本草集要**】本草书籍多云牡蛎具有益阴，强骨节，涩精敛汗，补养安神之效。

1.《神农本草经》："主伤寒寒热，温疟洒洒，惊恚怒气，除拘缓鼠瘘，女子带下赤白。久服强骨节，杀邪鬼，延年。"

2.《名医别录》："除留热在关节荣卫，虚热去来不定，烦满，止汗，心痛气结，止渴，除老血，涩大小肠，止大小便，疗泄精，喉痹，咳嗽，心胁下痞满。"

3.《海药本草》："主男子遗精，虚劳乏损，补肾正气。止盗汗，去烦热，治伤寒热疾。能补养安神，治孩子惊痫，久服身轻。"

4.《药性切用》："涩精敛汗，潜热益阴，为虚热上浮专药。又能软坚消瘿。潜热生研，涩脱火煅。"

【**从肾论治药用拾璎**】

1. 酒剂

治崩中漏下赤白不止，气虚竭。牡蛎、鳖甲各三两。上二味，治下筛，酒服方寸匕，日三。(《千金要方》)

2. 散剂

治诸虚不足及新病暴虚，津液不固，体常自汗，夜卧即甚，久而不止，羸瘵枯瘦，心忪惊惕，短气烦倦。牡蛎(米泔浸，刷去土，火烧通赤)、麻黄根(洗)、黄芪(去苗、土)各一两。上三味为粗散，每服三钱，水一盏半，小麦百余粒，同煎至八分，去渣热服，日二服，不拘时候。(《太平惠民和剂局方》)

治百合病，渴不瘥者。牡蛎(熬)、栝楼根等分。为细末，饮服方寸匕，日三服。(《金匮要略》)

治一切渴。大牡蛎不计多少，黄泥裹煅通赤，放冷为末，用活鲫鱼煎汤调下一钱匕，小儿服半钱匕。（《经验方》）

【治未病功能】牡蛎具有增强免疫功能、抗肿瘤、延缓衰老、降血糖、降低神经肌肉兴奋、参与血液凝固过程等功能。

【按语】

关于牡蛎之炮制

古本草书籍记述牡蛎的炮制方法主要有捣碎、研细、煅烧、煅烧醋淬等，沿用至今的主要有打碎、研细，生用或煅用。然自古以来，牡蛎生用、煅用各有所主，如《本草纲目》言："牡蛎，补阴则生捣用，煅过则成灰，不能补阴。"近代名医张锡纯亦认为："若专取其收涩，可以煅用。若用以滋阴，用以敛火，或取其收敛，兼取其开通者，皆不可煅。若作丸、散，亦可煅用，因煅之则其质稍软，与脾胃相宜也。然宜存性，不可过煅，若入汤剂仍以不煅为佳。"

【附药】

牡蛎肉

本品为牡蛎科动物长牡蛎、大连湾牡蛎、近江牡蛎或密鳞牡蛎等的肉。味甘、咸，性平。归心、肝经。具有养血安神，软坚消肿功效。用于治疗烦热失眠，心神不安，瘰疬等证。煎服：30～60g。脾虚精滑者慎服。

海　参

【来源】为刺参科动物刺参、绿刺参、花刺参（去内脏）的全体。

【性味归经】味甘、咸，性平。归肺、肾经。

【功能主治】补肾益精，养血润燥，止血。用于精血亏损，虚弱劳怯，阳痿，梦遗，小便频数，肠燥便秘，肺虚咳嗽咯血，肠风便血，外伤出血。

【性能特点】本品甘咸，性平，入肺、肾经。补脾养血，补肾生精润燥，质黏凝血络而止血。故脾虚之虚劳，肾精血亏虚之阳痿、遗精、尿频，精血不足之便秘，各种出血证均可使用。

【用法用量】煎服或煮食，15～30g；入丸、散，9～15g。外用适量，研末敷。

【使用注意】脾虚不运、外邪未尽者禁服。

【从肾论治之本草集要】本草多云海参有补元气，益肾阴，壮阳之效，亦有补血，润燥生津之述。

1.《食物本草》："主补元气，滋养五脏六腑，去三焦火热。同鸭肉烹治食之，止劳怯虚损诸疾；同鸭肉煮食，治肺虚咳嗽。"

2.《本草从新》："补肾益精，壮阳疗痿。"

3.《医林纂要》："补心益肾，养血滋阴，补虚赢，靖劳热。"

4.《本草求原》："滋精利水。"

【治未病功能】海参具有抗肿瘤、抗凝血、镇痛、增强免疫力、抗真菌、抗放射性损伤、降胆固醇等功能。

【按语】

关于从性味论海参之功用

蒋溶在《萃金裘本草集要录》中说："肾为胃之关，海参性甘温而汁液浓厚，故能和胃养阴以生津液，治劳嗽，以止下血也；味咸色黑，生于冥海，人身以肾脏为海间，此味大补，北方之水以益至阴之气，物从其类也。阴精上奉则至老不衰，故命曰海中之参，其补益之功博也。"

淡　菜

【来源】为贻贝科动物厚壳贻贝、贻贝、翡翠贝及其他贻贝类的肉。

【性味归经】味甘、咸，性温。归肝、肾经。

【功能主治】滋补肝肾，补益精血，消瘿瘤。用于肝肾亏虚，精血不足所致虚劳赢瘦，眩晕，盗汗，阳痿，腰痛，吐血，崩漏，带下，瘿瘤。

【性能特点】本品味甘、咸，性温，归肝、肾经。为滋补肝肾，益精养血之良药，善治肝肾不足，精血亏虚之虚劳赢瘦，盗汗。甘温助阳，补肾阳之不足，用于治疗肾阳亏虚之阳痿，腰痛，以及虚寒吐血，崩漏，带下等证。又味咸能软坚散结，用于结聚肿块之瘿瘤。

【用法用量】煎服，15～30g；或入丸、散。

【使用注意】不宜久服。

1.《本草拾遗》："久服令人发脱。""发石，令肠结。"

2.《日华子本草》："多食令头闷目暗。"

3.《本经逢原》："不宜多食、久食，令人阳痿不起及脱人发。"

【从肾论治之本草集要】本草书籍多云淡菜具有补五脏，益阳事，益血填精，主虚劳，消渴，调经之效。

1.《食疗本草》："补虚劳损，产后血结，腹内冷痛，治癥瘕，腰痛，润毛发，崩中带下。烧一顿令饱，大效。"

2.《本草拾遗》："主虚羸劳损，因产瘦瘠，血气结积，腹冷、肠鸣、下痢、腰疼、带下、疝瘕。"

3.《日华子本草》："煮熟食之，能补五脏，益阳事，理腰脚气，消宿食，除腹中冷气，消痃癖气。"

4.《本草纲目》："消瘿气。"

5.《药性切用》："益阴除热，为虚劳退热专药。"

【治未病功能】淡菜具有预防心律失常、改善心肌缺血、降低血脂、预防动脉粥样硬化的形成、降低血压、延缓衰老等功能。

【按语】

1.关于淡菜补虚养肾之说

淡菜的功效为滋补肝肾，补益精血，消瘿瘤。临床可以用于肝肾亏虚，精血不足所致虚劳羸瘦，眩晕，盗汗，阳痿，腰痛，吐血，崩漏，带下等症，以及痰气血凝结而致的瘿瘤。从古至今虽有淡菜能消瘿作用的认识，如《本经逢原》曰："淡菜生咸水而味不沾咸，为消瘿之善药。"但对于其认识仍以补肾为主，如吴鞠通《温病条辨》云："淡菜生于咸水之中而能淡，外偶内奇，有坎卦之象，能补阴中之真阳。"《本草汇言》亦曰："淡菜，补虚养肾之药也。"总之淡菜以补虚养肾为主要功效。

2. 关于淡菜食用的讨论

淡菜在北方俗名"海虹"，南方常称为"青口"，是一种人们经常食用的海产食品。除具有较高的营养价值之外，还具有补虚益肾的药用价值。对于淡菜的食用，古本草书籍有不同的认识。一部分本草书籍认为其不能多食、久食，《本草拾遗》："久服令人发脱。""发石，令肠结。"《日华子本草》："多食令头闷目暗。"《本经逢原》："不宜多食、久食，令人阳痿不起及脱人发。"然而亦有本草书籍认为淡菜须多食方能见功，《医学入门》曰："淡菜，治劳热骨蒸，须多食乃见功，若数两作丸、散，未有大效。"应认识到，淡菜虽然可作为食物，但依然具有偏性，故而才有补肾阳，益精血的功效。对于正常人来说，多食、久食必然会出现生火、动风等弊端，导致脱发等副作用。但对于肾虚之人，用淡菜药性之偏，恰可以治疗疾病，作为食物，其药力必然不强，所以应当多食、久食。

禽　部

雀

【来源】为文鸟科动物麻雀的肉或全体。

【性味归经】味甘，性温。归肺、肾、膀胱经。

【功能主治】补肾壮阳，益精固涩。用于肾虚阳痿，早泄，遗精，腰膝酸软，疝气，小便频数，崩漏，带下，百日咳，痈毒疮疖。

【性能特点】本品味甘性温，入肺、肾、膀胱经，能温补肾阳，治疗肾阳不足，肾失封藏所致的阳痿，遗精，早泄，尿频，带下及腰膝酸软等。

【用法用量】煨服或蒸服，适量；或熬膏；或浸酒；或煅存性，入丸、散。

【使用注意】阴虚火旺者及孕妇禁用。

【从肾论治之本草集要】本草书籍多云雀具有补助肾阳，益气，固涩益精之效，亦能暖腰膝，摄小便。

1.《食疗本草》："其肉十月以后，正月以前食之，续五脏不足气，助阴道，益精髓。"

2.《本草拾遗》："起阳道，良之令人有子。"

3.《日华子本草》："壮阳益气，暖腰膝，缩小便，治血崩带下。"

【从肾论治药用拾璎】

1. 煨服

肾气偏坠，疝气。生雀三枚，燎毛去肠，勿洗，以舶上茴香三钱，胡椒一钱，缩砂、肉桂各二钱，入肚内，湿纸裹，煨熟，空心服下，酒下。（《仁斋直指方》）

2. 煮粥

老人脏腑虚损羸瘦，阳气乏弱。雀儿五只（治如食法），粟米一合，葱白三茎（切）。将雀儿炒熟，次入酒一合，煮少时，入水二盏半，下米作粥欲熟，下葱白五味等，候熟，空心食之。（《养老奉亲书》）

【按语】

关于雀功善壮阳暖胃之说

缪希雍在《神农本草经疏》中说："雀属阳，其气温，味酸，其性淫，故能入下焦阴分，能补暖两肾。"

鹁 鸽

【来源】为鸠鸽科动物原鸽、家鸽、岩鸽的肉。

【性味归经】味咸，性平。归肺、肝、肾经。

【功能主治】滋肾益气，祛风解毒，调经止痛。用于虚羸，妇女血虚经闭，消渴，久疟，麻疹，肠风下血，恶疮，疥癣。

【性能特点】本品味咸性平，入肺、肝、肾经，能滋养肝肾之阴血，益气，咸入血，能养血祛风解毒。凡气阴不足，阴血亏虚导致的虚弱，血虚经闭，久疟或风邪入血之麻疹、疥癣均可使用。

【用法用量】煮食，适量。

【使用注意】《食疗本草》："虽益人，缘恐食多减药力。"

【从肾论治之本草集要】本草书籍云鹁鸽具有调补肾之阴精，益气补血，平补阴阳之效。

1.《食疗本草》："调精益气，治恶疮疥并风瘙，解一切药毒，白癜、疬疡风，炒，酒服。敷驴马疥疮亦可。"

2.《本经逢原》："久患虚羸者，食之有益。"

3.《医林纂要》："平阴阳，和气血，补心血，解百药毒。顺肺气，令人不噎，暖肾益精。"

4.《本草再新》："治肝风肝火，滋肾益阴。"

【从肾论治药用拾璎】

煎剂

消渴，饮水不知足。白花鸽一只，切作小脔，以土苏煎，含之咽汁。(《食医心镜》)

【治未病功能】鸽肉具有抗脱发、促进体内蛋白质合成、加快创伤愈合等功能。

【按语】

关于鸽肉之宜忌

缪希雍："鸽，《本经》虽云调精益气，其用长于去风解毒，然而未必益人。故孟诜云，食多减药力。今世劳怯人多畜养及煮食之，殊未当也。"汪绂在《医林纂要》中说："食此过多，亦恐气壅。"龙柏在《食物考》中说："鸽最补气，服他补药者解药力，又不宜过食。"

兽　部

牛　髓

【来源】为牛科动物黄牛或水牛的骨髓。

【性味归经】味甘，性温。归心、脾、肾经。

【功能主治】补血益精，止渴，止血，止带。用于精血亏损，虚痨羸瘦，消渴，吐衄，便血，崩漏带下。

【性能特点】本品甘温滋润，入心、脾、肾经。属血肉有情之品，温养肾元，充实下焦，固纳肾气，滋肾填精，又温养中焦。对于脾肾两虚，精血不足，冲任不固，阴虚精亏之体弱之人均为适宜，尤其是对精血亏损、虚劳瘦弱、泄泻之寒体更为适合。

【用法用量】煎服或熬膏，适量。补虚宜酒冲，治吐血崩带宜烧灰。外用适量，涂搽。

【从肾论治之本草集要】本草书籍多云牛髓具有补肾填髓，温养脾肾，具有抗衰延年、补肾壮腰、益精之效。

1.《神农本草经》："补中，填骨髓。"

2.《名医别录》："主安五脏，平三焦。温骨髓，补中，续绝，益气，止泄利，消渴，以酒服之。"

3.《本草纲目》："润肺补肾，泽肌，悦面，理折伤，擦损痛。"

【从肾论治药用拾璎】

膏剂

精血亏损，虚劳，阳痿等。炼牛髓四两，胡桃肉四两，杏仁泥四两，山药末半斤，炼蜜一斤。同捣成膏，以瓶盛，汤煮一日。每服一匙，空心服之。（《瑞竹堂经验方》）

肾虚弱，骨伤败，瘦弱无力。黑牛髓、生地黄汁、白沙蜜各半斤，和匀，煎成膏，空心酒调服之（《饮膳正要》）

百病劳损，伤风湿。牛髓、羊脂（各二升），酥（《经心录》用猪脂）、生姜汁、白蜜（各三升）。上五味先煎酥令熟，次纳姜汁，次纳蜜，次纳羊脂、牛髓，后微火煎三上三下，令姜汁水气尽即膏成，搅令凝止，温酒服，随人能否，不限多少。（《千金要方》）

【治未病功能】牛髓具有促进代谢、促进生长、增强耐缺氧能力、清除超氧自由基作用、抗炎、抗癌等功能。

【按语】

关于牛髓服用的适宜人群

牛髓补肾益精填髓，对体弱之人均为适宜，由于其胆固醇含量颇高，故肥胖、高血脂、高血压、冠心病、脂肪肝、慢性肾炎等患者应忌食。

【附药】

1. 牛肉

本品为牛科动物黄牛或水牛的肉。味甘，水牛肉性凉，黄牛肉性温。归脾、胃经。具有补脾胃，益气血，强筋骨功效。用于治疗脾胃虚弱，气血不足，虚劳羸瘦，腰膝酸软，消渴，吐泻，痞积，水肿等证。内服：煮食、煎汁，适量；或入丸剂。外用适量，生裹或做丸摩。

2. 牛肾

本品为牛科动物黄牛或水牛的肾脏。味甘、咸，性平。归肾经。具有补肾益精，强腰膝，止痹痛功效。用于治疗虚劳肾亏，阳痿气乏，腰膝酸软，湿痹疼痛等证。煮食，适量。

3. 牛鞭

本品为牛科动物雄性黄牛或水牛的阴茎或睾丸。味甘、咸，性温。具有补肾益精壮阳，散寒止痛功效。用于治疗肾虚阳痿，遗精，宫寒不孕，遗尿，耳鸣，腰膝酸软，疝气等证。炖煮，1 具；或入丸、散；或浸酒。

羊　肉

【来源】为牛科动物山羊或绵羊的肉。

【性味归经】味甘，性热。归脾、胃、肾经。

【功能主治】温中健脾，补肾壮阳，益气养血。用于脾胃虚寒，肾阳不足，气血亏虚，虚劳羸瘦，阳痿，腰膝酸软，产后虚羸少气，缺乳。

【性能特点】本品味甘性热，归脾、胃、肾经，为温中补肾之良药。

功能温中健脾，善治脾胃虚寒证；又功能补肾壮阳，善治肾阳不足证；还可益气养血，用于治疗气血亏虚证。

【用法用量】煎服，125～250g；或入丸剂。

【使用注意】有外邪或有热者不宜用。孕妇用量不宜过大。

1.《本草经集注》："有半夏、菖蒲，勿食羊肉。"

2.《新修本草》："热病差后食之，发热杀人。"

3.《食疗本草》："患天行及疟人食，发热困重致死。""妊娠人勿多食。"

4.《医林纂要》："助热发疮，血分素热者不宜。"

5.《神农本草经疏》"与夫痈肿疮疡，消渴，吐血，嘈杂易饥等证，咸不宜服。又铜器煮食之，男子损阳，女子暴下。""反半夏、菖蒲。"

【从肾论治之本草集要】本草书籍言羊肉能补虚劳，益气血，壮阳道，壮筋骨，用于治疗虚羸不足者。

1.《名医别录》："虚劳寒冷，补中益气，安心止惊。"

2.《食疗本草》："丈夫五劳七伤，脏气虚寒。"

3.《日用本草》："治腰膝羸弱，壮筋骨，厚肠胃。"

4.《本草纲目》："热病及天行病、疟疾病后食之，必发热致危。妊妇食之，令子多热。"

5.《本草汇言》："诸病形气痿弱，脾胃虚羸不足者宜之。"

6.《本草备要》："补虚劳，益气血，壮阳道。"

【从肾论治药用拾璎】

1.煮粥

治阳气衰败，腰脚疼痛，五劳七伤。羊肉（炒）半斤，枸杞叶一斤，羊肾（细切）二对，葱白一茎。拌匀，入五味，煮成汁，下米熬成粥，空腹食之。（《饮膳正要》）

治虚劳，骨蒸，久冷。羊肉（去脂膜，烂煮，熟，研泥）一斤，山药（煮熟，研泥）一个。肉汤内下米三合，煮粥，空腹食之。（《食疗方》）

2. 熬汤

治寒劳虚羸。肥羊肉一斤，水一斗，煮汁八升，入当归五两，黄芪八两，生姜六两，煮取二升，分四服。(《金匮要略》)

治消渴，利水道。羊肉一脚子，草果五个。熬成汤，滤净，用瓠子（去穰、皮，切晾）六个，熟羊肉（切片），生姜汁半合，白面二两，作面丝同炒，葱、盐、醋调和。(《饮膳正要》)

治腰膝疼痛，脚气不仁。羊肉一脚子，草果五个，回回豆子（捣碎去皮）半升。熬成汤，滤净，下香粳米一升，熟回回豆子二合，肉弹儿木瓜二斤（取汁），砂糖四两，盐少许，调和。(《饮膳正要》)

3. 做羹

治下焦虚冷，小便频数。羊肉四两，羊肺一具，细切，入盐、豉，煮作羹，空心食。(《寿世青编》)

肾虚衰弱，腰脚无力。羊肉（细切）半斤，萝卜（切作片）一个，草果一钱，陈皮（去白）一钱，良姜一钱，荜茇一钱，胡椒一钱，葱白三茎。诸药水熬成汁，入盐、酱，熬汤下面子，作羹食之，将汤澄清作粥食之亦可。(《饮膳正要》)

【按语】

关于羊肉补可去弱之说

李东垣曰："补可去弱，人参、羊肉之属是已。羊肉有形，凡形气痿弱，虚羸不足者宜之。"羊肉功能补虚，可以用于治疗诸虚劳损之证。

【附药】

1. 羊骨

本品为牛科动物山羊或绵羊的骨骼。味甘，性温。归肾经。具有补肾、强筋骨，止血功效。用于治疗虚劳羸瘦，腰膝酸软，筋骨痿软，耳聋，月经过多，鼻衄，便血。煎汤适量；或煮粥；或浸酒；或入丸、散。外用适量，煅存性，研末外撒。有火热者不宜用。《千金要方·食治》云："宿有热者不可食。"

2. 羊髓

本品为牛科动物山羊或绵羊的骨髓或脊髓。味甘，性温。具有益阴填髓，润肺泽肤功效。用于治疗虚劳腰痛，骨蒸劳热，肺痿咳嗽，消渴，皮毛憔悴。熬膏 30~60g；或煮食。外用适量，涂敷。有外邪者不宜用。

3. 羊肾

本品为牛科动物雄性山羊或绵羊的肾。味甘，性温。归肾经。具有补肾气，益精髓功效。用于治疗肾虚劳损，腰脊疼痛，足膝痿弱，耳聋，消渴，阳痿，尿频，遗溺。煮食；或入丸、散。

4. 羊乳

本品为牛科动物山羊或绵羊的乳汁。味甘，性微温。具有补虚，润燥，和胃，解毒功效。用于治疗虚劳羸瘦，消渴，呃逆，口疮，蛇虫咬伤。煮沸，250~500mL。外用适量，涂敷。有热者不宜用。《千金要方·食治》云其："令人热中。"

狗 肉

【来源】为犬科动物狗的肉。

【性味归经】味咸、酸，性温。归脾、胃、肾经。

【功能主治】温肾壮阳，补脾暖胃，填精。用于脾肾气虚，胸腹胀满，浮肿，鼓胀，腰痛膝软，阳痿，寒疝，败疮久不收敛。

【性能特点】本品咸温能补。归脾、胃、肾经。味咸入肾，性温补阳，故补肾中阳气；又入脾、胃，补中气之不足；且为血肉有情之品，而能填补精气，为温肾壮阳，补脾暖胃，填精之良药，善治脾肾阳气不足，水液泛滥之胸腹胀满，浮肿，鼓胀；以及阳虚精亏，不能滋养所致之腰痛膝软，阳痿等证。又能补阳气，益精血以补充正气，用于治疗败疮久不收敛。

【用法用量】内服，煮食，适量。

【使用注意】阴虚内热、素多痰火及热病后者慎服。孕妇禁用。

1.《本草经集注》："春月目赤鼻燥欲狂猘，不宜食。有商陆，勿食犬肉。"

2.《千金要方》："自死不出舌者，食之害人。"

3.《食疗本草》："不可炙食，恐成消渴。但和五味煮，空腹食之。不与蒜同食，必顿损人。若去血则力少，不益人。瘦者多是病，不堪食。女人妊娠勿食。"

4.《本草纲目》："反商陆，畏杏仁，同菱食生癫。热病后食之，杀人。若素常气壮多火之人，则宜忌之。"

5.《医林纂要》："饱后忌茶，令人黄肿发渴。"

6.《本草常省》："多食生邪热，助虚火。同蒜及无鳞鱼食杀人。同一切虫鱼食生恶症。同一切禽兽食生疮疖。阳事易举者忌之。"

7.《本草蒙筌》："孕妇入口，生子缺唇。"

【从肾论治之本草集要】 本草书籍多云狗肉补肾壮阳，益精，有能暖腰膝，起阳道，厚肠胃，益气力之述。

1.《名医别录》："主安五脏，补绝伤，轻身益气。"

2.《千金要方》："宜肾，劳损久病大虚者，服之轻身，益气力。"

3.《食疗本草》："益阳事，补血脉，厚肠胃，实下焦，填精髓。主五脏，补七伤五劳，填骨髓，大补益气力。"

4.《日华子本草》："补胃气，壮阳，暖腰膝，补虚劳。"

【从肾论治药用拾璎】

1. 煮粥

治气水鼓胀，浮肿者。狗肉一斤，切碎，和米煮粥，空腹食之。（《食医心镜》）

脾胃虚冷，腹满刺痛者。肥狗肉半斤，同盐、豉共同放入米中煮粥，频频使用一二次。（《食医心镜》）

2. 酿酒

黄犬肉一只，煮一伏时，捣如泥，和汁拌日常食用的糯米三斗，放入酒曲，按照常规方法酿酒，待酒成后，每天早晨空腹饮用，可大补元

气，称戊戌酒。(《本草纲目》)

【按语】

1. 关于狗肉补肺敛气而益肾强腰之说

大多数本草书籍都认为狗肉味咸、酸，性温，归脾、胃、肾经，其能脾肾双补，既可补肾助阳，又可补益脾胃阳气。或有认为狗肉是由补脾之后天而及之先天，如《本草征要》曰："属土性温，故能暖脾，脾暖则肾亦旺矣。"但《医林纂要》中所论不同："昔人未尝言补肺，然食之则气顿强，且酸能敛气，是补肺矣。肺主气，肾纳气，皆秋冬敛藏之令，所以安息阳气而固存之。其能固敛阳气，亦犹能守夜以固门户也。肺得所敛，则肾得所纳，是以兼能补肾，故充实卫气，扫寒湿，活血脉，强腰膝。"其立论从酸入手，敛补肺气为先，认为肺气足则肾亦足。此种认识，可供我们从另一个方面来认识狗肉的作用。

2. 关于食用狗肉中毒的讨论

狗肉是国人喜食的滋补佳品，但其肉亦不宜多食，有因食狗肉中毒者。如《本草纲目》曰："狗肉毒，杏仁研水服。"不仅提出食用狗肉可以中毒，并提出了解毒的方法，即食用苦杏仁。现代研究表明，狗的内脏和皮下组织都含有毒素，并且其本身可能携带的炭疽、狂犬病、支原体等病毒或寄生虫都可以传染给人体，所以在食用狗肉时要注意卫生防疫，且尽量不要多食。

【附药】

1. 狗鞭

本品为犬科动物雄性家狗带睾丸的阴茎。又名牡狗阴茎、狗精、犬阴、黄狗肾、狗肾、狗阴茎、狗阴、家狗肾、犬肾、犬鞭、犬阴茎、家犬肾、黄耳肾、黄耳鞭、黄耳阴茎、地羊肾、地羊鞭、地羊阴茎。味咸，性温。归肾经。具有温肾壮阳，补益精髓功效。用于治疗阳痿，遗精，不育，阴囊湿冷，虚寒带下，腰膝酸软，形体羸弱，产后体虚等证。煎服，3～9g；或入丸、散，每次1.5～3g；或研末吞服。

2.狗骨

本品为犬科动物狗的骨骼。味甘、咸，性温。归肝、脾、肾经。具有补肾壮骨，祛风止痛，止血止痢，敛疮生肌的功效。用于治疗风湿关节疼痛，腰腿无力，四肢麻木，崩漏带下，久痢不止，外伤出血，小儿解颅，痈肿疮瘘，冻疮等证。内服，浸酒或烧存性研末，每次1.5～3g；外用适量，煅黄研末调敷。

3.狗肾

本品为犬科动物狗的肾脏。味甘、咸，性温。归肝、脾、肾经。具有补肾温阳功效。用于治疗肾阳虚衰，身寒畏冷等证。煮食，1～2枚。

阿 胶

【来源】为马科动物驴的干燥或鲜皮经煎煮、浓缩制成的固体胶。

【性味归经】味甘，性平。归肺、肝、肾经。

【功能主治】补血滋阴，润燥，止血。用于血虚萎黄，眩晕心悸，肌痿无力，心烦不眠，虚风内动，肺燥咳嗽，劳嗽咯血，吐血尿血，便血崩漏，妊娠胎漏。

【性能特点】本品甘平，质地滋润，为血肉有情之品，入肺、肝、肾经。入肺润燥，入肝补血，入肾滋阴，质黏凝血络而止血，故有补血止血，滋阴润肺之功，多用于血虚眩晕、心悸，或阴虚心烦、失眠，用之能补血滋阴；治咯血、吐血、衄血、便血、尿血、崩漏等多种出血证，用之有良好的止血作用，特别对失血而见阴虚、血虚者尤宜，用蛤粉烫制成珠后，其止血作用尤佳；治虚劳咳嗽，或阴虚燥咳，用之能滋阴清肺润燥而平咳喘。

【用法用量】煎服，3～9g。

【使用注意】脾胃虚弱、消化不良者慎服。

1.《神农本草经疏》："性黏腻，胃弱作呕者勿服，食不消者亦忌之。"

2.《本草汇言》："胃有寒痰留饮者当忌之。"

3.《本草备要》："泻者忌用。"

265

【从肾论治之本草集要】本草书籍云阿胶具有添精固肾，强筋骨之效。

1.《神农本草经》："主心腹内崩，劳极洒洒如疟状，腰腹痛，四肢酸疼，女子下血。安胎。久服轻身益气。"

2.《名医别录》："（主）丈夫小腹痛，虚劳羸瘦，阴气不足，脚酸不能久立，养肝气。"

3.《药性论》："主坚筋骨，益气止痢。"

4.《本草纲目拾遗》："治内伤腰痛，强力伸筋，添精固肾。"

【从肾论治药用拾璎】

1. 散剂

妊娠胎动不安，腰腹疼痛。阿胶（炒燥）、当归（锉碎）、桑寄生（锉碎）各半两。上粗捣筛为散。每服三钱，以水一盏，煎至六分，去滓，空心热服之。（《普济方》）

治遗尿。阿胶三钱，牡蛎四钱，鹿茸四钱。上锉末。挑三分，水一盏半，煎至一盏，空心服，米饮调亦得。（《普济方》）

2. 汤剂

治肺虚咳嗽。阿胶（粉炒）一钱半，苏叶一钱，乌梅少许。每服四次，水煎服。（《幼科发挥》）

治少阴病，得之二三日以上，心中烦，不得卧。黄连四两，黄芩二两，芍药二两，鸡子黄二枚，阿胶三两。上五味，以水五升，先煮三物，取二升，纳胶烊尽，小冷，纳鸡子黄，搅令相得，温服七合，日三服。（《伤寒论》）

3. 丸剂

治产后虚羸，大便秘涩。阿胶（碎，炒）、枳壳（浸，去瓤，麸炒）各二两，滑石（研飞，为衣）半两。上为末，炼蜜丸如梧桐子大。每服二十丸，温水下，半日来未通再服。（《太平惠民和剂局方》）

【治未病功能】阿胶具有促进造血功能、抗辐射、增强免疫力、耐缺氧、耐寒冷、抗疲劳、增加体内钙摄入量、抗休克、增强记忆、抗哮喘、抗肿瘤、促进骨愈合等功能。

【按语】

关于阿胶入药之本草考证

阿胶作为滋阴润燥，补血止血的常用药物，目前制作均用驴皮为原料。然在唐以前则主要以牛皮和驴皮为原料熬制而成，如《新修本草》谓："阿胶……煮牛皮作之，出东阿。"《图经本草》曰："今时方家用黄明胶多为牛皮，《本经》阿胶亦用牛皮。"《证类本草》言："生东平郡，煮牛皮作之，出东阿。"《本草纲目》也云："用牸牛、水牛、驴皮者为上，猪、马、骡、驼者次之，其旧皮鞋履等物者为下……大抵古方所用多是牛皮，后世乃类驴皮。"清代以后才完全用驴皮取代牛皮作为制阿胶的原料，如《本草求真》《神农本草经读》《增订伪药条辨》等都载：阿胶应以乌驴皮和阿井水制成，而认为牛皮胶是伪品。由于驴皮原料少而购阿胶者众，是否可用牛皮来代替驴皮制胶，以解决当前阿胶的供求矛盾，还有待于今后利用现代科学技术在化学、药剂、药理方面及临床实践中作进一步系统的研究和探索。

海狗肾

【来源】为海狮科动物海狗及海豹科动物多种海豹的雄性外生殖器。

【性味归经】味咸，性热。归肾经。

【功能主治】暖肾壮阳，益精补髓。用于阳痿早泄，精冷不育，腰膝痿弱。

【性能特点】本品味咸性热，归肾经，为血肉有情之品。功能温肾壮阳，益精补髓，善治肾阳虚证。

【用法用量】研末吞服，2～6g。

【使用注意】阴虚火旺者不宜用。

1.《神农本草经疏》："然而阴虚火炽，强阳不倒，或阳事易举，及骨蒸劳嗽等候，咸在所忌。"

2.《本草求真》："但脾胃挟有寒湿者亦忌，以湿遇湿故耳，恐相碍也。"

3.《本经逢原》:"但功专补阳,阴虚切忌。"

【从肾论治之本草集要】本草书籍言海狗肾入肾补虚,能益肾气,暖腰膝,助阳气,治五劳七伤,肾精衰损。

1.《药性论》:"积冷,劳气羸瘦,肾精衰损,多色成肾劳,瘦悴。"

2.《海药本草》:"主五劳七伤,阴痿少力,肾气衰弱,虚损,背膊劳闷,面黑精冷。"

3.《日华子本草》:"补中,益肾气,暖腰膝,助阳气。"

4.《本草衍义》:"其脐治脐腹积冷,精衰,脾肾劳极有功。"

5.《神农本草经疏》:"咸温入肾补虚,暖腰膝,固精气,壮阳道也。""腽肭脐,性热助阳,为肾气衰竭,精寒痿弱之要药。"

【从肾论治药用拾璎】

1. 酒剂

凡入诸药,先于银器中酒煎后,方合和诸药,不然以好酒浸炙入药用,亦得。(《海药本草》)

亦可同糯米、法曲酿酒服。(《本草纲目》)

2. 丸剂

腽肭脐丸补虚壮气,暖背祛邪,益精髓,调脾胃,进饮食,悦颜色。治五劳七伤,真气虚惫,脐腹冷痛,肢体酸疼,腰背拘急,脚膝缓弱,面色黧黑,肌肉消瘦,目暗耳鸣,口苦舌干,腹中虚鸣,胁下刺痛,饮食无味,心常惨戚,夜多异梦,昼少精神,小便滑数,时有余沥,房室不举,或梦交通,及一切风虚痼冷,并宜服之。腽肭脐(慢火酒炙令熟)一对,硇砂(研飞)二两,精羊肉(熟切碎烂,研)、羊髓(取汁)各一斤,沉香、神曲(炒)各四两。用无灰好酒一斗,同于银器内,慢火熬成膏,候冷入下项药。(《太平惠民和剂局方》)

今之滋补丸药中多用之,精不足者补之以味也。大抵与苁蓉、琐阳之功相近。(《本草纲目》)

【治未病功能】海狗肾具有抗衰老等功能。

【按语】

1. 关于腽肭脐之用

《本草新编》云："因多假，又雌多于雄，雌者绝无功效。雄者固兴阳道，然而不配之参、术、熟地、山药、山茱、杜仲、肉桂、巴戟天、肉苁蓉之类，功亦平平无奇，世人好异，动言兴阳必须腽肭脐，谁知药品中多有胜之者，如鹿茸、海马之类，未尝不佳。腽肭脐，鱼也，而人误认海豹为腽肭脐，所以兴阳无大效，转不如鹿茸、海马之能取胜也。"《本草纲目》："入药用外肾而曰脐者，连脐取之也。"《本草求真》云："若云功近苁蓉锁阳，润虽相若，气实不同，不无厚视苁蓉锁阳而薄视此物也。"

2. 关于海狗肾专补阳气则阴邪自辟之说

《神农本草经疏》云："腽肭，海兽也。得水中之阳气，故其味咸无毒。……此药专补阳气则阴邪自辟。"又云："咸能入血软坚，温热能通行消散，故又主宿血结块，及痃癖羸瘦也。近世房术中多用之，以其咸温入肾补虚，暖腰膝，固精气，壮阳道也。"又云："腽肭脐，性热助阳，为肾气衰竭，精寒痿弱之要药。"真阳虚则神明不振，海狗肾温肾壮阳，则阴邪自辟。

鹿　茸

【来源】为鹿科动物梅花鹿或马鹿的雄鹿未骨化密生茸毛的幼角。前者习称"花鹿茸"，后者习称"马鹿茸"。

【性味归经】味甘、咸，性温。归肝、肾经。

【功能主治】壮肾阳，益精血，强筋骨，调冲任，托疮毒。用于肾阳不足，精血亏虚，阳痿滑精，宫冷不孕，羸瘦，神疲，畏寒，眩晕，耳鸣，耳聋，腰脊冷痛，筋骨痿软，崩漏带下，阴疽不敛。

【性能特点】本品甘咸温，入肝、肾经，为血肉有情之品，纯阳，通督脉之气，既能补肾阳，又能补肝肾、益精血以强筋骨，善治肾阳不足，精血亏虚之证。本品又能调冲任、固崩止带，善治冲任虚寒所致崩漏、带下之证；还功能温补内托，用于治疗疮疡久溃不敛、内陷不起。

【用法用量】研末冲服 1 ~ 2g；入丸剂，或浸酒服。

【使用注意】阴虚阳亢，有热者不宜用。本品宜从小剂量开始服用，慢慢加量，不可骤用大剂量，以防阳升风动，伤阴动血。

1.《神农本草经疏》："肾虚有火者不宜用，以其偏于补阳也；上焦有痰热及胃家有火者不宜用，以其性热复腻滞难化也。凡吐血下血，阴虚火炽者概不得服。"

2.《本草问答》："但其性上行，凡是血逆、火逆者不宜用。"

【从肾论治之本草集要】本草书籍言鹿茸主入肝、肾经，性温，禀天地纯阳之气，通督脉而缘合冲任，为补火助阳，生精益髓，强筋健骨之要药，却老延年之专药。能温补命门，益精血，强阳补骨，可以用于一切虚损及阳痿不坚者。

1.《神农本草经》："主益气强志，生齿不老。"

2.《名医别录》："疗虚劳洒洒如疟，羸瘦，四肢酸疼，腰脊痛，小便利，泄精溺血，破留血在腹，散石淋，痈肿，骨中热疽，养骨，安胎下气，杀鬼精物，久服耐老。"

3.《药性论》："主补男子腰肾虚冷，脚膝无力，夜梦鬼交，精溢自出，女人崩中，漏血。"

4.《本草纲目》："此骨之至强者，所以能补骨血，坚阳道，益精髓也。头者诸阳之会，上钟于茸角，岂可与凡血为比哉。"

5.《本草纲目》："生精补髓，养血益阳，强筋健骨，治一切虚损，耳聋目暗，眩晕虚痢。"

6.《本草正》："益元气，填真阴，扶衰羸瘦弱，善助精血，尤强筋骨，坚齿牙，益神志。"

7.《本草备要》"大补阳虚，甘温纯阳，生精补髓，养血助阳，强筋健骨，治腰肾虚冷。"

8.《本经逢原》："功用专主伤中劳绝腰痛，羸瘦，取其补火助阳、生精益髓、强筋健骨、固精摄便。"

【从肾论治药用拾璎】有用酥炙、酒炙及酒蒸焙用者，当各随本方。（《本草纲目》）

1. 酒剂

鹿茸酒治阳事虚痿，小便频数，面色无光。嫩鹿茸（去毛切片）一两，山药（末）一两。绢袋裹，置酒瓶中，七日开瓶，日饮三盏。将茸焙作丸服。（《普济方》）

2. 散剂

鹿茸炙末，空心温酒服方寸匕。（《药性论》）

3. 丸剂

肾虚腰痛，不能反侧。鹿茸（炙）、菟丝子各一两，舶茴香半两，为末。以羊肾二对，法酒煮烂，捣泥和，丸梧桐子大，阴干。每服三五十丸，温酒下，日三服。（《普济本事方》）

精血耗涸，面色黧黑，耳聋，目昏口渴，腰痛，脚弱白浊，上燥下寒，不受峻补者。鹿茸（酒蒸）、当归（酒浸）各一两。焙为末，乌梅肉煮膏捣，丸梧桐子大。每米饮服五十丸。（《严氏济生方》）

白带，因冲任虚寒者。鹿茸（酒蒸焙）二两，金毛狗脊、白蔹各一两。为末，用艾煎醋，打糯米糊，丸梧桐子大。每温酒下五十丸，日二服。（《严氏济生方》）

【治未病功能】鹿茸具有增强免疫功能、减轻疲劳、改善睡眠、强神益智、改善基础代谢、抗脂质过氧化、延缓衰老、增强物质代谢、促进创伤愈合、抑制溃疡、促进性功能、抗肿瘤等功能。

【按语】

1. 关于鹿一身皆益人之说

《本草新编》云："鹿一身皆益人者也，而鹿茸最胜。"《本草通玄》云："长大为角，与茸同功，力少逊耳。"《神农本草经疏》："白胶是熬鹿角而成。"《本草纲目》："今人呼煮烂成粉者，为鹿角霜。取粉熬成胶，或只以浓汁熬成膏者，为鹿角胶。"《本经逢原》云："取嫩角寸截置小坛中，酒水相和，盆盖泥封，糠火煨三伏时，捣细如霜，名鹿角霜。"

又云："鹿角生用则散热行血，消肿辟邪。熬胶则益阳补肾，强精活血。总不出通督脉补命门之用。但胶力稍缓，不能如茸之力峻耳。"又云："鹿性补阳益精，男子真元不足者宜之。不特茸、角、茎、胎入药，而全鹿丸合大剂参、芪、桂、附，大壮元阳，其胎纯阳未散，宜为补养天真滋益少火之良剂。然须参、芪、河车辈佐之尤为得力。如平素虚寒，下元不足者，入六味丸中为温补精血之要药。而无桂、附辛热伤阴之患，但慎勿误用麋胎，反伤天元阳气也。"《本经》中上品载有白胶，中品载有鹿茸，至《本草纲目》并为一条。鹿茸、鹿角、鹿角胶、鹿角霜、鹿骨、鹿髓、鹿血、鹿肉、鹿头肉、鹿蹄肉、鹿胎、鹿筋等皆可用之，为血肉有情之品，有补益之性，然功效各有侧重。

2. 关于鹿肉为肉中第一之说

《本草衍义》云："鹿茸，他兽肉多属十二辰及八卦。昔黄帝立子、丑等为十二辰以名月；又以名兽，配十二辰属。故獐鹿肉为肉中第一者，避十二辰也。"

3. 关于麋鹿阴阳之属

《本草纲目》云："按熊氏《礼记疏》云：鹿是山兽，属阳，情淫而游山，夏至得阴气解角，从阳退之象；麋是泽兽，属阴，情淫而游泽，冬至得阳气而解角，从阴退之象也。"《本草纲目》云："补阳以鹿角为胜，补阴以麋角为胜。其不同如此，但云鹿胜麋，麋胜鹿，疏矣。"此说与沈存中"鹿茸利补阴，麋茸利补阳"之说相反。《本草纲目》云："鹿之茸角补阳，右肾精气不足者宜之；麋之茸角补阴，左肾血液不足者宜之。"《本草纲目》云："鹿以阳为体，其肉食之燠；麋以阴为体，其肉食之寒。"《本经逢原》云："鹿之一身所禀皆阳，最能益人，人以阳气为主。麋之一身所禀皆阴，惟角为阴中之阳，较之鹿角纯阳无阴倍胜，而周身血肉筋骨皆不足取。"麋和鹿均属鹿科动物，但两者之阴阳偏属自古学者便有不同之论述，多认为鹿从阳、麋属阴。

4. 关于鹿令人不老之说

《神农本草经百种录》云："鹿之精气全在于角，角本下连督脉。鹿之角，于诸兽为最大，则鹿之督脉最盛可知，故能补人身之督脉。督脉为周身骨节之主，肾主骨，故又能补肾。角之中皆实以血，冲为血海，故又能补冲脉，冲脉盛而肾气强，则诸效自臻矣。"《本草经解》云："鹿茸，骨属也，齿者骨之余也，甘温之味主生长，所以生齿，真气充足，气血滋盛，所以不老也。"《本草崇原》云："益气强志者，益肾脏之气，强肾脏之志也。生齿不老者，齿为骨之余，从其类而补之，则肾精日益，故不老。"中医认为衰老的根本原因在于肾气衰，天癸竭，肾之精气盛衰与人体的衰老密切相关。鹿茸味甘，性温，归肝、肾经，具有壮肾阳，益精血，强筋骨，调冲任功效，补肾阳，益精血，通督脉以令人不老，可以用于防治肾阳虚衰，精血不足，筋骨痿软，冲任不固等证。

5. 关于鹿茸火土相生之说

《本草崇原》云："鹿性纯阳，息通督脉，茸乃骨精之余，从阴透顶，气味甘温，有火土相生之义。主治漏下恶血者，土气虚寒，则恶血下漏。鹿茸禀火气而温土，从阴出阳，下者举之，而恶血不漏矣。"鹿茸甘温，禀纯阳之质，含生发之气，入命门督，能补肾阳以温脾阳，火土相生，可以用于治疗火不生土，脾肾阳虚，脾胃虚寒之食少便溏等证。

【附药】

1. 鹿角

本品为鹿科动物马鹿或梅花鹿已骨化的角或锯茸后翌年春季脱落的角基。味咸，性温。归肝、肾经。具有温肾阳，强筋骨，行血消肿功效。用于肾阳不足，阳痿遗精，腰脊冷痛，阴疽疮疡，乳痈初起，瘀血肿痛。煎服 6~15g。研末，每次 1~3g；或入丸、散。外用适量，研末调敷。阴虚火旺者不宜用。

2. 鹿角胶

本品为鹿角经水煎煮、浓缩制成的固体胶。味甘、咸，性温。归肝、肾经。具有温补肝肾，益精养血功效。用于肝肾不足所致的腰膝酸冷，阳痿遗精，虚劳羸瘦，崩漏下血，便血尿血，阴疽肿痛。烊化兑服，3～6g。

3. 鹿角霜

本品为鹿角去胶质的角块。味咸、涩，性温。归肝、肾经。具有温肾助阳，收敛止血功效。用于脾肾阳虚，白带过多，遗尿尿频，崩漏下血，疮疡不敛。煎服，9～15g，先煎；或入丸、散。外用适量，研末外敷。

4. 鹿肉

为鹿科动物梅花鹿或马鹿的肉。味咸，性温。归脾、肾经。具有益气助阳，养血祛风功效。用于虚劳羸瘦，阳痿腰酸，中风口僻。煎服，适量；煮食或熬膏。外用适量，捣敷。阴虚火旺，有热者慎服。《本草图经》云："鹿肉自九月以后，正月以前，宜食之，他月不可食。"《千金要方》："鹿肉解药毒，不可久食，盖常食解毒草也。"

5. 鹿骨

为鹿科动物梅花鹿或马的骨骼。味甘，性温。归肾经。具有补虚羸，强筋骨功效。用于虚劳骨弱，风湿痹痛。煎服，15～30g；或浸酒；烧存性为末，每次5～10g。外用适量，煅存性，研末敷。《本草经集注》谓其："不可近阴，令痿。"

6. 鹿髓

为鹿科动物梅花鹿或马鹿的骨髓或脊髓。味甘，性温。归肾经。具有补阳益阴，生精润燥功效。用于虚劳羸弱，阳痿，肺痿咳嗽，筋急，血枯。熬膏、酒煮，9～30g；或入丸剂。外用适量，涂敷。

7. 鹿血

为鹿科动物梅花鹿或马鹿的血液。味甘、咸，性热。具有养血益精功效。用于精血不足，腰痛，阳痿，遗精，血虚心悸、失眠，肺痿吐血。酒调，3～6g；或入丸、散。

8. 鹿头肉

为鹿科动物梅花鹿的头部肌肉。味甘，性温。具有补气益精，生津安神功效。用于虚劳消渴，烦闷多梦。煮食，适量；或熬胶。

9. 鹿肾

为鹿科动物梅花鹿或马鹿的阴茎和睾丸。又名鹿鞭、鹿茎筋、鹿阴茎。甘、咸，性温。归肝、肾、膀胱经。具有补肾精，壮肾阳，强腰膝功效。用于肾虚劳损，腰膝酸痛，耳聋耳鸣，阳痿，滑精，宫冷不孕。煎服，6～15g；或入丸、散；或煮食；或熬膏。阳热内盛者不宜服。

猪　肉

【来源】为猪科动物猪的肉。

【性味归经】味甘、咸，性微寒。归脾、胃、肾经。

【功能主治】补肾滋阴，养血润燥，益气，消肿。用于肾虚羸瘦，血燥津枯，燥咳，消渴，便秘，虚肿。

【性能特点】本品甘咸，性微寒，为血肉有情之品，入脾、胃、肾经。入肾补肾滋阴，养血润燥，多用于肾虚羸瘦，血燥津枯，燥咳，消渴等；入脾胃经，益气消肿，用之治疗便秘，虚肿。

【用法用量】煎服，30～60g。

【使用注意】湿热、痰滞内蕴者慎服。

1.《名医别录》："凡猪肉味苦，主闭血脉，弱筋骨，虚人肌，不可久食，病人金疮者尤甚。"

2.《本草经集注》："肉不宜食，人有多食，皆能暴肥，此盖虚肥故也。"

3.《食疗本草》："虚人动风，不可久食。发痰，若患疟疾人切忌食，必再发。"

【从肾论治之本草集要】本草书籍云猪肉具有补肾，养血，润肌肤之效。

1.《千金要方·食治》："凡猪肉，宜肾，补肾气虚竭。""头肉，补虚乏气力，去惊痫、寒热、五癃。"

2.《本经逢原》："精者，补肝益血。"

3.《医林纂要》："滋润肌肤，和柔筋骨，通利脏腑，渗达津液。"

4.《随息居饮食谱》："犭苗猪肉，补肾液，充胃汁，滋肝阴，润肌肤，利二便，止消渴，起尪羸。"

【从肾论治药用拾璎】

汤剂

治津枯血夺，火灼燥渴，干嗽便秘。猪肉煮汤，吹去油饮。(《随息居饮食谱》)

治乳汁少。用精猪肉，或猪蹄煮清汁，和美味调益元散五七钱，食后连服三五服，更用木梳梳乳周围，乳汁自下。(《卫生易简方》)

【治未病功能】瘦猪肉具有改善缺铁性贫血的作用。

【按语】

关于猪肉滋补之功及其宜忌

汪昂《本草备要》云："猪肉，其味隽永，食之润肠胃，生精液，丰肌体，泽皮肤，固其所也。惟多食则助热生痰，动风作湿，伤风寒及病初愈人为大忌耳。诸家食忌之说，稽之于古则无征，试之于人则不验，徒令食忌不足取信于后世。伤寒愈忌之者，以其补肌固表，油腻缠黏，风邪不能解散也。病初愈忌之者，以肠胃久枯，难受肥浓厚味也。又按猪肉生痰，惟风痰、湿痰、寒痰忌之，如老人燥痰干咳，更须肥浓以滋润之，不可执泥于猪肉生痰之说也。"

【附药】

1. 猪髓

本品为猪科动物猪的脊髓或骨髓。味甘，性寒。归肾经。具有益髓滋阴，生肌功效。用于治疗骨蒸劳热，遗精带下，消渴，疮疡等证。煎服，适量。

2. 猪脑

本品为猪科动物猪的脑髓。味甘，性寒。具有补益脑髓，疏风，润泽生肌功效。用于治疗头痛，眩晕，失眠，皮肤皲裂，痈肿，冻疮等证。内服炖食或煎服，适量。

3. 猪肾

本品为猪科动物猪的肾脏。又名猪腰子。味咸，性平，归肾经。具有补肾益阴，利水功效。用于治疗肾虚耳聋，遗精盗汗，腰痛，产后虚羸，身面浮肿等证。煎服或煮食，15～150g。

人　部

紫河车

【来源】为健康人的干燥胎盘。

【性味归经】味甘、咸，性温。归肺、肝、肾经。

【功能主治】温肾补精，益气养血。用于虚劳羸瘦，阳痿遗精，不孕少乳，久咳虚喘，骨蒸劳嗽，面色萎黄，食少气短。

【性能特点】本品甘咸，性温，归肺、肝、肾经，为血肉有情之品。既能温肾补精，又能益气养血，可补气血阴阳。善治肾精亏虚，气血不足证。

【用法用量】研末吞服，每次 2～3g；或入丸剂。

【使用注意】有表邪、实证及脾虚湿困纳呆者不宜用。

1.《神农本草经疏》："然而阴虚精涸，水不制火，发为咳嗽、吐血、骨蒸、盗汗等证，此属阳盛阴虚，法当壮水之主，以制阳光，不宜服此并补之剂，以耗将竭之阴也。胃火齿痛，法亦忌之。"

2.《本草从新》："以初胎无病妇人，而色紫者良，有胎毒者害人。"

【从肾论治之本草集要】本草著作言紫河车主入肝肾，为补虚损之良药，益血补精气，阴阳两气并具，善于治疗男女一切虚损劳极。

1.《本草拾遗》："主血气羸瘦，妇人劳损，面𪒟皮黑，腹内诸病渐瘦悴者。"

2.《本草纲目》："治男女一切虚损劳极，癫痫失志恍惚。安神养血，益气补精。"

3.《本草新编》："疗诸虚百损，痨瘵传尸，治五痨七伤，骨蒸潮热，喉咳喑哑，体瘦发枯，吐衄赤红，并堪制服，男女皆益。……胞成于阴阳之气，是胞即阴阳之根也。"

4.《本草再新》："大补元气，理血分，治神伤梦遗，能壮阳道，能滋阴亏，调经安产。"

【从肾论治药用拾璎】

丸剂

人胞一具，山药二两，人参一两，茯苓五钱，酒糊为丸。(《永类钤方》)

治劳损五脏。紫河车（用初生男子者良，带子全者以东流水洗断血脉，入麝香二钱在内，以绵缝定，用生绢裹，悬胎于砂罐内，入好酒五升，慢火熬成膏）一具，沉香、朱砂各一两，人参、肉苁蓉（酒浸）、乳香各二两、白茯苓（去皮）三两、安息香（去砂酒熬）各二两，为末。入河车膏子，和药末杵千百下，丸如梧桐子大，每服七十丸，空心，温酒送下。(《普济方》)

治劳瘵虚损，骨蒸。紫河车（洗净，杵烂）一具，白茯苓半两，人参一两，干山药二两。上为末，面糊和入紫河车，加三味，丸梧子大。每服三五十丸，空心米饮下。(《妇人良方》)

【治未病功能】紫河车具有类激素样作用、调节免疫功能、抗凝血、镇痛、抑菌、抗病毒、抗结核、抗肿瘤等功能。

【按语】

1. 关于紫河车的炮制方法

《本经逢原》云："挑去血络漂净血水，入椒一握，沸汤去腥水，以蜂蜜和，长流水于旧锡器内，隔水文火煮烂如糜，绵绞去滓，代蜜糊丸药良……近世改用鲜者，隔水煮，捣作丸，尤为得力，即虚人服之未尝伤犯胃气。"《本草从新》云："长流水洗极净，酒蒸，焙干研末；或煮烂，捣碎入药。"《本草求真》云："米泔摆净长流水中久洗，去筋膜，蒸捣和药用。"《仁术便览》云："制河车法：先用米泔水洗过，将河车轻轻摆开，换洗泔五次，不动筋膜，此乃初结之真气也。将竹器全盛，长流水中浸一刻取生气，提出，以瓦小盆全盛，于木甑内缓之蒸之极熟如糊，取出先倾自然汁在药末内，略和匀，此天元正气汁也。河车放石臼内，木锤擂千下如糊样，通将前药汁末同和匀，再捣千余杵，众手为丸。此全天元真气，以人补人最妙，世所少知，用火焙酒煮及去筋膜，大误也。"《本草新编》云："紫河车，入五脏六腑。初产者良，亦不必尽拘。焙干可用，不可洗去筋膜，洗去反不佳，以泄其元气也。"2010年版《中华人民共和国药典》载："将新鲜胎盘除去羊膜和脐带，反复冲洗至去净血液，蒸或置沸水中略煮后，干燥。"紫河车为血肉有情之品，多需漂洗炮制，但诸本草著作提示在炮制过程中注意不要去筋膜，以防影响其效用。

2. 关于紫河车治一切虚劳损极之说

朱丹溪曰："紫河车治虚劳，当以骨蒸药佐之，气虚加补气药，血虚加补血药。"《本草纲目》云："人胞虽载于陈氏本草，昔人用者犹少。近因丹溪朱氏言其功，遂为时用。"《神农本草经疏》云："今世以之治男女一切虚损劳极，为益血补精气之用。"《本草从新》云："故能大补气血，治一切虚劳损极。"《本草求真》云："紫河车，滋补虚损……本人血气所生，故能以人补人也，凡一切虚劳损极。"《本草新编》云："紫河车大温，非大热也，阴虚火动，正宜食之。盖火动由于水衰，水衰者精少也。紫河车乃生人之母，即生精之母也。精生于温，而不生寒，大寒不生精，而大温至生精也，况紫河车又生精之母气乎。"肾先受其损，然后自肝、自脾、自心自肺而递及，出现五脏六腑诸虚损证。紫河车主入肝、肾经，功能益精，养血，补气，补阳，补阴，可以用于治疗精血不足，不荣于五脏六腑所导致的虚损诸证，但本品性温热，用于阴虚火旺者时，当注意合理用量及配伍。同时，紫河车之名蕴涵着中国传统文化，紫河车之入药又涉及伦理学，对其使用应注意现代医学伦理规范。

3. 关于胞衣水

《本经逢原》云："胞衣水，咸润微凉，无毒。腊月取紫河车置有盖瓦罐内深埋土中，临用取出不可留久，久即干矣。或与生甘草末同入罐中埋于土中，三五年后掘出即为药也。胞衣之性本热，而得土气之化，善能摄火归元。"《神农本草经疏》云："胞衣水，味辛，无毒。主小儿丹毒，诸热毒发寒热不歇，狂言妄语，头上无辜发竖，虚痞等证。天行热病，饮之立效。此即胞衣埋地下久远化为水者，得地中之阴气，其气必寒，辛寒而走足阳明经，故主如上诸证也。南人以甘草、升麻和人胞，瓶盛埋之，三五年后掘出，取为药也。"《本草新编》云："世有埋藏地下，久化为水，名曰河车水，则无功效矣。祛狂祛疫，亦虚言也。"关于胞衣水古本草书籍有相关的记载，但今已很少使用。

【附药】

脐带

本品为新生儿的脐带。味甘、咸，性温。归肺、肾经。具有补肾、纳气、平喘的功效。用于治疗肺肾两虚之喘咳、盗汗证。煎服，1～2条；研末冲服，每次1.5～3g。日服2～3次。

第五章

从肾治未病的常用方剂

中医"治未病"理论既是一种预防的学术思想，也是临床治疗疾病的重要思路。伴随着这一传承了两千多年的中医特色理论的发展，在中医临床中产生了很多行之有效的方剂。追古溯今，分析从肾治未病方剂的配伍规律，查找并列举出历代医家从肾治未病的主要方剂，考察其来源与使用的历史发展概况，总结其现代药理作用和临床适用病证，对提高中医临证效果，指导科研实践有重要的意义。

第一节 从肾治未病方剂的配伍规律

肾之为病，多无实证，以虚为主，正如宋代医家钱乙在《幼幼新书·五脏所主》中说："肾主虚，无实也。"从肾治未病亦以补肾为要，方剂当以滋阴和补阳药物为核心，在此基础上，可以考虑与肾相关联的其他脏腑之间的生克制化关系予以相应的药物配伍制方。在选药组方时，针对主要病变之脏，调整脏腑间的关系，控制疾病传变，可以达到治未病的目的。今以脏腑用药为切入点，分析历代从肾治未病方剂的配伍特点，总结出了心肾同治、肺肾同治、脾肾同治、肝肾同治和专以治肾方剂的配伍规律。

一、从肾治肾方剂配伍规律

肾为先天之本，其生理功能十分重要。肾藏精，主人体生长发育与生殖；肾主水，肾中精气的气化功能对于维持体内津液代谢平衡起着极为重要的调节作用；肾主纳气，肾可摄纳肺所吸入的清气，人体的呼吸与肾密切相关；肾为水火之脏，肾阴肾阳为一身阴阳之根本。当肾的生理功能发生异常时，可出现生殖生育方面的变化，临床上常见阳痿、遗精、滑精、早泄；水液代谢障碍，可见小便不利、尿闭、水肿、尿频、遗尿等症；摄纳失职，而见呼多吸少、气喘；主骨生髓功能失调，可见腰冷酸痛、下肢痿软等症。肾病的病机主要表现在肾的精气不足和肾的阴阳失调方面。肾病多虚，中医认为"肾无实证""无实不可泻"，因此在治疗上，多采用滋补肾阴、温补肾阳、补肾固涩、温肾行水、补肾调经、阴阳并补等治法。

（一）滋补肾阴

滋补肾阴，适用于肾阴不足证。肾藏精，主骨生髓，为先天之本，且腰为肾之府，肾开窍于耳，齿为骨之余，肾阴不足，髓海亏虚，骨失所养，则耳鸣耳聋，腰膝酸软，足跟作痛，牙齿动摇；脑为髓之海，肾阴亏损，髓海空虚，则头目眩晕；肾阴亏虚，阴不制阳，相火妄动，扰动精室，则遗精、滑精、早泄；肾阴亏虚，虚热内生，见形体消瘦，潮热盗汗，五心烦热，咽干颧红，溲黄便干，舌红少津，脉细数等症。治宜填精益髓，滋阴补肾。常以熟地黄、山茱萸、山药等滋补药为主，配伍鹿角胶等温助肾阳之品以"阳中求阴"，亦可依据虚热之程度，适当配伍黄柏、知母等滋阴降火药。代表方剂如六味地黄丸、左归丸、左归饮、耳聋左慈丸、三才封髓丹等。

（二）温补肾阳

温补肾阳，适用于肾阳不足证。腰为肾之府，肾主骨，肾阳虚衰，不能温养肾府、骨骼，则腰膝酸软疼痛；阳虚不能温煦肌肤，故畏寒肢冷；阳气不足，阴寒盛于下，故下肢冷甚；阳虚不能养神，则精神萎靡，神疲气衰；肾主生殖，肾阳不足，精气虚冷，男子则阳痿无子，女子则宫寒不孕；舌淡胖苔白，脉沉弱，为肾阳虚衰之象。治宜填精益髓，温补肾阳。常以附子、肉桂温壮肾阳，补命门之火；合用鹿角胶、菟丝子、杜仲等温补之品为主；配伍熟地黄、枸杞子、山茱萸等滋补之品以"阴中求阳"。代表方剂如右归丸、右归饮等。

（三）补肾固涩

补肾固涩，适用于肾虚，封藏失职之证。肾虚，骨骼失于温养，则腰膝酸软；肾主蛰，为封藏之本，肾虚则封藏失职，膀胱失约，而见小便频数而清长，或夜尿频多，甚见遗尿失禁，或可致尿后余沥不尽；肾虚，封藏失职，精关不固，精易外泄，而见遗精、滑泄；舌淡苔白，脉沉弱，为肾虚之象。治宜补肾涩精止遗。常以沙苑、蒺藜、莲子、芡实等补肾涩精之品为主，配伍龟甲益肾和煅龙骨、煅牡蛎等收涩之品组成方剂；或以温肾收涩之品为主，配伍鹿角胶、菟丝子等补肾填精药组方。代表方剂如金锁固精丸、水陆二仙丹、缩泉丸等。

（四）温肾行水

温肾行水，适用于肾阳不足，水液不化之证。肾为水脏，肾对全身水液代谢的促进作用，主要依赖于肾阳；肾开窍于二阴，与膀胱相表里，司膀胱的开阖。肾阳不足，水液失于蒸腾气化，停于体内，溢于肌肤而为水肿；水湿下趋，肾处下焦，故腰以下肿甚，按之没指；肾阳不足，膀胱气化功能障碍，则小便不利；肾阳匮乏，封藏失司，则小便反多，入夜尤甚，阳痿早泄；阳虚温煦无能，则身半以下常有冷感。治宜温肾化气行水，使气化水行。常以熟地黄、山茱萸等补肾益精之品，配伍少量温助肾阳药如桂枝、附子等组方，即"少火生气"之意。代表方剂如肾气丸。

（五）补肾调经

补肾调经，适用于肾虚，冲任失调证。冲脉有总领诸经气血的功能，能调节十二经气血，称之为"血海""经脉之海"；任脉与冲脉主身前之阴，又称"阴脉之海"，任脉又主胞胎。冲任二脉同起于胞中，二者共同参与生殖功能，而生殖功能由肾之精气所主，因此肾虚，冲任失调，可见月经或提前，或错后，或先后不定期，量少，色淡，或漏下不止，或经闭不行，痛经，不孕等。治宜补肾调经。常以熟地黄、山茱萸、菟丝子、枸杞子等补肾填精之品为主，配伍人参、当归等益气养血药组方，代表方剂如固阴煎、大营煎等。

（六）阴阳并补

阴阳并补，适用于阴阳两虚证。肾为阴阳之根，内藏真阴而寓元阳。肾阴阳精血俱虚，则形体瘦削，阳痿遗精，久不孕育；精血匮乏，不能上荣，则须发早白、脱发；肾系舌本，肾精不能上荣，且肾阳不足，水液失于蒸化，水泛为痰，阻塞窍道，则舌强不能言；肾阴阳两虚，骨失所养，则足废不能用；若偏于肾阳亏虚，不能温煦，则足冷；若偏于肾阴亏虚，阴虚内热，则口干不欲饮。治宜滋肾阴，补肾阳，填精益髓。常以熟地黄、龟甲等补其阴，鹿角胶、肉桂、巴戟天、肉苁蓉等补其阳。代表方剂如地黄饮子、龟鹿二仙胶、七宝美髯丹等。

二、心肾同治方剂配伍规律

心居上焦，肾居下焦，古有"心肾相交，水火既济"之说。在生理上，心在五行属火，位居于上而属阳；肾在五行中属水，位居于下而属阴。从阴阳、水火的升降理论来说，位于下者应以上升为顺，位于上者则以下降为和。所以，心火必须下降于肾，与肾阳共同温煦肾阴，使肾水不寒；肾水必须上济于心，与心阴共同涵养心阳，使心火不亢。这样心肾之间的生理功能才能协调，故称为"心肾相交"，即"水火既济"。在病理上，若肾阴不足，心火独亢；或心火亢于上，不能下交于肾，则心肾阴阳水火失去了平衡，心肾之间的生理功能就会失去协调，即称为"心肾不交"或"水火不济"。心阳久虚，终及肾阳亦虚而有心肾阳虚证，而肾阳为一身阳气之根本，肾阳虚衰，亦能致心阳不足，故临床上常"心肾同治"。在治法上就有交通心肾、温补心肾等。

（一）交通心肾

交通心肾，适用于心火偏亢、肾阴不足证。心火偏亢，扰及心神，则心烦失寐、心悸不安、健忘；肾水不足，髓海空虚，则头目眩晕、耳鸣、腰膝酸软；阴虚生内热，则五心烦热、咽干口燥、舌红、脉细数。虚火内扰精室，则遗精、带下。治宜清心火，滋肾水。常用熟地黄、生地黄、麦冬、玄参、枸杞子、龟甲、龙骨、黄连、阿胶、肉桂等药。代表方剂如磁朱丸、柏子养心丹、孔圣枕中丹、交泰丸、黄连阿胶汤、桑螵蛸散等。

（二）温补心肾

温补心肾，适用于心肾阳气虚衰证。心为五脏六腑之大主，肾为元阴元阳之所系，心肾阳气衰微，阴寒内盛，乃临床危重之证也。心肾阳衰，失其温煦，故四肢厥冷、恶寒踡卧；阳气衰微，无力鼓动血脉运行，故脉微欲绝；心肾阳衰，神失所养，故神衰欲寐。治宜补心肾之阳，若阳气虚脱之危证，当以回阳救逆之法。常用附子、干姜、人参、葱白等药。代表方剂如四逆汤、四逆加人参汤等。

三、肺肾同治方剂配伍规律

肺位于上焦，为华盖之脏，具有主宣发肃降，主气司呼吸，通调水道，朝百脉、主治节等作用。肾居下焦，升清降浊，具有主水、主纳气、主藏精、主一身之阴阳之功。在五行中，肺属金，肾属水，根据五行理论，肺金和肾水是母子关系。在生理功能中，肺和肾互相配合，互相影响，称为"肺肾相生"，又叫"金水相生"。在经脉连属上，肾经主脉上入肺中。如《灵枢·经脉》所言，"肾足少阴之脉，其直者，从肾上贯肝膈，入肺中"。由此可见，在生理上，肺肾之间密切关联，概括起来主要在水液代谢、呼吸运动及阴液互生三个方面。病理方面亦表现为这三方面的异常，可概括为肺肾气阴两虚证和痰浊水饮证，治宜用补肺纳肾、滋肾润肺、养阴祛痰、温肾化痰等法。

（一）补肺纳肾

补肺纳肾，适用于肺肾气虚之证。"肺为气之主"，肺主气，司呼吸，乃人体气体交换的场所；"肾为气之根"，肾藏精，主纳气，肾的封藏作用能助肺呼吸，使呼吸之气下纳于肾，维持呼吸的深度与节律。二者吸纳相协，共同维持人体的呼吸运动。肺虚咳喘日久，病及于肾，或肾精不足，摄纳失司，致肺气不降，皆可引起肺肾气虚、肾不纳气，出现喘息气急，呼多吸少，动则气喘等症，可选用人参、黄芪、山药、白术等药物补益肺气，熟地黄、山茱萸、蛤蚧等补肾纳气，代表方剂如人参蛤蚧散。或以滋阴补肾或温补肾阳之品为主，配伍收敛固涩药组成方剂，代表方剂如都气丸。

（二）滋肾润肺

滋肾润肺，适用于肺肾阴虚之证。在五行关系上，肺属金，肾属水，金能生水，肺阴可滋养肾阴；而肾"受五脏六腑之精而藏之"，肾阴为一身阴液之根本，肾阴亦可上滋肺阴，即所谓"金生水，水润金"，"金水相生"。在病理上，若肺阴先亏，日久及肾，而致肾阴不足；若肾阴先亏，不能滋养肺阴，亦可引起肺阴亏虚，最终导致肺肾阴虚，症见两颧潮红，骨蒸潮热，盗汗，干咳音哑，腰膝酸软等。治当滋肾润肺，金水相生。可选用生地黄、熟地黄、玄参等药物滋阴补肾，百合、麦冬、五味子等润肺养阴，代表方剂如麦味地黄丸；若虚热较重，可酌加生地黄、麦冬、玄参等养阴清热，代表方剂如养阴清肺汤。

（三）养阴祛痰

养阴祛痰，适用于肺肾阴虚而又见咳嗽、咳痰者。"肺为水之上源"，肺通过肃降作用，将体内水液源源不断地向下输送，成为尿液生成之源。肾主水，通过气化作用，将由肺下输之水液，升清降浊，清者重新布散，浊者形成尿液排出体外，从而调节体内津液的输布与排泄，维持水液代谢的平衡。若肺肾阴虚，水聚生痰成饮，出现咳嗽痰白而黏、口燥咽干、腰膝酸软等症，可选用熟地黄、山茱萸、百合、麦冬等养肺肾之阴，半夏、陈皮、桔梗等化痰止咳，代表方剂如金水六君煎；

若肺肾阴虚生热，虚火灼津炼液为痰，出现咳嗽痰黄、咽喉燥痛、腰膝酸软、潮热盗汗等症，除选用滋养肺肾之阴的药物外，还需配伍生地黄、玄参等滋阴降火之品，贝母、花粉等清化热痰药，代表方剂如百合固金汤、琼玉膏、月华丸。

（四）温肾化痰

温肾化痰，适用于肾阳虚损，痰浊内生，上壅于肺而见咳嗽痰白者。因肺肾在人体水液代谢中发挥着重要的作用，若肾阳亏虚，气化失司，水聚成痰，"肺为储痰之器"，痰浊上储于肺，肺失肃降，出现咳嗽咳痰，痰稀白量多，腰膝酸软，呼多吸少等症，可选用附子、肉桂、吴茱萸等温肾助阳，半夏、陈皮、前胡、厚朴、苏子等化痰止咳，代表方剂如苏子降气汤。

四、脾肾同治方剂配伍规律

肾与脾是相互资助、相互依存的关系。在生理上，脾与肾的关系主要反映在先后天相互资生和水液代谢方面。肾中精气有赖于水谷精微的培育和充养，才能不断充盈和成熟，而脾转输水谷精微则必须借助于肾阳的温煦。故有"非精血无以立形体之基，非水谷无以成形体之壮"之说法。水液代谢方面，其本在肾，其制在脾，脾主运化水湿，须有肾阳的温煦蒸化；肾主水，司关门开阖，使水液的吸收和排泄正常。肾之开阖作用，又赖脾气的制约，即所谓"土能制水"。脾肾两脏相互协作，共同完成水液的新陈代谢。在病理上，肾与脾的病变常相互影响，互为因果。如肾阳不足，不能温煦脾阳，致脾阳不振或脾阳久虚，进而损及肾阳，引起肾阳亦虚，最终导致脾肾阳虚。故临床上常"肾脾同治"。在治法上，或温补肾阳，兼补脾阳；或温运脾阳，兼补肾阳，分清孰轻孰重，孰先孰后而分别施治。

（一）温肾暖脾利水

温肾暖脾利水，适用于湿从寒化或湿与寒结所致的阳虚水肿证。因脾主运化水湿，脾肾虚寒，阳不化水，水湿内停而生肿满，见有身半以下肿甚，手足不温，口中不渴，胸腹胀满，大便溏薄，舌苔厚腻等。故常以温阳药与利湿药为主组方，常用桂枝、附子、茯苓、白术等。代表方剂如实脾散、真武汤等。

（二）温补脾肾止泻

温补脾肾止泻，适用于脾肾阳虚之泻痢证。因脾肾久病，耗气伤阳，或久泻久痢，或水邪久踞，以致肾阳虚衰不能温养脾阳，或脾阳虚衰不能充养肾阳，终致脾肾阳气俱虚，其症状表现有五更泻泄，畏寒肢冷，腰膝酸软，不思饮食，食不消化，或久泻不愈，神疲乏力，舌淡，苔薄白，脉沉迟无力；或可见眼花、视蒙、耳聋等诸虚之症。治宜温肾暖脾，涩肠止泻。常以温肾暖脾之补骨脂、肉豆蔻等为主组方，或以山药、茯苓、牛膝、肉苁蓉、巴戟天等健脾温肾之品为主组方。代表方剂如四神丸、真人养脏汤、五味子散、还少丹、复元丹、补天大造丸等。

（三）温补脾肾祛寒

温补脾肾祛寒，适用于脾胃虚寒及脾肾两虚，阳虚寒凝证。脾阳久虚，致脾阳不振，进而损及肾阳，或肾阳不足，不能温煦脾阳，最终形成脾肾虚寒，而见有脘腹冷痛，呕吐泄泻，手足不温等。治宜温阳祛寒。常以附子、干姜等温暖脾肾、祛除内寒药，同时配伍益气健脾之品如人参、白术等组方。代表方剂如附子理中丸、干姜附子汤等。

五、肝肾同治方剂配伍规律

肝肾两脏同居下焦，古有"乙癸同源，肾肝同治"之说。在生理上，肝藏血，肾藏精，肝血有赖于肾精的资助，肾精足则肝血旺，肾精亦赖肝血的滋养，肝血旺则肾精充。所以肾精与肝血，荣则同荣，衰则同衰。肝血和肾精，又同源于水谷精微，依靠水谷精微的不断充养，才能充盛而不衰，故称"肝肾同源"。因肝为乙木，肾为癸水，肝肾同源又称之为"乙癸同源"。在病理上，肝肾精血的病变亦常相互影响。如肾精亏损，则肝血不足；肾阴不足，则肝阴亏虚，阴不制阳，则肝阳上亢；肾失闭藏，肝失疏泄，则经期失常，经量过多或崩漏等，故临床上常"肾肝同治"。在治法上有滋肾养肝、滋肾清肝、滋肾疏肝、滋肾平肝、温肾暖肝之分。

（一）滋肾养肝

滋肾养肝，即"滋水涵木"，适用于肝阴、肝血不足证。肝开窍于目，肝之阴血不足，目失所养，则视物昏花，两目干涩，迎风流泪等；肝主筋，阴血不足，筋失所养，则腰膝酸软，筋骨痿弱等。治宜滋肾水，涵肝木，俾肾水足则肝血旺，精血上承则目明，筋骨得养。此类方剂常以熟地黄、山茱萸、当归、枸杞等为主配伍组成。代表方剂如杞菊地黄丸、二至丸、补肾壮筋汤等。

（二）滋肾清肝

滋肾清肝，适用于肝阴不足，阴不制阳，虚热内生证。阴不制阳，相火亢盛而成阴虚火旺者，则见骨蒸潮热，盗汗遗精，烦躁易怒，足膝热痛；虚火伤及冲任，迫血妄行，则见经水过期不止，崩中漏下，血色深红；阴虚有热，耗伤阴血，不能濡养筋骨，则见腰膝酸软，筋骨痿弱，腿足消瘦；阴虚阳热无制，则风热上扰，精血益虚，而见两目干涩，畏光羞明，眼角赤烂等。治宜滋养肝肾之阴，清肝泻火，此类方剂常以滋阴补肾之熟地黄、龟甲、山茱萸、白芍、当归等为主组方，配伍清肝泻火之知母、黄柏、牡丹皮、栀子等。代表方剂如大补阴丸、滋水清肝饮、虎潜丸、固经丸、石斛夜光丸等。

（三）滋肾疏肝

滋肾疏肝，适用于肝阴不足，肝失疏泄证。肝藏血而主疏泄，若情志不遂，气火内郁，或肝病迁延日久，则肝阴日渐亏损。肝体阴而用阳，肝阴不足，肝体失养，则疏泄失常，肝气郁滞，而见精神抑郁，胁肋胀痛，乳房胀痛，女子月经不调、男子阳痿早泄等；若肝郁横逆犯胃侮脾，则吞酸吐苦，呕恶嗳气；肝气久郁，经气不利则生疝气、瘕聚。治宜滋阴疏肝，兼以调和脾胃。此类方剂常用生地黄、当归、枸杞、麦冬等为主，配伍川楝子、香附等组成。代表方剂如一贯煎等。

（四）滋肾平肝

滋肾平肝，适用于肝肾阴虚，阴不制阳，肝阳上亢，肝风上扰证。肝阳偏亢，风阳上扰，则头痛眩晕，甚则目胀耳鸣，脑部热痛，面色如醉；肝火扰心，则心神不安，失眠多梦；肝阳上升太过，血随气逆，气血逆乱，并走于上，则见肢体渐觉不利，口眼渐形歪斜，甚或眩晕颠仆，不知人事等。治宜滋肾养肝，平肝息风。此类方剂常以龟甲、白芍、牛膝、桑寄生等为主，配伍天麻、钩藤、牡蛎、决明子等组方。代表方剂如镇肝息风汤、建瓴汤等。

（五）温肾暖肝

温肾暖肝，适用于肝肾虚寒，寒客肝脉证。肝经络阴器，抵少腹，肾阳不足，寒凝肝脉，经脉拘急，则小腹冷痛，或睾丸肿痛，畏寒而喜温，以及妇女月经不调，痛经或经闭等。治宜温肾暖肝，散寒止痛。此类方剂常以温补肝肾之当归、枸杞、肉桂、乌药、小茴香等为主组方。代表方剂如暖肝煎等。

第二节 从肾治未病的常用方剂

从肾治未病方剂主要适用于"未病先防"和以肾之未病为主，以及肾与相关脏腑同病的"已病防传"两种情况。以《素问·四气调神大论》中"圣人不治已病治未病，不治已乱治未乱"的治未病思想为其立法原则。本类方剂具有滋养肝肾、交通心肾、补肺纳肾、温肾暖脾、滋补肾阴、温补肾阳等作用。根据脏腑用药的配伍特点，从肾治未病方剂可以分为从肾治肾常用方剂、心肾同治常用方剂、肺肾同治常用方剂、脾肾同治常用方剂和肝肾同治常用方剂五类。

一、从肾治肾常用方剂

六味地黄丸

【出处】《小儿药证直诀》

【组成】熟地黄八钱（24g）　山萸肉　干山药各四钱（各12g）　泽泻　牡丹皮　茯苓（去皮）各三钱（各9g）

【用法】上为末，炼蜜为丸，如梧桐子大。空心，温水化下三丸（现代用法：蜜丸，每服9g，日2～3次；汤剂，水煎服）。

【功用】滋阴补肾。

【主治】肾阴虚证。腰膝酸软，头晕目眩，耳鸣耳聋，盗汗，遗精，消渴，骨蒸潮热，手足心热，口燥咽干，牙齿动摇，足跟作痛，小便淋沥，以及小儿囟门不合，舌红少苔，脉沉细数。

【源流】本方由宋代儿科医家钱乙创制，见于《小儿药证直诀》卷下诸方，即书中所载地黄丸，原书提出本方主治"肾怯失音，囟开不合，神不足，目中白睛多，面色㿠白"等症。在卷上脉证治法诸疳中指出："肾疳，极瘦，身有疮疥，当补肾，地黄丸主之。""骨疳，喜卧冷地，当补肾，地黄丸主之。"卷上脉证治法肾虚中记载："儿本虚怯，由胎气不成，则神不足。目中白睛多，其颅即解（囟开也），面色㿠白。此皆难养，纵长不过八八之数。若恣色欲多，不及四旬而亡。或有因病而致肾虚者，非也。又肾气不足，则下窜，盖骨重惟欲坠于下而缩身也。肾水，阴也，肾虚则畏明，皆宜补肾，地黄丸主之。"归纳出本方主治证的病因病机是小儿先天肾阴不足，具有滋阴补肾之效。从本方的药物组成上看，为《金匮要略》之八味肾气丸去掉桂枝和附子而成；而从药物剂量的比例上看，与八味肾气丸相同。《四库全书目录提要》中将二者的关系扼要地概括为："考八味丸，即《金匮要略》之肾气丸，本后汉张机之方。后北宋钱乙以小儿纯阳，乃去其肉桂、附子，以为幼科补剂，名六味丸。"自本方创立伊始，即为治小儿肾虚之方，后世儿科医家亦遵此法，如明代著作《婴童百问》中指出："脚软者，五岁儿不能行，虚羸脚软细小，不妨荣卫，但服参芪等药，并服钱氏地黄丸。"《保婴撮要》中谓："头项手足三软，兼服地黄丸。"《婴童类萃》记载："小儿齿生迟，乃禀受肾气不足故也。夫齿乃骨之余，肾气主之，肾不足则骨髓不充，所以齿生迟也，六味地黄丸。"此为对钱乙用本方治疗小儿"五迟五软"证候的沿用。元朱丹溪在《丹溪心法》中提出本方为补阴之剂，"治形体瘦弱，无力多困，肾气久虚，久新憔悴，寝汗发热，五脏齐损，瘦弱下血。"《景岳全书》指出其"治肾水亏损……壮水制火之剂也"，可作汤剂使用，名"六味地黄汤"。《医方考》亦有"肾虚不能制火者，此方主之"的记载，薛己在《内科摘要》中总结出本方主治证的临床表现为"肾经不足，发热作渴，小便淋秘，头目眩晕，眼花耳聋，咽燥舌痛，齿牙不固，腰腿痿软，自汗盗汗"。自此，本方广为后世医家所用，其使用范围扩大至治疗成年人的肾阴不足证，且沿用至今。

【现代应用】本方常用于糖尿病、高血压、老年痴呆、帕金森病、慢性肾小球肾炎、骨质疏松症、围绝经期综合征、肿瘤等证属肾阴不足者。

1. 临床应用

（1）糖尿病　有研究显示，加减六味地黄丸对 2 型糖尿病患者血糖控制达到理想状态的有效率与达美康相近，还有降低胆固醇、甘油三酯的作用，较后者为优，同时前者在改善临床症状方面较有优势。另有研究表明，六味地黄丸对用二甲双胍治疗 2 型糖尿病的患者有很强的增效作用。六味地黄丸与限制饮食、增加运动配合应用，能明显阻止糖耐量减低患者转化为糖尿病。六味地黄丸随症加减还可用于糖尿病性肾病、糖尿病性慢性肝病和肝源性糖尿病，以及防治糖尿病视网膜病变。

（2）高血压　研究显示，六味地黄丸能增强血管紧张素转换酶抑制剂卡托普利的降压作用，还能够明显降低高血压患者血清尿素氮、肌酐等检测指标水平。六味地黄丸与洛丁新联合用药，并配合使用胰激肽原酶，可以升高高血压患者的肾小球滤过率，降低尿微量白蛋白，说明本方具有对高血压靶器官的保护功能。

（3）老年痴呆　在临床研究中，采用《简易智能状态检查》评分、《日常生活能力量表》评分和《老年临床评定量表》评分方法，观察六味地黄丸对老年痴呆患者的治疗作用，证实本方在改善阿老年痴呆患者的智力、生活能力、记忆等方面均有一定疗效。

（4）帕金森　研究显示，临床接受多巴胺替代治疗的帕金森病患者，合用六味地黄丸，可以在泌尿系统、体温调节和性功能等多方面改善帕金森患者的自主神经症状，而且本方在执行功能方面可以改善帕金森患者的认知功能。

（5）慢性肾小球肾炎　临床研究表明，用六味地黄丸随症加减联合西药对症治疗慢性肾小球肾炎，在减轻水肿、减少蛋白尿方面，优于单纯西药对症治疗，在改善肾功能方面，二者作用相近。

（6）骨质疏松症　临床研究发现，六味地黄丸可明显升高肾阴虚型原发性骨质疏松症患者腰椎、股骨和 Ward's 三角区骨密度，治疗效果优于钙尔奇 D。而且本方对绝经后骨质疏松症有同样的治疗效果。

（7）围绝经期综合征　以六味地黄丸配合谷维素和维生素 B_1 治疗围绝经期综合征，患者自觉症状缓解，较单用谷维素和维生素 B_1 治疗为优。此外，用本方与其他中医方剂合用对于围绝经期综合征的治疗均有一定疗效，如合用甘麦大枣汤、逍遥丸、桂枝汤等。

（8）肿瘤　六味地黄丸在治疗和辅助治疗肿瘤方面有一定的作用，而且对肿瘤患者伴有阴虚证者具有很好的对症辅助治疗效果。临床研究结果表明：六味地黄丸对自杀基因治疗具有增效作用；配合放疗应用，具有减轻放疗毒副反应、提高近期疗效及提高机体免疫力的作用；配合化疗具有减轻毒副反应，提高疗效，提高机体免疫力及改善化疗患者相关的中医证候的作用；减轻乳腺癌内分泌治疗后出现的毒副反应。

2. 药理作用

（1）糖尿病　本方能够降低高血糖模型小鼠的血糖含量，提高小鼠肝糖原水平，可用于糖尿病的防治。

（2）老年痴呆　现代药理学实验研究证明，六味地黄丸具有延缓衰老的作用。

（3）慢性肾小球肾炎　药理学研究证实，六味地黄丸对慢性肾小球肾炎模型大鼠有明显的治疗作用。

（4）骨质疏松症　动物实验研究表明，六味地黄丸能减缓软骨细胞凋亡，提高骨矿物质钙、磷的含量，增加股骨去脂干重、灰重，改善骨骼对抗外力的冲击能力，预防骨折发生。因此可用于骨质疏松症的防治。

【使用注意】脾虚泄泻者慎用。

【参考文献】

［1］谭俊珍，李庆雯，范英昌，等.六味地黄丸对糖尿病大鼠血糖和血脂的影响［J］.天津中医药大学学报，2007，26（4）：196-198.

［2］郎宁，元鲁光，王海松.加减六味地黄丸治疗2型糖尿病临床观察［J］.成都中医药大学学报，2000，23（4）：46-47.

［3］席银平.六味地黄丸加味辅助治疗2型糖尿病48例［J］.安徽中医临床杂志，2002，14（1）：5.

［4］王辉，梁晓平，于晓明，等.六味地黄丸对IGT的干预观察［J］.辽宁中医杂志，2002，29（12）：758-759.

［5］陈国庆，赖文妍，陈康，等.六味地黄丸协同卡托普利治疗老年原发性高血压的临床研究［J］.海南医学院学报，2008，14（4）：357-358.

［6］黄飞翔，叶盈，严萍，等.六味地黄丸合胰激肽原酶干预高血压病肾损害的疗效观察［J］.福建中医学院学报，2004，14（5）：9-11.

［7］吴艳，李育，张启春，等.六味地黄方对去卵巢雌性大鼠动脉粥样硬化模型的影响［J］.中成药，2012，34（3）：553-556.

［8］卿照前.六味地黄丸延缓老年痴呆症50例疗效观察［J］.中国中医药科技，2007，16（5）：373-374.

［9］薛红，虢周科，刘璇.六味地黄丸对帕金森患者自主神经功能的影响［J］.中医学报，2010，25（2）：283-285.

［10］薛红，虢周科.六味地黄丸对帕金森患者认知功能的影响［J］.中国医药指南，2010，15（8）：18-20.

［11］沈欣，宗桂珍，李德凤，等.六味地黄汤治疗慢性肾小球肾炎的实验研究［J］.中国实验方剂学杂志，2004，10（6）：58-61.

［12］何泽云，徐元美.六味地黄汤治疗肾阴虚型慢性肾小球肾炎的临床研究［J］.湖南中医学院学报，2004，24（1）：35-37.

［13］肖经难，谢丹，祁开泽.六味地黄丸对兔骨关节炎软骨细胞凋亡的影响［J］.湖南中医学院学报，2003，23（5）：11-13.

［14］韩旭华，王世民，张乃钲.六味地黄汤对骨质疏松大鼠骨生物力学特性及钙磷含量的影响［J］.中药药理与临床，2002，18（3）：1-3.

［15］张宏波，李程洋.六味地黄丸对原发性疏松症（肾阴虚型）骨密度影响的临床观察［J］.中国中医骨伤科杂志，2011，19（6）：18-20.

［16］关俭，唐洁凤，郭荣林.六味地黄丸对绝经后骨质疏松患者骨密度的干预作用［J］.海南医学，2009，20（5）：79-80.

［17］张改芝.六味地黄丸治疗围绝经期综合征112例［J］.第四军医大学学报，2008，29（15）：1376.

耳聋左慈丸

【出处】《重订广温热论》

【组成】熟地黄八两（24g）　怀山药　山萸肉各四两（各12g）　牡丹皮　泽泻　茯苓各三两（各9g）　五味子五两（15g）　磁石三两（90g）　石菖蒲一两半（45g）

【用法】上为细末，炼蜜为丸，每服三钱（9g），淡盐汤送下（现代用法：蜜丸，每服9g，每日2～3次，盐汤送下；汤剂，水煎服，用量按原方比例酌减）。

【功用】滋阴益肾，潜阳通窍。

【**主治**】肾精亏损证。耳鸣如蝉，听力逐渐下降，腰膝酸软，虚烦失眠，夜尿频多，发脱齿摇，舌红少苔，脉细弱或细数。

【**源流**】清代医家何廉臣在《重订广温热论》中将本方作为验方记载。其中在卷二验方中记载了其药物组成、用量和用法，在卷一温热遗症疗法中明确指出温热病瘥后耳聋，"因肾虚精脱，则耳鸣、耳聋，宜常服耳聋左慈丸"。本方现广泛用于治疗肾精亏损所致的耳鸣耳聋，并非局限于原书记载的温热二病后出现的耳聋。

【**现代应用**】本方常用于耳聋、耳鸣等证属肾精亏损者。

1. 临床应用

（1）耳聋　用本方联合巴曲酶治疗突发性耳聋患者30例，总有效率86.7%，疗效优于静脉滴注复方丹参、低分子右旋糖酐针剂等治疗方法。

（2）耳鸣　临床研究发现，耳聋左慈丸联合松龄血脉康治疗主观性耳鸣30例患者，较单用耳聋左慈丸有明显的疗效。

2. 药理作用

耳聋　加减味耳聋左慈丸能降低庆大霉素引起的听觉反应阈上升幅度，具有明显保护耳蜗毛细胞琥珀酸脱氢酶，降低庆大霉素的耳毒性的作用。还有研究发现，加减味耳聋左慈丸能降低庆大霉素的耳毒性，保护耳蜗毛细胞溶酶体的完整性，降低庆大霉素对溶酶体的损坏而造成的毛细胞自溶性损伤，这可能是该方剂降低庆大霉素耳毒性的机制之一，也为耳聋左慈丸的研究和在治疗耳聋中的作用提供了客观依据。

【**使用注意**】火盛导致耳鸣耳聋者禁用。

【**参考文献**】

［1］陈松深，邱浩强，庄永昭，等.耳聋左慈丸联合巴曲酶治疗突发性耳聋30例疗效观察［J］.海南医学，2008，19（7）：75，41.

［2］邱芳，刘洁.加减味耳聋左慈丸对耳蜗琥珀酸脱氢酶的保护作用［J］.中国新药杂志，2004，13（11）：991.

［3］李同德，史永芝，史献君．加减味耳聋左慈丸对庆大霉素耳毒性的防治及
其机制研究［J］．中国临床康复，2004，28（8）：6150.

［4］路军章，赵红，李为民．耳聋左慈丸联合松龄血脉康治疗耳鸣的临床观察
［J］．中华耳科学杂志，2009，7（3）：204-207.

左归丸

【**出处**】《景岳全书》

【**组成**】大怀熟地八两（24g）　山药（炒）四两（12g）　枸杞四两
（12g）　山茱萸四两（12g）　川牛膝（酒洗，蒸熟）三两（9g）　鹿角胶
（敲碎，炒珠）四两（12g）　龟板胶（切碎，炒珠）四两（12g）　菟丝
子（制）四两（12g）

【**用法**】先将熟地蒸烂，杵膏，炼蜜为丸，如梧桐子大。每食前用
滚汤或淡盐汤送下百余丸（9g）（现代用法：蜜丸，每服9g，日2~3
次，盐汤送下；汤剂，水煎服，用量按原方比例酌减）。

【**功用**】滋阴补肾，填精益髓。

【**主治**】真阴不足证。头晕目眩，腰酸腿软，遗精滑泄，自汗盗汗，
口燥舌干，舌红少苔，脉细。

【**源流**】左归丸出自《景岳全书》卷五十一，为明代医家张景岳所
创制。在原书中详细地描述了本方的适应证是"治真阴肾水不足，不
能滋养营卫，渐至衰弱，或虚热往来，自汗盗汗，或神不守舍，血不归
原，或虚损伤阴，或遗淋不禁，或气虚昏运，或眼花耳聋，或口燥舌
干，或腰酸腿软，凡精髓内亏，津液枯涸等证，俱速宜壮水之主，以培
左肾之元阴，而精血自充矣"。清代医家何炫在《何氏虚劳心传》中用
左归丸治疗阴虚肾水不足证。清代医家洪缉庵在《虚损启微》中亦用
本方治疗肾阴不足之证。在药物组成方面，本方系从《小儿药证直诀》
的六味地黄丸加减化裁而成。在六味地黄丸所用熟地黄、山药、山茱
萸补益肝肾阴血药物的基础上，加入龟板胶、鹿角胶峻补精血，复配
菟丝子、枸杞子、牛膝补肝肾。被后世医家称之为"纯甘补阴"之剂。

【**现代应用**】本方常用于不孕症、不育症、骨质疏松症、围绝经期综合征、卵巢早衰、衰老、老年性痴呆等证属真阴不足者。

1. 临床应用

（1）不孕症　左归丸通过升高黄体功能不健全所致不孕患者的血清孕酮水平，健全黄体功能，提高子宫内膜表达，从而影响子宫内膜容受性而治疗不孕症。

（2）不育症　对肾阴不足、肾精亏虚型精液异常不育症患者，经左归丸治疗后，可增加精液量、精子密度、精子活力、精子活率，提高血浆睾酮和促黄体生成激素水平，说明本方对精液异常的不育症具有治疗作用。

（3）围绝经期综合征　以左归丸合逍遥丸治疗围绝经期综合征，治疗后血 5- 羟色胺水平明显降低，雌二醇水平明显升高，卵泡刺激素水平明显降低，肾虚肝郁证证候积分减少，提示左归丸合逍遥丸治疗围绝经期综合征有较好的临床疗效。

2. 药理作用

（1）骨质疏松症　左归丸能显著升高卵巢切除所致骨质疏松大鼠的胫骨骨小梁体积百分比，降低骨小梁吸收表面百分比，以及骨小梁形成表面百分比、骨小梁矿化率、骨小梁骨生成率、类骨质平均宽度和骨皮质矿化率，说明本方是通过降低骨的高转换，对去卵巢所致大鼠骨质疏松症具有一定的治疗作用。左归丸的含药血清可显著促进骨髓间充质干细胞增殖，影响骨髓间充质干细胞的细胞周期和细胞凋亡，能协同诱导剂促进骨髓间充质干细胞成骨分化，通过上调 TGF- β_1 mRNA 对骨髓间充质干细胞进行成骨分化诱导。

（2）卵巢早衰　左归丸使免疫性卵巢早衰小鼠动情周期时间延长，变化有规律性，但受孕率改善不明显。左归丸还能降低外周血卵泡刺激素，升高雌二醇、外周血抗卵巢抗体阴性，增加卵母细胞卵巢组织生长分化因子 -9mRNA 表达、生长卵泡及成熟卵泡数，且早期用药比后期用药作用显著，从而改善卵巢免疫性炎症的损伤、治疗免疫性卵巢早衰。

（3）衰老　左归丸可通过不同程度地纠正老年大鼠海马和杏仁核脑区氨基酸类和单胺类神经递质的紊乱状态，使兴奋性和抑制性神经递质趋向平衡，从而改善大脑边缘系统，延缓机体衰老。本方还可以改善下丘脑、垂体、肾上腺皮质组织结构，延缓下丘脑 - 垂体 - 肾上腺轴的老年性变化。

（4）老年痴呆　左归丸可显著升高老年痴呆模型大鼠超氧化物歧化酶活性而降低丙二醛含量，提示本方通过抗氧化、清除氧自由基发挥治疗老年痴呆作用。

【使用注意】脾虚便溏者慎用。长期使用本方者，宜配伍醒脾助运之品。

【参考文献】

［1］韦艳萍，李远珺，潘晓菊，等 . 左归丸治疗黄体功能不健全不孕症的临床研究［J］. 现代中西医结合杂志，2010，18（32）：4106-4107，4110.

［2］韩亮，李海松，王彬，等 . 左归丸治疗精液异常男性不育症 200 例临床报道［J］. 北京中医药，2012，31（3）：192-194.

［3］邹军，吕爽，屠嘉衡，等 . 有氧运动配合左归丸对去卵巢所致大鼠骨质疏松的影响［J］. 中国中医基础医学杂志，2009，15（4）：272-274.

［4］宋囡，何文智，王智民，等 . 左、右归丸及其拆方对骨髓间充质干细胞成骨分化的影响［J］. 中国病理生理杂志，2013，29（7）：1268-1274.

［5］张鸿宇，罗晓 . 左归丸合逍遥丸治疗围绝经期综合征［J］. 中国实验方剂学杂志，2012，18（12）：295-297.

［6］朱玲，罗颂平，许丽绵 . 免疫性卵巢早衰小鼠生殖能力的研究［J］. 中国医药导报，2008，5（6）：13-15.

［7］朱玲，罗颂平，许丽绵，等 . 左归丸对小鼠自身免疫性卵巢损伤的保护作用［J］. 中国中西医结合杂志，2005，25（10）：920-924.

［8］戴薇薇，金国琴，张学礼，等 . 左归丸、右归丸对老年大鼠海马、杏仁核

氨基酸类和单胺类神经递质含量变化的影响［J］.中国老年学杂志，2006，26（8）：1066-1069.

［9］ 龚张斌，姚建平，金国琴.补肾方药对老年大鼠下丘脑 - 垂体 - 肾上腺皮质所属组织结构形态变化的影响［J］.辽宁中医杂志，2006，33（1）：103-104.

［10］ 朴钟源，江新梅，罗守滨，等.左归丸对老年性痴呆模型鼠脑神经元HSP70 及超微结构的影响［J］.中国老年学杂志，2009，29（2）：161-163.

左归饮

【出处】《景岳全书》

【组成】熟地二三钱，或加至一二两（9～30g） 山药 枸杞子各二钱（各6g） 炙甘草一钱（3g） 茯苓一钱半（4.5g） 山茱萸一二钱（3～6g），畏酸者少用之。

【用法】以水二盅，煎至七分，食远服（现代用法：汤剂，水煎服）。

【功用】补益肾阴。

【主治】真阴不足证。腰酸遗泄，盗汗，口燥咽干，口渴欲饮，舌尖红，脉细数。

【源流】本方为明代医家张景岳所创制，出自《景岳全书》卷五十一。在原书中指出本方为"壮水之剂也，凡命门之阴衰阳胜者，宜此方加减主之"。在清代医家何炫所著《何氏虚劳心传》中用左归饮治疗阴虚肾水不足证。在《不知医必要》卷三中，用本方的加减方即加减左归饮治疗阴虚阴结而大便不通者。在《马培之医案》中记载用本方的加减方治疗真阴不足，不能滋养营卫，致腿腰酸痛。左归饮与左归丸均为纯补之剂，但左归饮较左归丸在滋阴补肾药物的用量上要少，补益之力较缓，适宜于肾阴不足之轻证。

【现代应用】本方常用于围绝经期综合征、衰老、老年不安腿综合征、不育症、黄褐斑等证属真阴不足者。

1. 临床应用

（1）衰老　左归饮可改善老年机体自由基代谢，通过增强超氧化物歧化酶活性、减少丙二醛积蓄对机体造成的损伤，起到抗衰老的作用。

（2）老年不安腿综合征　左归饮结合穴位注射治疗老年不安腿综合征，能改善下肢的感觉异常以及夜间睡眠质量，其疗效优于用艾司唑仑和维生素 B_1 的治疗组。

（3）不育症　左归饮加减治疗精子过多不育症，治疗后精子密度改善明显，精子活动力显著提高，精子畸形率、顶体异常率均有显著降低，说明左归饮加减对精子过多不育症疗效确切。

（4）黄褐斑　左归饮合逍遥散加减方治疗黄褐斑，颜面皮肤颜色和皮损均有改善，其疗效优于口服维生素 C、维生素 B_6、维生素 E 的治疗组。

2. 药理作用

（1）围绝经期综合征　左归饮能通过下调卵巢血管内皮生长因子的表达，上调富含半胱氨酸的酸性分泌蛋白的表达，上调内皮型、诱导型、神经型一氧化氮合酶表达，增加围绝经期大鼠卵巢一氧化氮合酶活性、一氧化氮生成，从而对衰老卵巢微循环发挥保护作用，延缓卵巢衰老过程。本方还可通过上调围绝经期大鼠卵巢促卵泡激素受体、CYP19 及其产物 P450 芳香化酶的表达，提高卵巢对卵泡刺激素的反应性，使围绝经期大鼠血清雌二醇含量升高，通过抑制围绝经期大鼠卵巢细胞过度凋亡，改善卵巢功能，这种抑制作用可通过上调 Bcl-2、下调 Bax、Fas 和 Caspase-3 的表达起作用。

（2）衰老　左归饮抗衰老的作用机理与减少老年小鼠 DNA 损伤程度，提高其损伤修复能力，改善其 DNA 结构的增龄性变化有关。左归饮还能提高老年大鼠肝、肾、睾丸、脾 DNA 拓扑异构酶的活性，从而改善 DNA 合成，促进细胞的正常分裂，起到抗衰老作用。

【使用注意】脾虚食少便溏者慎用。

【参考文献】

[1] 赵薇，温海霞，郑慧丽，等.左归饮对围绝经期大鼠卵巢 VEGF 及 SPARC 表达的影响 [J].中国中药杂志，2009，34（22）：2932-2936.

[2] 赵薇，温海霞，郑慧丽，等.左归饮对围绝经期大鼠卵巢促卵泡激素受体表达的影响及机制 [J].中国中西医结合杂志，2010，30（3）：286-290.

[3] 赵薇，温海霞，庞海燕，等.左归饮对围绝经期大鼠卵巢 Bcl-2 及 Bax 表达的影响 [J].中国老年学杂志，2012，32（17）：3709-3712.

[4] 黄震，解文翰，王望九，等.左归饮加减治疗精子过多不育症临床研究 [J].中医药临床杂志，2011，23（7）：615-616.

[5] Yan W，Qun D.Effects of zuoguiyin and its partial prescriptions on metabolism of free radical in senilemice.Chin J Clin Rehabilit，2005，9（23）：218-219.

[6] 崔成德，张杰，李涓，等.补肾益精方药对老年大鼠不同组织 DNATOPO 活性的影响 [J].中国中医基础医学杂志，2004，10（5）：47-49.

[7] 任志凡.左归饮结合穴位注射治疗老年不安腿综合征疗效观察 [J].新中医，2012，44（9）：78-79.

[8] 钟新忠，李可.左归饮合逍遥散加减方治疗黄褐斑 48 例疗效观察 [J].亚太传统医药，2011，7（1）：41-42.

三才封髓丹

【出处】《医学发明》

【组成】天门冬（去心）　熟地黄　人参各半两（各15g）　黄柏三两（90g）　砂仁一两半（45g）　甘草（炙）七钱半（22.5g）

【用法】上六味为末，面糊丸如桐子大，每服五十丸。苁蓉半两切作片子。酒一盏，浸一宿，次日煎三四沸，去渣，空心食前送下（现代用法：水泛为丸，每服 9g，日 2~3 次，白酒浸泡肉苁蓉，去渣，送下；汤剂，水煎服）。

【功用】滋阴降火，养血固精。

【主治】相火妄动，扰动精室证。梦遗滑精，或早泄，失眠多梦，腰膝酸软，五心烦热，口舌干燥，舌红苔少，脉细数。

【源流】本方源于金元时期的著作《医学发明》。在原书中指出该方可"降心火，益肾水"。在元代罗天益著的《卫生宝鉴》卷六中，也提出该方具有"降心火，益肾水，滋阴养血，润补下燥"之效。故三才封髓丹用于阴虚相火妄动之证。清代医家林佩琴在《类证治裁》中提到本方时，对"遗泄"进行了论述："凡脏腑之精，悉输于肾，而恒扰于火，火动则肾之封藏不固。心为君火，肝肾为相火，君火一动，相火随之，而梦泄焉。其交则心之神，肝之魂，所幻而接也……有肾精素亏，相火易动者，宜浓味填精。"指出三才封髓丹适宜于相火妄动，扰动精室证。在药物组成上，本方是三才丹和封髓丹的合方，《医方集解》中指出："天门冬以补肺生水，人参以补脾益气，熟地以补肾滋阴。以药有天、地、人之名，而补亦在上、中、下之分，使天地位育，参赞居中，故曰三才也。"《医理真传》中亦指出"按封髓丹一方，乃纳气归肾之法，亦上、中、下并补之方也"，且认为本方"重在调和水火"。

【现代应用】本方常用于治疗复发性口疮、早泄、慢性阻塞性肺疾病等证属相火妄动者。

临床应用

（1）复发性口疮　复发性口疮患者经本方加减治疗后，能加速溃疡愈合，基本控制复发，疗效优于服用复合维生素 B 片、维生素 C 片、葡萄糖酸锌口服液治疗。还有研究发现，本方加减对头颈部肿瘤放疗后引发的放射性口腔溃疡具有很好疗效。

（2）早泄　用三才封髓丹化裁治疗阴虚火旺型早泄，治疗后患者阴道内射精潜伏期明显延长，中国早泄患者性功能评价表评分值明显提高，提示用本方化裁治疗早泄具有良好的疗效。

【使用注意】 火热内盛，扰及精室者禁用。

【参考文献】

［1］林振中.三才封髓丹加减治疗复发性口疮20例［J］.四川中医,2010,28(7):
　　110.

［2］彭植锋，叶玉坚，谢春回，等.三才封髓丹加味治疗复发性口腔溃疡46例
　　［J］.新中医，2009，41（10）：71-72.

［3］钱苏渝.三才封髓丹从脾论治放射性口腔溃疡30例临床观察［J］.江苏中
　　医药，2012，44（6）：46.

［4］孙志兴.三才封髓丹化裁治疗阴虚火旺型早泄52例［J］.湖南中医杂志，
　　2012，28（6）：39.

归肾丸

【出处】《景岳全书》

【组成】 熟地八两（24g）　山药　山茱萸肉　茯苓　枸杞　杜仲
（盐水炒）　菟丝子（制）各四两（各12g）　当归三两（9g）

【用法】 炼蜜同熟地膏为丸，桐子大，每服百余丸，饥时，或滚水
或淡盐汤送下（现代用法：蜜丸，每服9g，日2～3次；亦可作汤剂，
水煎服）。

【功用】 滋补肾阴。

【主治】 精衰血少，肾阴不足证。腰酸脚软，形容憔悴，阳痿遗精，
舌红少苔，脉细数。

【源流】 本方源自《景岳全书》卷五十一新方八阵之补阵。原书用
本方"治肾水真阴不足，精衰血少，腰酸脚软，形容憔悴，遗泄阳衰"，
并指出归肾丸为"此左归、右归二丸之次者也"。本方在药物组成上，
可以看作是右归丸去掉温阳补肾之附子、肉桂、鹿角胶，加茯苓而成。
由峻补元阳之剂变为滋阴补肾之方。清代医著《医学集成》卷三补遗中

亦明确指出本方主治"肾虚"。现代妇科专著《女科宝鉴》用本方治疗肝肾不足之闭经，"年逾十八而月经不行，或月经逐渐延后，量少，终至停闭，体质虚弱，或见腰膝酸软，舌淡红，苔少，脉细涩"。

【现代应用】本方常用于治疗多囊卵巢综合征、卵巢功能早衰、不孕症、月经不调、围绝经期综合征等证属精衰血少，肾阴不足者。

1. 临床应用

（1）多囊卵巢综合征　在使用克罗米芬、绒毛膜促性腺激素治疗的基础上，加用本方治疗多囊卵巢综合征，发现本方可明显改善内分泌紊乱，重建月经和排卵周期，提高妊娠率，疗效优于单纯西药治疗。有研究同样显示，口服克罗米芬片联合罗格列酮片，加用归肾丸治疗多囊卵巢综合征，患者内分泌紊乱症状明显改善，对月经及排卵周期重新构建，可提高患者的妊娠率。结合卵巢周期性变化，以归肾丸为基本方剂，酌情加减药物进行治疗：肾虚兼有痰湿阻滞型，在归肾丸的基础上加用二陈汤，并配以适量苍术；肾虚兼血瘀型，在归肾丸的基础上加用桃红四物汤。

（2）卵巢功能早衰　以本方加减治疗卵巢早老化患者，治疗前后比较，卵泡刺激素含量降低，雌二醇含量升高，与西药雌激素序贯疗法无显著差异。

（3）不孕症　以归肾丸为基础方治疗子宫内膜偏薄不孕症，治疗后排卵日子宫内膜厚度及卵泡直径较治疗前明显增加，黄体期血清雌二醇、P值也较治疗前显著提高，提示该方可有效提高子宫内膜偏薄继发不孕患者的妊娠率。

（4）月经不调　以本方加减治疗月经过少患者，经前1周服药，经净停服，3个月经周期后判定疗效，总有效率为88.9%。以归肾丸加减，采用中药周期疗法进行治疗月经后期64例，总有效率为84.37%。

（5）围绝经期综合征　采用加减归肾丸为基本方，根据所涉及的脏腑不同、兼症不同，加减治疗围绝经期综合征70例，总有效率为

92.9%，较西药尼尔雌醇为优。

2. 药理作用

卵巢功能早衰 以 D- 半乳糖建立卵巢功能早衰大鼠模型，归肾丸能使模型大鼠黄体生成素含量降低，雌二醇含量升高，明显改善病理状态下大鼠卵巢的形态结构和功能，说明本方具有延缓衰老与抗卵巢功能早衰的作用。

【使用注意】痰湿内盛者慎用。

【参考文献】

［1］徐菲.归肾丸治疗多囊卵巢综合征 40 例［J］.江西中医药，2009，40（7）：36-37.

［2］韩璐，龚巍.归肾丸治疗多囊卵巢综合征治疗的临床疗效分析［J］.中国实验方剂学杂志，2011，（24）：216-217.

［3］王丽丽.梁学林教授治疗多囊卵巢综合征临床经验［J］.辽宁中医药大学学报，2009，30（11）：112-113.

［4］张军武.归肾丸对大鼠卵巢早衰防治作用的实验研究［J］.中国现代医药杂志，2008，10（6）：79-80.

［5］刘志辉，邝敏，曹玉平，等.归肾丸加减治疗卵巢早老化 30 例临床观察［J］.基层医学论坛，2012，16（19）：2453-2455.

［6］帅振虹，胡小荣.归肾丸加味治疗子宫内膜偏薄不孕症 30 例［J］.江西中医药，2011，42（11）：27-28.

［7］李晓曦，郑鸿雁.归肾丸加减治疗月经过少 33 例临床观察［J］.长春中医药大学学报，2008，24（3）：318.

［8］谷少华.归肾丸加减治疗月经后期 64 例临床观察［J］.中医临床研究，2012，4（24）：69-70.

［9］马志荣.加减归肾丸治疗围绝经期综合征［J］.四川中医，2004，22（3）：67-68.

清骨散

【**出处**】《证治准绳》

【**组成**】银柴胡一钱五分（5g）　胡黄连　秦艽　鳖甲（醋炙）　地骨皮　青蒿　知母各一钱（各3g）　甘草五分（2g）

【**用法**】水二盅，煎八分，食远服（现代用法：汤剂，水煎服）。

【**功用**】清虚热，退骨蒸。

【**主治**】肝肾阴虚，虚火内扰证。骨蒸潮热，或低热日久不退，形体消瘦，唇红颧赤，困倦盗汗，或口渴心烦，舌红少苔，脉细数等。

【**源流**】本方源于《证治准绳·类方》卷一虚劳篇。原书谓其"专退骨蒸劳热"，其后记载："血虚甚加当归、芍药、生地。嗽多加阿胶、麦门冬、五味子。"从药物组成上来看，本方系由元代医家罗天益《卫生宝鉴》卷五所载的秦艽鳖甲散加减化裁而来。秦艽鳖甲散原"治骨蒸壮热，肌肉消瘦，唇红，颊赤，气粗，四肢困倦，夜有盗汗"的劳倦内伤虚中有热之证，该方易柴胡为银柴胡，去当归、乌梅，加胡黄连、甘草，遂成清骨散。后世治疗骨蒸潮热等虚劳发热，多尊崇此方。

【**现代应用**】本方常用于外科手术后发热、结核发热、围绝经期综合征、肿瘤发热等证属肝肾阴虚，虚火内扰者。

临床应用

（1）外科手术后发热　以清骨散为基本方，血虚者加当归、白芍、首乌、生地、阿胶，气虚者加黄芪、白术、党参、山药，瘀血内阻者加桃仁、红花、赤芍、丹皮、怀牛膝，肝郁气滞者加丹皮、栀子、白芍、柴胡、郁金、合欢花，治疗手术后非感染性持续发热22例，取得了较好的疗效。74例外科术后发热患者均用清骨散加减治疗，10天后评价疗效，总有效率为95.95%。

（2）结核发热　用清骨散联合抗结核西药治疗肺结核发热，治疗后症状量化积分与治疗前相比较有明显差异，而且联合用药比单用抗结核西药治疗肺结核发热疗效显著。

（3）围绝经期综合征　对 60 例围绝经期综合征肾阴亏虚型患者，采用本方治疗，总有效率为 93.3%，明显优于用西药乙烯雌酚治疗组。

（4）肿瘤发热　对癌性发热患者，分别采用清骨散和消炎痛治疗，清骨散治疗后的有效率明显高于消炎痛，且无不良反应。用本方加减治疗肿瘤骨转移患者放疗后骨蒸、潮热，治疗后骨蒸的有效率为 76%，潮热的有效率为 87%，说明其对潮热的疗效更好。

【使用注意】青蒿宜用沸汤泡服；阴虚无骨蒸者，不宜使用。

【参考文献】

［1］钟健锋，陈瑛瑛，李林锋，等.清骨散加减治疗手术后非感染性持续发热［J］.湖北中医药杂志，2004，26（7）：39.

［2］王少波，黄桂林.清骨散加减治疗术后持续发热 74 例［J］.山西中医，2011，27（8）：15-16.

［3］丁玉忠，韩丽英.清骨散佐治肺结核发热的临床观察［J］.中国临床研究，2013，26（11）：1244-1245.

［4］完颜亚丽.清骨散治疗围绝经期综合征肾阴亏虚型的临床观察［J］.浙江中医药大学学报，2008，32（6）：764-765.

［5］周晓艳.清骨散加减治疗癌性发热疗效观察［J］.光明中医，2013，28（4）：713-714.

［6］姜洪华，周福生，彭齐荣，等.清骨散加减对骨转移放疗后骨蒸/潮热的疗效观察［J］.中医药学报，2007，35（2）：64-65.

肾气丸

【出处】《金匮要略》

【组成】干地黄八两（24g）　山药　山茱萸各四两（各 12g）　泽泻　茯苓　牡丹皮各三两（各 9g）　桂枝　附子（炮）各一两（各 3g）

【用法】上为细末，炼蜜和丸，如梧桐子大，酒下十五丸，日再服（现代用法：蜜丸，每服 6~9g，日 2~3 次，白酒或淡盐汤送下；汤剂，水煎服，用量按原方比例酌减)。

【功用】补肾助阳。

【主治】肾阳不足证。症见腰痛脚软，身半以下常有冷感，少腹拘急，小便不利，或小便反多，入夜尤甚，阳痿早泄，舌淡而胖，脉虚弱，尺部沉细，以及痰饮，水肿，消渴，脚气，转胞等。

【源流】肾气丸方出自汉代医家张仲景的《金匮要略》一书，又名"崔氏八味丸""八味肾气丸"，因其出处故亦称之为"金匮肾气丸"，并沿用至今。在《金匮要略·中风历节病脉证并治》中记载"崔氏八味丸：治脚气上入，少腹不仁"；在《血痹虚劳病脉证并治》中指出"虚劳腰痛，少腹拘急，小便不利者，八味肾气丸主之"；在《痰饮病脉证并治》中提出"夫短气有微饮，当从小便去之，苓桂术甘汤主之，肾气丸亦主之"；《消渴小便不利淋病脉证并治》记载"男子消渴，小便反多，以饮一斗，小便一斗，肾气丸主之"；在《妇人杂病脉证并治》中记有"问曰：妇人病饮食如故，烦热不得卧，而反倚息者，何也？师曰：此名转胞不得溺也，以胞系了戾，故致此病，但利小便则愈，宜肾气丸主之"。由此可知，在《金匮要略》中记载了本方主要治疗5种病证：脚气、肾虚腰痛、痰饮、消渴、女子转胞，而且指出其临床表现可出现小便不利或小便反多，因此它们的共同病机是肾气虚弱，开阖不利，气化失司，通过本方鼓舞肾气，恢复肾气化之职而治疗疾病。本方配伍严谨，深受历代医家推崇，沿用至今而不衰。经过长期的临床实践，肾气丸的适用范围逐渐扩大。在《圣济总录》卷五十一肾脏门中本方名为补肾八味丸，主治"肾气内夺，舌喑足废"；《仁斋直指方论》卷二十一用本方治疗"冷证齿痛"；在明代著作《症因脉治》中称本方为八味丸，在卷二中用治"胃寒呕吐之症，畏寒喜热，不思饮食，遇冷即呕，四肢清冷，二便清利，口不渴，唇不焦，食久不化，吐出不臭"，认为"胃寒呕吐之治，肾阳不足，宜补接真火，八味肾气丸"，在卷三中用治"肾痹之症，即骨痹也。善胀，腰痛，遗精，小便时时变色，足挛不能伸，骨痿不能起"，在卷四中用本方治疗"肾虚泻之症。每至五更，即连次而泻，或当脐作痛，痛连腰背，腹冷膝冷"，认为"肾虚泻之治，尺脉细小，火不生土者，肾气丸"；宋代医书《养老奉亲书》中称之为八仙丸，用于"夏月平胃，补老人元脏虚弱，腑气不顺，壮筋骨，益颜容，固精髓"；在《太平惠民和剂局方》中除用于"治肾气虚乏，下元冷惫，脐腹疼痛，夜多漩溺，脚膝缓弱，肢体倦怠，面色黧……少腹不仁及虚劳不足，渴欲饮水，腰重疼痛，少腹拘急，或男子消渴，小便反多；妇人转胞，小便不通"，还认为本方"久服壮元阳，益精髓，活血驻颜，强志轻身"，此时肾气丸被奉为抗衰防老，延年益寿之良方。本方对后世补肾方剂的形成具有深远影响，不仅温补肾阳之剂以本方加减化裁而成，滋补肾阴之方亦多用本方变化而来。如源于宋代《严氏济生方》的加味肾气丸，即在本方中加车前子和牛膝两味药，治肾阳不足，水湿内停证；再如宋代医家钱乙创制的六味地黄丸，是本方减附子、桂枝二药而成，用治肾阴不足证。后代医家遵本方之法创制了很多行之有效的补肾方剂，至今依然在临床上被广泛使用。

【现代应用】本方常用于治疗糖尿病、阿尔茨海默病、耳聋、不育症、肝纤维化、肿瘤等证属肾阳不足者。

1. 临床应用

糖尿病 临床研究也发现，本方能改善 2 型糖尿病患者空腹血糖、餐后 2 小时血糖、糖化血红蛋白、总胆固醇、甘油三酯和低密度脂蛋白胆固醇等指标。

2. 药理作用

（1）糖尿病 金匮肾气丸对 STZ 导致糖尿病大鼠，可以明显升高血 CD_4^+、CD_8^+T 细胞计数，巨噬细胞吞噬率，胸腺、脾指数；明显降低血糖，血清 TNF-α、IL-6 水平，表明本方具有增强糖尿病大鼠免疫功能的作用。肾气丸还能显著降低糖尿病大鼠糖化血红蛋白、胰高血糖素、甘油三酯、血清总胆固醇、低密度脂蛋白及超敏 C 反应蛋白，提示本方具有降低糖尿病大鼠血脂，下调超敏 C 反应蛋白，减轻炎症反应的作用。

（2）阿尔茨海默病　肾气丸可以增加阿尔茨海默病模型大鼠额叶皮质内 NT-3 阳性神经元数目和染色，结果与正常大鼠接近，说明本方对阿尔茨海默病大鼠大脑额叶皮质神经元的退变具有一定的防治作用。

（3）耳聋　对庆大霉素造成药物性耳聋的豚鼠，金匮肾气丸可以降低 TNF-α 表达，从而降低庆大霉素的毒性，对损伤进行对抗性的防治，还可以使 Cav1.2 表达增加，从而影响 Ca^{2+} 运行，以改善听觉。在庆大霉素所致听力损伤及修复过程中，金匮肾气丸可以明显降低 Notch2/hes1 的表达，可能是通过抑制 Notch2/hes1 信号通路保护并促进听力的恢复。

（4）不育症　金匮肾气丸能够拮抗环磷酰胺导致的大鼠生殖障碍，能够显著增加肾阳虚大鼠的体质量、精子密度与活率，降低肾阳虚大鼠睾丸中 TGF-β1 表达，从而调节精子发生障碍。以"劳倦过度，房事不节"制备肾阳虚小鼠模型，本方可使该模型小鼠睾丸端粒酶活性得以恢复，改善下丘脑 - 垂体 - 性腺轴功能紊乱。

（5）肝纤维化　对二甲基亚硝胺导致大鼠肝纤维化模型，金匮肾气丸可升高大鼠血清白蛋白，降低血清丙氨酸转氨酶、天门冬氨酸转氨酶活性及总胆汁酸含量，降低肝组织羟脯氨酸含量，同时显著降低肝组织平滑肌肌动蛋白 mRNA 表达，升高肝细胞生长因子 mRNA 水平，提示本方对二甲基亚硝胺肝纤维化有较好的疗效，为肝病从肾论治提供了实验依据。

（6）肿瘤　金匮肾气丸对肿瘤和电离辐射引起的白细胞下降和造血功能受损有明显的保护作用，同时可有效地减轻骨髓细胞染色体损伤，而对癌细胞染色体损伤不显保护作用。表明本剂有扩展为肿瘤放疗保健的应用前景。

【使用注意】阴虚火旺者，不宜使用本方。

【参考文献】

［1］陈社带，杨慧文 . 金匮肾气丸对 STZ 糖尿病模型大鼠免疫功能的影响［J］.

辽宁医学院学报，2013，34（2）：20-22.

［2］刘如玉，张捷平，余文珍，等.金匮肾气丸对糖尿病模型大鼠糖脂代谢及 CRP 的影响［J］.福建中医药大学学报，2013，23（4）：32-34.

［3］吴红专.金匮肾气丸治疗 2 型糖尿病的临床观察［J］.中药药理与临床，2013，29（3）：191-193.

［4］魏良浩，潘庆，张跃明.金匮肾气丸对阿尔茨海默病模型大鼠额叶皮质神经元 NT-3 表达的影响［J］.中国中医急症，2013，22（2）：211-213.

［5］王枫，赵乌兰.金匮肾气丸对耳聋豚鼠 Cav1.2、TNF-α 表达的影响［J］.新中医，2013，45（5）：175-177.

［6］黄飞，刘成福，王小琴.金匮肾气丸对庆大霉素所致大鼠听力变化及 Notch2/hes1 信号通路表达的影响［J］.时珍国医国药，2013，24（5）：1083-1085.

［7］张培海，岳宗相，曲晓伟，等.金匮肾气丸拮抗环磷酰胺对大鼠生殖毒性的实验研究［J］.中国男科学，2011，25（8）：20-23.

［8］陈艳秋，南亚昀，张玉芬，等.金匮肾气丸对肾阳虚大鼠睾丸中 TGF-β1 表达、精子数量及活率的影响［J］.山东中医杂志，2013，32（3）：191-193.

［9］许翠萍，朱庆均，宋洁，等.金匮肾气丸对肾阳虚小鼠睾丸组织端粒酶活性的促进作用［J］.中国中西医结合杂志，2013，33（2）：252-255.

［10］王高强，刘成，罗明.肾气丸对 DMN 大鼠肝纤维化干预作用研究［J］.中国实验方剂学杂志，2013，19（1）：227-231.

［11］郑小伟，刘明哲，程志清，等.金匮肾气丸对带瘤小鼠辐射损伤的保护作用［J］.中国医药学报，1999，14（1）：73-74.

加味肾气丸

【出处】《济生方》

【组成】附子（炮）二个（15g）　白茯苓（去皮）　泽泻　山茱萸（取肉）　山药（炒）　车前子（酒蒸）　牡丹皮（去木）各一两（各30g）

官桂（不见火）　川牛膝（去芦，酒浸）　熟地黄各半两（各15g）

【用法】上为细末，炼蜜为丸，如梧桐子大，每服七十丸（9g），空心米饮送下（现代用法：蜜丸，每服9g，日2～3次；汤剂，水煎服）。

【功用】温肾化气，利水消肿。

【主治】肾阳虚水肿。症见腰重脚肿，小便不利。

【源流】本方出自于宋代严用和编写的《严氏济生方》一书，书中卷四水肿用该方"治肾虚腰重脚肿，小便不利"。从药物组成方面看，本方是《金匮要略》中肾气丸变干地黄为熟地黄，桂枝变肉桂，加入车前子和牛膝而成，而且在治疗病症方面都涉及肾虚，故本方又名金匮加减肾气丸、加味八味丸。而根据本方的来源，为了与《金匮要略》中的肾气丸区分开来，本方又名济生肾气丸。后世医家多遵从严氏记载用治肾虚气化不利之证，如清代著作《张氏医通·卷十六》崔氏八味丸条目下指出"济生肾气丸，治肾气不化，小便涩数"。然而也有认为本方所治之证的病机是肾虚兼有脾弱，水液代谢障碍而致，如清代医家吴谦在《医宗金鉴》卷二十七中提出本方"治肾虚脾弱，腰重脚肿，小便不利，腹胀喘急，痰盛，已成鼓证，其效如神"。此外，明代医家薛铠在《保婴撮要·卷五》之腹胀中记载："或病久，小便不利，或四肢浮肿者，脾肺之气虚，不能通调水道也，用金匮加减肾气丸主之。"至今，本方在临床上沿用严氏的观点用于治疗肾阳虚水肿。

【现代应用】本方常用于治疗慢性肾炎、糖尿病、慢性肾衰竭、膝骨关节炎、慢性前列腺炎等证属肾阳虚者。

1. 临床应用

（1）慢性肾炎　临床运用济生肾气汤加减治疗慢性肾炎，有效率为93％。

（2）糖尿病　临床研究显示，本方配合糖尿病的基础治疗有利于减轻临床期糖尿病肾病患者蛋白尿、降低血脂、保护肾功能。本方加减对糖尿病神经源性膀胱、糖尿病性角膜损害等糖尿病并发症均有一定的治疗作用。

2. 药理作用

慢性肾衰竭　实验研究表明，济生肾气丸加味能改善慢性肾衰竭大鼠的体征和组织病理变化，纠正电解质紊乱，减少 24 小时尿量，改善肾功能，清除自由基，纠正酸碱平衡失调，且济生肾气丸加味优于尿毒清。

【使用注意】阴虚火旺者，不宜使用。

【参考文献】

[1] 贺清珍.济生肾气汤加减治疗慢性肾炎 172 例［J］.现代中医药，2003，23（5）：31.

[2] 胡孝荣，朱小刚，陈颖.济生肾气丸治疗临床期糖尿病肾病的临床研究［J］.四川中医，2005，23（7）：38-39.

[3] 刘国胜，张建水.济生肾气丸加味治疗糖尿病神经源性膀胱 32 例［J］.山东中医杂志，2006，25（8）：527-528.

[4] 长木康典.济生肾气丸对糖尿病性角膜损害的效果［J］.汉方医学，2004，28（2）：63-65.

[5] 张玲玲，林艳翠，王丹霞.济生肾气丸加味防治慢性肾功能衰竭的实验研究［J］.中医研究，2009，22（1）：21-24.

右归丸

【出处】《景岳全书》

【组成】熟地黄八两（24g）　山药（炒）四两（12g）　山茱萸（微炒）三两（9g）　枸杞子（微炒）三两（9g）　菟丝子（制）四两（12g）　鹿角胶（炒珠）四两（12g）　杜仲（姜汁炒）四两（12g）　肉桂二两（6g）　当归三两（9g）　制附子二两，渐可加至五六两（6～18g）

【用法】上先将熟地蒸烂杵膏，炼蜜为丸，如梧桐子大。每服百余丸，食前用滚汤或淡盐汤送下；或丸如弹子大，每嚼服二三丸，以滚白汤送下（现代用法：蜜丸，每服 6～9g，日 2～3 次；汤剂，水煎服，用量按原方比例酌减）。

【功用】温补肾阳，填精益髓。

【主治】肾阳不足，命门火衰证。年老或久病气衰神疲，畏寒肢冷，腰膝软弱，阳痿遗精，或阳衰无子，或饮食减少，大便不实，或小便自遗，舌淡苔白，脉沉而迟。

【源流】本方为明代医家张景岳创制的方剂，在《景岳全书》卷五十一中记载其主治"元阳不足，或先天禀衰，或劳伤过度，以致命门火衰，不能生土，而为脾胃虚寒，饮食少进，或呕恶鼓胀，或反胃噎膈，或怯寒畏冷，或脐腹多痛，或大便不实，泻痢频作，或小水自遗，虚淋寒疝，或寒侵溪谷而肢节痹痛，或寒在下焦而水邪浮肿。总之，真阳不足者，必神疲气怯，或心跳不宁，或四体不收，或眼见邪祟，或阳衰无子等证，俱速宜益火之原，以培右肾之元阳，而神气自强矣，此方主之"。在清代医家洪缉庵的《虚损启微》中，完全沿用张景岳对本方主治病证的描述治疗疾病。右归丸用于肾阳不足，命门火衰，或火不生土诸证的治疗。在药物组成方面，本方系从《金匮要略》肾气丸加减化裁而来，方中除用桂、附、地黄、山药、山茱萸之外，还增入鹿角胶、菟丝子、杜仲，又加当归、枸杞子。其配伍滋阴养血药的意义，即《景岳全书》所说"善补阳者，必于阴中求阳"之意。

【现代应用】本方常用于不孕症、多囊卵巢综合征、围绝经期综合征、骨质疏松症、甲状腺功能低下、自身免疫性脑脊髓炎、衰老、慢性肾衰竭、艾滋病等证属肾阳不足，命门火衰者。

1. 临床应用

（1）不孕症　临床研究显示，用归脾汤和右归丸加减治疗卵巢功能低下所致的女性不孕有较好疗效。

（2）多囊卵巢综合征　右归丸加减合用西药达英-35，治疗多囊卵巢综合征，经 3 个周期治疗后，内分泌激素水平和 B 超检查指标均明显改善，停药后第 6 周期，月经恢复正常，排卵恢复，妊娠率明显高于单独使用西药治疗。

（3）围绝经期综合征　采用右归丸加味煎汤内服治疗更年期综合征患者，脾肾阳虚者加补骨脂、淫羊藿，肾阴阳俱虚者加生龟甲、女贞子，偏肝郁血虚者加芍药、牛膝、枳壳，偏心血虚者加柏子仁、五味子、石菖蒲，疗效优于雌 - 孕激素疗法。

（4）骨质疏松症　临床上采用右归丸加减（熟地黄、黄芪、山药、鸡血藤、山茱萸、枸杞子、杜仲、菟丝子、桃仁、当归、乳香、没药、红花、制附子、肉桂、鹿角胶、甘草）治疗骨质疏松症，总有效率为98.78%。

2.药理作用

（1）不孕症　右归丸能够降低病理性囊性卵泡数目，促进雄激素致排卵障碍型不孕大鼠卵泡发育及排出，并生成黄体，增加血清中雌二醇含量，降低血清中睾酮的含量，并降低胰岛素样生长因子 -1 表达。

（2）骨质疏松症　右归丸能调节去卵巢骨质疏松模型大鼠下丘脑 - 垂体 - 肾上腺轴的病理变化和功能状态，使细胞功能和激素水平得到调节，减少骨破坏和重吸收。

（3）甲状腺功能低下　对于采用甲基硫氧嘧啶灌胃造成实验性甲状腺功能减退大鼠模型，右归丸能升高游离三碘甲状腺原氨酸和三碘甲状腺原氨酸含量，表明本方能改善甲状腺功能。还有研究发现，右归丸能提高肾阳虚和脾肾两虚大鼠 T_3、甲状腺素水平，降低大鼠血清促甲状腺素水平，且能调节环核苷酸的含量及比值。

（4）自身免疫性脑脊髓炎　右归丸能降低自身免疫性脑脊髓炎大鼠脊髓组织及中枢神经系统中簇分化抗原 19、簇分化抗原 4 的表达；能调节辅助 T 淋巴细胞 1、辅助 T 淋巴细胞 2 比值；能上调急性期转化生长因子 -β，白介素 -10 表达，下调急性期凋亡蛋白 Bax 与 Fas 比值；能上调缓解期肿瘤坏死因子 -α、干扰素 -γ、白介素 -14 表达，下调缓解期基质金属蛋白酶 -9 和白介素 -1α 的表达。本方对自身免疫性脑脊髓炎的作用可能是通过调节细胞因子表达实现的。

（5）衰老 右归丸能上调与学习记忆相关信号转导分子钙调蛋白依赖性蛋白激酶Ⅱ、cAMP反应元件结合蛋白、细胞外信号调节激酶和活性调节细胞骨架蛋白的表达，以及相关受体蛋白糖皮质激素受体、盐皮质激素受体、N-甲基-D-天冬氨酸受体亚基1的表达，增强海马神经细胞活性，延缓机体衰老。

（6）慢性肾衰竭 右归丸可通过上调肾脏水通道蛋白2的表达，纠正慢性肾衰，延缓慢性肾衰进展；能降低慢性肾衰大鼠血清中尿素氮、血肌酐及血管紧张素Ⅱ含量，改善肾脏病理，并促进损伤肾组织的修复。

【使用注意】本方纯补无泻，内有湿浊者，不宜使用。

【参考文献】

［1］方云芸，黄金珠，马洁，等.右归丸对雄激素致排卵障碍型不孕大鼠血清 E_2、T和IGF-1水平影响研究［J］.世界中医药，2010，3（6）：427-429.

［2］刘春霞，罗普树.辨证治疗卵巢功能低下所致女性不孕的临床观察［J］.吉林中医药，2007，27（5）：29.

［3］陈丽笙，周金汤.达英-35配合右归丸加减治疗多囊卵巢综合征临床观察［J］.中国中西医结合杂志，2005，25（9）：794-796.

［4］张永生.右归丸治疗更年期综合征的临床观察［J］.光明中医，2010，25（9）：1632-1633.

［5］罗汉文，关宏刚.右归丸对骨质疏松模型大鼠垂体-肾上腺轴影响的实验研究［J］.贵阳中医学院学报，2006，28（2）：60.

［6］华刚，管爱芬，张敏.右归丸加减治疗骨质疏松症82例［J］.四川中医，2008，26（4）：105.

［7］贾锡莲，徐灿坤，周阳，等.右归丸对实验性甲状腺功能减退大鼠骨骼肌 $GluT_4$-mRNA表达水平的影响［J］.中医杂志，2006，47（9）：698-701.

［8］陈津岩，李志强，何赞厚，等.右归丸对肾阳虚证大鼠激素水平变化的影响［J］.中外健康文摘：医药月刊，2008，5（4）：44-46.

［9］陈津岩，王立峰，赵慧，等．右归丸对脾肾两虚证大鼠甲状腺激素及环核
苷酸水平的影响［J］．广州中医药大学学报，2009，26（4）：377-380.

［10］樊永平，宋丽君，叶明，等．左归丸和右归丸对自身免疫性脑脊髓炎大鼠
中枢神经系统淋巴细胞亚群免疫组化表达的影响［J］．中国中医药信息杂
志，2010，17（6）44-47.

［11］周莉，樊永平，王蕾，等．左归丸与右归丸对 EAE 大鼠血浆 Th$_1$／Th$_2$ 平
衡的影响［J］．中西医结合心脑血管病杂志，2009，7（11）：1304-1306.

［12］寇爽，王义周，李明，等．左归丸和右归丸对自身免疫性脑脊髓炎大鼠脑
组织中凋亡蛋白 Fas、Bax 表达的影响［J］．辽宁中医药大学学报，2011，
13（8）：61-65.

［13］樊永平，宋丽君，叶明，等．左归丸和右归丸对实验性自身免疫性脑脊髓
炎大鼠中枢神经系统 IL-10、TGF-β 蛋白表达的研究［J］．首都医科大学
学报，2010，31（2）：233-240.

［14］叶明，樊永平，王蕾，等．左归丸与右归丸对 EAE 大鼠淋巴细胞亚群和
NK 细胞的影响［J］．中华中医药杂志，2009，24（3）：310-313.

［15］樊永平，周莉，王蕾，等．滋阴与温肾法对实验性自身免疫性脑脊髓炎大
鼠病程及其血浆细胞因子的影响［J］．北京中医药大学学报，2008，31（3）：
171-175.

［16］樊永平，宋丽君，龚海洋，等．左归丸和右归丸对实验性自身免疫性脑脊
髓炎大鼠中枢神经系统 IFN-γ、MMP-9 免疫组化表达的影响［J］．中华
中医药杂志，2009，24（11）：1446-1450.

［17］姚建平，金国琴，戴薇薇，等．左归丸和右归丸对老年大鼠海马
GRmRNA 表达与 HPA 轴活性的影响［J］．中国实验方剂学杂志，2009
（10）：67-69.

［18］顾翠英，金国琴，赵新永，等．皮质酮损伤大鼠海马神经细胞病理模型的
建立及补肾方药的作用［J］．中药药理与临床，2010，26（2）：10-12.

［19］赵新永，金国琴，顾翠英，等．左归丸和右归丸对皮质酮所致大鼠海马神
经细胞病理模型学习记忆相关信号转导蛋白表达的影响［J］．中华中医药

杂志，2010，25（12）：1983-1987.

［20］于化新，王德山，单德红．右归丸对慢性肾衰大鼠肾脏水通道蛋白 2 表达的影响［J］．中华中医药学刊，2009，27（11）：2445-2447.

［21］于化新，王德山，单德红．右归丸对阳虚型慢性肾衰大鼠肾功能的保护作用［J］．辽宁中医药大学学报，2009，11（7）：203-204.

［22］陶汉华，吴翠珍，张诏，等．肾气丸与右归丸对肾虚大鼠肾功能损伤恢复的实验研究［J］．辽宁中医杂志，2010（1）：167-169.

右归饮

【出处】《景岳全书》

【组成】 熟地二三钱或加至一二两（9～30g） 山药（炒）二钱（6g） 枸杞子二钱（6g） 山茱萸一钱（3g） 甘草（炙）一二钱（3g）肉桂一二钱（3～6g） 杜仲（姜制）二钱（9g） 制附子一至三钱（6～9g）

【用法】 上以水二盅，煎至七分，食远温服（现代用法：汤剂，水煎服）。

【功用】 温补肾阳，填精补血。

【主治】 肾阳不足证。气怯神疲，腹痛腰酸，手足不温，以及阳痿遗精，大便溏薄，小便频多，舌淡苔薄，脉来虚细者；或阴盛格阳，真寒假热之证。

【源流】 本方为明代医家张景岳所创制，出自《景岳全书》。在该书的卷五十一有本方的记载："此益火之剂也，凡命门之阳衰阴胜者，宜此方加减主之。此方与大补元煎出入互用。"由此可知，本方适用于肾阳不足，命门火衰之证，具有温补肾阳之用。在药物组成上，是右归丸去掉菟丝子、鹿角胶和当归，加入甘草而成，也可以看作是由《金匮要略》肾气丸衍化而来。清代医家何廉臣在《重订广温热论》卷二中认为本方体现了峻补之法，提出"阴阳并补，如右归饮"。而清代医家顾锡在《银海指南》中亦有用右归饮治疗肾阳不足之证的记载。因此历代医家多用此方温补肾阳，与右归丸比较，温补肾阳、填精补血之功略逊一筹。

【现代应用】本方常用于股骨头坏死、膝骨关节炎、骨质疏松症、不孕症等证属肾阳不足者。

1. 临床应用

（1）股骨头坏死　临床研究发现，右归饮联合金葡液治疗早期激素性股骨头坏死能有效改善患者的症状和体征，在一定程度上促进坏死的修复。

（2）膝骨关节炎　以右归饮为基础方，关节肿胀明显者加陈皮、赤芍、苍术，大便干结者加肉苁蓉、麻仁，治疗肾阳虚型膝关节骨性关节炎，经治疗后，膝部疼痛、膝关节活动受限等症状得到改善，提示本方治疗膝关节骨性关节炎具有较好疗效。

2. 药理作用

（1）股骨头坏死　实验研究显示，可改善激素性大鼠股骨头坏死的行为学变化，降低大鼠激素性股骨头坏死组织中氧化应激相关基因的表达，代表性基因为 $Gclc$、SOD_3 和 COX_6A_2。本方还能明显刺激股骨头局部的脂联素的表达，从而促进成骨细胞的增殖分化，抑制破骨细胞的生长，改善股骨头局部骨质疏松的状况。此外，还有研究表明，右归饮协同转染血管内皮细胞生长因子的骨髓间充质干细胞移植治疗激素性股骨头缺血性坏死中能发挥更好的疗效，能够促进血管内皮细胞生长因子、转化生长因子 -β 的表达增强，能够有效地改善坏死股骨头的血供，促进坏死修复。

（2）膝骨关节炎　实验研究显示，加减右归饮能有效减少实验性兔膝关节骨性关节炎软骨细胞的凋亡率，可以明显改善实验性兔膝关节骨性关节炎病情。

（3）骨质疏松症　ω-3多不饱和脂肪酸和右归饮联合应用可升高去卵巢骨质疏松大鼠股骨骨密度及生物力学指标，优于单独应用 ω-3 多不饱和脂肪酸，表明 ω-3 多不饱和脂肪酸和右归饮能够明显降低去卵巢大鼠的骨丢失。

（4）不孕症　右归饮通过对雄激素致不孕大鼠下丘脑单胺类神经递质、垂体促性腺激素及卵巢性激素多水平的调节，而具有一定的促排卵作用，提示本方对不孕症具有治疗作用。

【使用注意】内有湿浊而见苔腻者，不宜使用本方。

【参考文献】

［1］倪云锋，金星，何帮剑．右归饮联合金葡液治疗早期激素性股骨头坏死72例［J］．山东中医杂志，2011，30（8）：548-549.

［2］姜月艳，方剑利，毛强，等．右归饮对激素性股骨头坏死氧化应激途径相关基因表达的影响研究［J］．医学研究杂志，2011，40（11）：35-38.

［3］胡淼锋，周晓成，单乐天，等．右归饮对大鼠激素性股骨头坏死行为学的影响［J］．中国骨伤，2013，26（1）：50-53.

［4］江彬锋，方剑利，俞楠泽，等．右归饮对大鼠激素性股骨头坏死局部脂联素表达的影响［J］．中医正骨，2010，22（5）：11-14.

［5］吴云刚，肖鲁伟，童培建．右归饮对激素性股骨头坏死患者股骨近端骨髓骨活性影响的实验研究［J］．中国骨伤，2009，22（2）：115-117.

［6］王萧枫，许兵，童培建，等．右归饮协同干细胞转染VEGF移植修复激素性骨坏死的研究［J］．中华中医药学刊，2013，31（9）：1930-1933.

［7］童培建，金红婷，何帮剑，等．右归饮联合干细胞介入法对冷冻坏死股骨头血管修复的实验研究［J］．中华中医药学刊，2009，27（2）：237-242.

［8］赵文韬，李帆冰，王琦，等．右归饮治疗肾阳虚型膝关节骨性关节炎65例［J］．现代中西医结合杂志，2009，18（7）：790.

［9］谢根东，罗志红，曾一林，等．加减右归饮对实验性兔膝关节骨关节炎软骨细胞凋亡的影响［J］．中国医药，2008，3（11）：663-664.

［10］钱康．ω-3多不饱和脂肪酸联合右归饮对骨质疏松模型大鼠的实验研究［J］．中国中医急症，2013，22（8）：1361-1363.

［11］魏孟玲.右归饮对雄激素致不孕大鼠性激素及下丘脑单胺类神经递质的影响［D］.太原：山西医科大学硕士学位论文，2003.

济川煎

【出处】《景岳全书》

【组成】当归三至五钱（9～15g）　牛膝二钱（6g）　肉苁蓉（酒洗去咸）二至三钱（6～9g）　泽泻一钱半（4.5g）　升麻五分至七分或一钱（1.5～3g）　枳壳一钱（3g）

【用法】水一盅半，煎七分，食前服（现代用法：作汤剂，水煎服）。

【功用】温肾益精，润肠通便。

【主治】肾虚便秘证。大便秘结，小便清长，腰膝酸软，头目眩晕，舌淡苔白，脉沉迟。

【源流】本方出自于明代《景岳全书》一书，为张景岳所创制。在原书卷五十一的新方八阵之补阵中有"凡病涉虚损，而大便闭结不通，则硝、黄攻击等剂必不可用；若势有不得不通者，宜此主之。此用通于补之剂也，最妙最妙"的记载，而且在方后注明"如气虚者，但加人参无碍；如有火，加黄芩；如肾虚，加熟地"。张景岳在其所著《妇人规》一书下卷中，亦有关于本方的记载："产后大便秘涩，以其失血亡阴，津液不足而然，宜济川煎加减主之。"清代医家刘清臣在《医学集成》中，用本方加入熟地黄、川芎，名"加味济川煎"，用治"产后便结"。后世医家也多用此方治疗年老体虚或妇女产后等肾虚津亏肠燥便秘证。

【现代应用】本方常用于功能性便秘、骨质疏松症等证属肾精亏虚者。

1. 临床应用

（1）功能性便秘　临床运用济川煎并随症加减治疗功能性便秘，包括慢性传输型便秘、出口梗阻型便秘和混合型便秘，其疗效优于采用福松治疗。

（2）骨质疏松症　用济川煎合阿法骨化醇胶丸治疗高龄骨质疏松性

胸腰椎骨折，能明显改善胸腰椎骨折及骨质疏松症的症状体征，其疗效优于单纯口服阿法骨化醇胶丸。

2. 药理作用

功能性便秘　有研究显示，济川煎能增强老龄大鼠的胃肠蠕动功能，其机制可能与促进肠道胃动素、P 物质的释放、降低肠道生长抑素水平有关。

【使用注意】本方偏于温补，故热秘及阴虚便秘者慎用。

【参考文献】

［1］吕灵仪，贺小婉，徐红，等.济川煎加减治疗功能性便秘 140 例临床观察
　　　［J］.四川中医，2012，30（6）：87-88.

［2］车彦忠，陈洪宝，安立凤，等.济川煎对老龄大鼠胃肠蠕动的影响及相关
　　　机制研究［J］.中国实验方剂学杂志，2007，13（11）：44-46.

［3］张信成，张旭桥.阿法骨化醇合济川煎治疗高龄骨质疏松性胸腰椎骨折 32
　　　例临床观察［J］.中医临床研究，2012，22（4）：49-50.

金锁固精丸

【出处】《医方集解》

【组成】沙苑蒺藜（炒）　芡实（蒸）　莲须各二两（各 60g）　龙骨（酥炙）　牡蛎（盐水煮一日一夜，煅粉）各一两（各 30g）

【用法】莲子粉糊为丸，盐汤下（现代用法：共为细末，以莲子粉糊丸，每服 9g，每日 2～3 次，空腹淡盐汤送下；汤剂，加莲子肉适量，水煎服，用量按原方比例酌减）。

【功用】涩精补肾。

【主治】肾虚不固之遗精。遗精滑泄，神疲乏力，腰痛耳鸣，舌淡苔白，脉细弱。

【源流】本方为清代医家汪昂所创制，源于《医方集解》。该书收涩之剂第十七指出本方"治精滑不禁（精滑者，火炎上而水趋下，心

肾不交也)"。清代医家赵晴在《存存斋医话稿》附录吴山散记中指出"单纯的遗精病，初起用封髓丹，久病投桂枝加龙牡汤，或金锁固精丸最为佳妙"。而今，金锁固精丸依然沿用古法，用治肾虚不固之遗精。

【现代应用】本方常用于治疗糖尿病肾病、肾病综合征、多尿症等证属肾虚不固者。

1. 临床应用

（1）糖尿病肾病　金锁固精丸加味方和金锁固精丸加味联合坎地沙坦酯在减少糖尿肾病蛋白尿的排泄、降低Ⅲ期内生肌酐清除率、升高Ⅳ期内生肌酐清除率的同时，能明显降低糖尿病肾病患者血清瘦素水平、降低胰岛素抵抗指数、升高胰岛素敏感指数，从而延缓糖尿病肾病的进展，其作用优于单纯使用西药坎地沙坦酯治疗。

2. 药理作用

（1）肾病综合征　用一次性尾静脉注射阿霉素的方法造成大鼠较稳定的肾病综合征模型，金锁固精丸加味方干预后，发现该方能降低24小时尿蛋白和血清总胆固醇含量，升高血清总蛋白和白蛋白含量，还能明显减少阿霉素肾病大鼠尿蛋白，使这些指标接近正常水平，并使病变肾组织形态得到明显改善，说明对阿霉素肾病综合征具有良好的治疗效果。

（2）多尿症　金锁固精丸可显著提高肾虚多尿大鼠血中皮质酮、醛固酮含量，并可上调肾虚多尿大鼠肾脏醛固酮合成酶mRNA的表达，表明本方是通过促进醛固酮的合成，而发挥调节水液代谢作用。

【使用注意】湿热下注扰动精室，或心肝火旺，火扰精室者，不宜使用本方。

【参考文献】

［1］张秋林，周俭玲，郭阶明，等.金锁固精丸加味方对糖尿病肾病瘦素的影响［J］.中华中医药学刊，2011，29（8）：1767-1770.

［2］张秋林，洪钦国.金锁固精丸加味方对大鼠阿霉素肾病的防治作用［J］.广州中医药大学学报，2006，23（2）：168-171.

［3］张秋林，陈思源.金锁固精丸加味方治疗大鼠阿霉素肾病的实验研究［J］.中国中西医结合肾病杂志，2006，7（7）：409-411.

［4］李淑雯，胡志方，吴清和，等.金锁固精丸对醛固酮合成酶的调节作用研究［J］.实用医学杂志，2010，26（16）：2914-2916.

水陆二仙丹

【出处】《洪氏经验集》

【组成】芡实　金樱子（各20g）

【用法】取鸡头去外皮，取实连壳杂捣，令碎，晒干为末。复取糖樱子，去外刺并其中子，洗净捣碎，入甑中蒸令熟。却用所蒸汤淋三两过，取所淋糖樱汁入银铫，慢火熬成稀膏，用以和鸡头末，丸如梧桐子大。每服盐汤下五十丸（现代用法：共为细末，水泛为丸，每服9g，日2~3次；汤剂，水煎服）。

【功用】补肾涩精。

【主治】肾虚遗精。男子遗精白浊，小便频数，或遗尿，女子带下。

【源流】本方出自宋代医家洪遵所著《洪氏经验集》卷三。原书记载"久服固真元，悦泽颜色，久服有奇功"。明代吴昆所著《医方考》卷四精浊门谓其"此主精浊之方也"，因"金樱生于陆，芡实生于水，故曰水陆二仙"。《医方论》卷四认为本方"亦能涩精固气，但力量甚薄，尚须加味"。本方与金锁固精丸均为治疗肾虚遗精之方，但本方补涩之力要逊于金锁固精丸。

【现代应用】本方常用于肾病综合征等证属肾虚精亏者。

药理作用

肾病综合征　水陆二仙丹能减轻阿霉素肾病大鼠病理损伤、降低蛋白尿，且在改善营养状况、调节蛋白质及脂质代谢方面有良好作用。该方可升高血清白蛋白、总蛋白含量，降低甘油三酯、胆固醇含量，降低血清中肿瘤坏死因子和透明质酸含量，提示水陆二仙丹可能通过影响细胞免疫，达到对肾病综合征的治疗作用。

【使用注意】湿热下注、阴虚火旺者，不宜使用本方。

【参考文献】

[1] 金劲松，盛磊，姜楠，等.水陆二仙丹对阿霉素肾病大鼠蛋白尿影响的实验研究 [J].湖北中医药大学学报，2013，15（1）：14-17.

[2] 盛磊.水陆二仙丹对阿霉素肾病大鼠影响的实验研究 [D].武汉：湖北中医学院，2007.

缩泉丸

【出处】《魏氏家藏方》

【组成】天台乌药（细锉） 益智子（大者，去皮，炒）各等分（各9g）

【用法】上为末，别用山药炒黄研末，打糊为丸，如梧桐子大，曝干；每服五十丸（6g），嚼茴香如十粒，盐汤或盐酒下（现代用法：三味药共为细末，水泛为丸，每服9g，每日1~2次，开水或盐汤送下；汤剂，水煎服）。

【功用】温肾祛寒，缩尿止遗。

【主治】下元虚寒之小便频数证。小便频数，或遗尿，小腹怕冷，舌淡，脉沉弱。

【源流】本方出自宋代医书《魏氏家藏方》卷四，引史越王方。原书指出本方的主治为"丈夫小便频"。明代医家李梴在《医学入门》中记载本方的主治是"治脬气不足，小便频数"。清代著作《张氏医通》用本方治疗"脬气不足，小便频数，昼甚于夜"。《景岳全书》卷五十九之古方八阵中指出"良方三仙丸，治梦遗精滑"，此三仙丸即为缩泉丸。在丹波元坚所著《杂病广要》中亦用本方治"梦泄"，其名为三仙丸。后世医家多用本方治疗下元虚寒所致的小便频数或遗尿。

【现代应用】本方常用于治疗遗尿症、尿道综合征等证属下元虚寒者。

1. 临床应用

尿道综合征　运用缩泉丸加味治疗尿道综合征，对于因劳累情绪变化或外感后导致膀胱气化不利而发病，病机为肾气不足，下元虚寒，膀胱不能约束水液的患者，本方具有良好疗效。

2. 药理作用

遗尿症　有从醛固酮（ALD）合成的角度研究，表明缩泉丸可能通过增加血中皮质酮含量及上调醛固酮合成酶 mRNA 的表达，催化醛固酮的合成，提高其在血中的含量，从而促进水液代谢的调节，其促进 ALD 合成的作用靶点可能与醛固酮合成酶有关。再者，从调节内分泌的角度说明了本方作用机制与两条内分泌途径的相关性：一可通过增加血中促肾上腺上质释放激素、肾上腺皮质激素、环磷酸腺苷的含量，改善垂体、肾上腺形态学的变化，增加肾上腺皮质激素 mRNA 及蛋白的表达，上调下丘脑 - 垂体 - 肾上腺轴的功能，促进 ALD 的合成与分泌，HPA 轴功能的上调又可使肾阳虚状态得到改善，减少夜尿等病症的发生。

【使用注意】湿热下注或阴虚之尿频，不宜使用本方。

【参考文献】

[1] 李淑雯 . 缩泉丸对醛固酮合成与分泌的调控机制研究［D］. 广州：广州中医药大学，2009.

[2] 杨开来 . 缩泉丸加味治疗尿道综合征 48 例［J］. 湖北中医杂志，2006，28（4）：40-41.

萆薢分清饮

【出处】《杨氏家藏方》

【组成】 益智　川萆薢　石菖蒲　乌药各等分（各9g）

【用法】 上锉，每服五钱，水煎，入盐一捻，食前服（现代用法：汤剂，水煎服，入食盐少许）。

【功用】 温暖下元，分清化浊。

【主治】 下焦虚寒之白浊。小便频数，混浊不清，白如米泔，凝如膏脂。

【源流】 本方原名萆薢分清散，出自宋代医家杨倓所著《杨氏家藏方》卷九。书中记载其"治真元不足，下焦虚寒，小便白浊，频数无度，漩面如油，光彩不定，漩脚澄膏糊。或小便频数，虽不白浊，亦能治疗"。严用和在《济生方》赤白浊遗精论治中提出"白浊者，肾虚有寒也，过于嗜欲而得之，其状漩面如油，光彩不定，漩即澄下，凝如膏糊"，而用分清散治之，在药物组成上与本方一致。《丹溪心法》卷三亦引用本方，名萆薢分清饮，用"治真元不足，下焦虚寒，小便白浊，频数无度，漩白如油，光彩不定，漩脚澄下，凝如膏糊"。清代著作《女科切要》卷二中指出本方"专主阳虚白浊"。《北京市中药成方选集》改本方为丸剂，其使用更为便捷。

【现代应用】 本方常用于治疗前列腺炎、痛风性关节炎、精液液化异常、乳糜尿等证属下焦虚寒者。

临床应用

（1）前列腺炎　本方加入清利湿热中药治疗非细菌性前列腺炎，能明显改善临床症状。还有用萆薢分清丸治疗慢性前列腺炎，疗效较明显，且未见明显不良反应。

（2）痛风性关节炎　用加味萆薢分清饮治疗痛风性关节炎，疗效明显优于用西药秋水仙碱片及依托考昔片内服者，症状和关节功能均有不同程度的改善。

【使用注意】下焦湿热或纯热无湿之证，不宜使用。

【参考文献】

［1］王家兴，程苏晶 . 萆薢分清饮加减治疗非细菌性前列腺炎 208 例疗效观察
　　　［J］. 吉林医学，2010，31（28）：4938-4939.

［2］周智恒，陈磊，郁超，等 . 萆薢分清丸治疗慢性前列腺炎 110 例临床效果
　　　观察［J］. 中成药，2007，29（7）：25-26.

［3］寇俊梓，李钊 . 加味萆薢分清饮治疗痛风性关节炎临床研究［J］. 辽宁中医
　　　药大学学报，2014，16（3）：171-172.

固阴煎

【出处】《景岳全书》

【组成】人参适量（6g）　熟地三至五钱（9～15g）　山药二钱（炒）
（6g）　山茱萸一钱半（4.5g）　远志七分（炒）（2g）　炙甘草一至二钱
（3～6g）　五味子十四粒　菟丝子二至三钱（炒香）（6～9g）

【用法】水二盅，煎至七分，食远温服（现代用法：汤剂，水煎服）。

【功用】补肾益气，固冲调经。

【主治】肾气亏虚，冲任失调证。经期提前，或先后无定期，量少，
色淡黯，质清稀，腰酸腿软，头晕耳鸣，小便频数，面色晦黯或有黯
斑，舌淡苔白，脉沉细。

【源流】本方源于明代医家张景岳所著《景岳全书》一书。在该书
卷五十一的新方八阵之固剂中记载"治阴虚滑泄，带浊淋遗及经水因虚
不固"，并指出了本方的功效是补益肝肾。方后记载了该方的加减"如
虚滑遗甚者，加金樱子肉二三钱，或醋炒文蛤一钱，或乌梅二个；如阴
虚微热而经血不固者，加川续断二钱；如下焦阳气不足，而兼腹痛溏泄
者，加补骨脂、吴茱萸之类，随宜用之；如肝肾血虚，小腹痛而血不归
经者，加当归二三钱；如脾虚多湿，或兼呕恶者，加白术一二钱；如气
陷不固者，加炒升麻一钱；如兼心虚不眠，或多汗者，加枣仁二钱，炒

用"。张景岳在《妇人规》中用该方"治阴虚滑泄，带浊淋遗及经水因虚不固"，亦治阴挺。《类证治裁》中有多处记载本方，用于女子带下、男子阳痿的治疗。清代医家阎纯玺在《胎产心法》一书中，以及洪缉庵在《虚损启微》一书中均继续依张景岳对本方的记载来治疗病证。现代中医妇科也用本方治疗肾气虚型月经先期。

【现代应用】本方常用于治疗崩漏、经间期出血、围绝经期综合征等证属肾气亏虚，冲任失调者。

临床应用

（1）崩漏 以固阴煎为基本方，随症加减治疗冲任损伤，不能固摄经血之崩漏，月经的周期、经期、经量有不同程度改善。

（2）经间期出血 用加味固阴煎治疗经间期出血，经3个月经周期的治疗，经间期出血消失或明显改善。

（3）围绝经期综合征 用本方加减治疗更年期综合征，治疗4周后，绝经前后诸症明显改善，疗效优于谷维素片、维生素 B_1 片、更年康片的联合用药。

【使用注意】热盛迫血妄行之崩漏禁用。

【参考文献】

［1］王惠琴，朱秀芬，朱志斌.固阴煎加减治疗青春期崩漏30例［J］.内蒙古中医药，2008，27（8）：23-24.

［2］朱文燕.加味固阴煎治疗经间期出血47例［J］.山东中医杂志，2011，30（8）：552.

［3］朱也君.固阴煎加减治疗更年期综合征38例［J］.新中医，2009，41（9）：72-73.

地黄饮子

【**出处**】《圣济总录》

【**组成**】熟干地黄（焙）（12g） 巴戟天（去心） 山茱萸（炒） 石斛（去根） 肉苁蓉（酒浸，切焙） 附子（炮裂，去皮脐） 五味子（炒） 官桂（去粗皮） 白茯苓（去黑皮） 麦门冬（去心，焙） 菖蒲 远志（去心）各半两（各15g）

【**用法**】上为粗末，每服三钱匕，水一盏，加生姜三片，大枣二枚，擘破，同煎七分，去滓，食前温服（现代用法：加生姜、大枣、薄荷，水煎服）。

【**功用**】滋肾阴，补肾阳，开窍化痰。

【**主治**】下元虚衰，痰浊上泛之喑痱证。舌强不能言，足废不能用，口干不欲饮，足冷面赤，脉沉细弱。

【**源流**】本方源于宋代医学著作《圣济总录》，原名地黄饮。该书卷五十一肾脏门对喑痱有如下论述"论曰《内经》谓内夺而厥，则为喑痱，此肾虚也，喑痱之状，舌喑不能语，足废不为用。盖肾脉挟舌本，肾气内夺，气厥不至舌本，故不能语而为喑，肾脉循阴股循内廉踝。入足下，肾气不顺，故足废而为痱"，并提出"治肾气虚厥，语声不出，足废不用，地黄饮方"。金代刘完素在《黄帝素问宣明论方》中，加薄荷少许煎煮，称之为地黄饮子，指出"内夺而厥，舌喑不能言，二足废，不为用。肾脉虚弱，其气厥不至，舌不仁。经云：喑痱，足不履用，声音不出者。地黄饮子主之：治喑痱，肾虚弱厥逆，语声不出，足废不用"。可以说，两本书中对本方主治证候的描述如出一辙，仅在用法中存在有无"薄荷"的差异。《证治宝鉴》用本方治疗"中风肾虚"，《胎产心法》将本方用于"产后麻瞀"的治疗。总之，本方的主治涉及肾阴阳两虚，为体现阴阳并补法的代表方剂。

【现代应用】本方常用于治疗中风后遗症、高血压、老年性痴呆、慢性肾衰竭、膝骨关节病、围绝经期综合征、皮肤瘙痒症等证属下元虚衰者。

1. 临床应用

（1）中风后遗症　用地黄饮子联合抗血小板聚集、改善脑循环、应用脑保护剂，合并高血压、糖尿病、冠状动脉粥样硬化性心脏病者应用相应药物，治疗中风后遗症，治疗周期为 3 个月，总有效率为 96%。

（2）阿尔茨海默病　地黄饮子配合营养神经药金纳多治疗阿尔茨海默病，韦氏记忆量表和日常生活总评量表的测评结果在治疗前后均有改善。

（3）慢性肾衰竭　加味地黄饮子治疗慢性肾衰竭阴阳两虚型，对肾功能的改善作用优于药用炭。

（4）膝骨关节病　对于膝骨关节炎，以地黄饮子加味且临床随症加减治疗，关节疼痛和肿胀消失，且体温恢复正常，为临床痊愈，痊愈率为 70%。

（5）围绝经期综合征　用地黄饮子治疗绝经后妇女潮热，潮热评分、β - 内啡肽均较治疗前下降，表明本方是通过调节 β - 内啡肽途径而发挥其作用。

2. 药理作用

高血压　地黄饮子能显著改善自发性高血压大鼠肠系膜上动脉内皮功能，表现为较好的抗高血压作用，该作用可能与其抑制白细胞介素 -1，白细胞介素 -6，肿瘤坏死因子 - α 和一氧化氮合酶的表达，改善血管微环境的炎症反应状态有关。

【使用注意】肝阳上亢，气随火升者，慎用。

【参考文献】

［1］潘伟.地黄饮子治疗中风后遗症 50 例疗效观察［J］.中国中医药现代远程

教育，2010，8（20）：8-9.

［2］王现珍，蒋嘉烨，罗珊珊，等.地黄饮子改善自发性高血压大鼠进程中血管内皮功能的研究［J］.中国实验方剂学杂志，2010，16（14）：110-114.

［3］金曦.地黄饮子化裁治疗老年性痴呆43例临床观察［J］.中国中医药科技，2010，17（4）：358-359.

［4］赵爱军，申社林.地黄饮子加味治疗慢性肾功能衰竭56例［J］.陕西中医，2010，31（4）：394-395.

［5］陈德峰，张新芬.地黄饮子加味治疗膝骨关节病256例［J］.光明中医，2006，21（10）：51-52.

［6］张丽华，王艳，王春艳，等.地黄饮子治疗绝经后妇女潮热临床研究［J］.新中医，2013，45（4）：67-69.

龟鹿二仙胶

【出处】《医便》

【组成】鹿角（用新鲜麋鹿杀取角，解的不用，马鹿角不用，去角脑梢骨二寸绝断，劈开，净用）十斤（5000g）　龟板（去弦，洗净，捶碎）五斤（2500g）　人参十五两（450g）　枸杞子三十两（900g）

【用法】鹿角、龟板二味，袋盛，放长流水内浸三日，用铅坛二只（如无铅坛，底下放铅一大片亦可），将角并板放入坛内，用水浸，高三五寸，黄蜡三两封口，放大锅内，桑柴火煮七昼夜。煮时坛内一日添热水一次，勿令沸起。锅内一昼夜添水五次。候角酥取出，洗，滤净去滓，其滓即鹿角霜、龟板霜。将清汁另放。外用人参、枸杞子，用铜锅以水三十六碗，熬至药面无水，以新布绞取清汁。将滓置石臼中木槌捣细，用水二十四碗，又熬如前，又滤又捣又熬，如此三次，以滓无味为度。将前龟、鹿汁并参、杞汁和入锅内，文火熬至滴水成珠不散，乃成胶也。候至初十日起，日晒夜露至十七日，七日夜满，采日精月华之气，如本月阴雨缺几日，下月补晒如数，放阴凉处风干。每服初起一钱五分，十日加五分，加至三钱止，空心酒化下，常服乃可（现代用法：

上用铅坛熬胶，初服酒服 4.5g，渐加至 9g，空腹服用 ）。

【功用】滋阴填精，益气壮阳。

【主治】真元虚损，精血不足证。全身瘦削，阳痿遗精，两目昏花，腰膝酸软，久不孕育。

【源流】本方最早记载于明代医家王三才所著《医便》卷一。书中称之为"延龄育子龟鹿二仙胶"，"专治男、妇真元虚损，久不孕育，或多女少男，服此胶百日即有孕生男，应验神速；并治男子酒色过，消铄真阴，妇人七情伤损血气，诸虚百损，五劳七伤者"。本方重用血肉有情之品以峻补肾精元阳，与同时代而稍晚的明代医家张景岳治疗肾虚采用纯补无泻之法类似。在明代医家洪基撰《摄生秘剖》卷四中，本方名"龟鹿二仙膏"，用"治虚损精极者，梦泄遗精，瘦削少气，目视不明等证。久服大补精髓，益气养神"。在清代医家沈金鳌撰的《杂病源流犀烛》卷八中，本方名"二仙胶"，治"虚损痨瘵"，又治"遗精"。

【现代应用】本方常用于慢性再生障碍性贫血、骨性关节炎、肿瘤化疗综合征、衰老、慢性疲劳综合征、血小板减少症等证属真元虚损，精血不足者。

1. 临床应用

（1）慢性再生障碍性贫血　以龟鹿二仙胶加味治疗慢性再生障碍性贫血，发现经过治疗后，患者腰膝酸软、面色苍白、头晕目眩、肢体乏力、心悸气短、形寒肢冷、潮热盗汗等症状明显改善，外周血象红细胞、白细胞和血小板均明显上升。

（2）骨性关节炎　以本方治疗骨性关节炎具有较好的临床效果，膝骨性关节炎患者的疼痛缓解、活动范围、步行能力、日常动作等方面均明显优于中成药壮骨关节丸。

（3）肿瘤化疗综合征　临床研究表明，加味龟鹿二仙汤能明显改善乳腺癌患者化疗后的骨髓造血功能，尤以按时辰用药（酉时服用）效果为著。

（4）慢性疲劳综合征　对气血两虚型慢性疲劳综合征，临床研究表明，龟鹿二仙胶加味方的疗效优于梅花针叩刺背俞穴，痛苦少，起效快，效果显著。

2. 药理作用

衰老　龟鹿二仙胶颗粒能够显著增高 D- 半乳糖所致衰老大鼠超氧化物歧化酶、谷胱甘肽过氧化物酶活力，降低丙二醛含量，对 D- 半乳糖所致衰老大鼠具有显著提高抗氧化能力的作用。

【使用注意】本方在配制时忌用铁器。

【参考文献】

［1］石琳，王祥麒．龟鹿二仙胶加味治疗慢性再障疗效观察［J］.医药论坛杂志，2007，28（5）：104-105.

［2］李文顺，李楠，于丹丹，等．龟鹿二仙胶汤治疗膝骨性关节炎的临床研究［J］.福建中医学院学报，2005，15（6）：30-32.

［3］刘晓雁，林毅，司徒红林，等．加味龟鹿二仙汤时辰用药调节乳腺癌化疗后骨髓造血功能的临床研究［J］.辽宁中医杂志，2008，35（7）：970-972.

［4］王树鹏，刘书宇．龟鹿二仙胶颗粒对 D- 半乳糖所致衰老大鼠抗氧化能力的影响［J］.中药药理与临床，2011，27（1）：1-3.

［5］樊幼林，任大成．龟鹿二仙胶治疗气血两虚型慢性疲劳综合征 32 例临床观察［J］.四川中医，2008，26（4）：86-87.

七宝美髯丹

【出处】《本草纲目》

【组成】赤、白何首乌各一斤（米泔水浸三四日，瓷片刮去皮，用淘净黑豆二升，以砂锅木甑，铺豆及首乌，重重铺盖蒸之，豆熟取出，去豆晒干，换豆再蒸，如此九次，晒干，为末）（500g）　赤、白茯苓（去皮，研末，以水淘去筋膜及浮者，取沉者捻块，以人乳十碗浸匀，晒干，研末）（各500g）　牛膝八两（去苗，酒浸一日，同何首乌第七次蒸之，至第九次止，晒干）（250g）　当归八两（酒浸，晒）（240g）

枸杞子八两（酒浸，晒）（240g）　菟丝子八两（酒浸生芽，研烂，晒）（240g）　补骨脂四两（以黑芝麻炒香）（120g）

【用法】上为末，炼蜜为丸，如弹子大，共一百五十丸，日三丸，清晨温酒送下，午时姜汤送下，卧时盐汤送下（现代用法：蜜丸，每服9g，日2～3次）。

【功用】补益肝肾，乌发壮骨。

【主治】肝肾不足证。须发早白，脱发，牙齿动摇，腰膝酸软，梦遗滑精，不育。

【源流】本方是一首流传甚广的延年益寿的方剂，出自明代李时珍编撰的《本草纲目》，原书提到本方录自《积善堂方》，但该书已佚。历代医家对本方的记载多认为该方可补肾养生，如明代医家王肯堂在《证治准绳·类方》中指出本方是"补肾丸，乌须发，延年益寿"，清代医家林佩琴的《类证治裁》一书记载其治疗"肾虚无子，精冷精滑，七宝美髯丹"，《张氏医通》中用本方"补肾元，乌须发，延龄益寿"，清代医家汪昂在《本草备要·草部》的何首乌一药后提到"明嘉靖初，方士邵应节进七宝美髯丹，世宗服之，连生皇子，遂盛行于世"。现代本方也多被用于老年病的防治，作为一首抗衰老方剂被熟知。

【现代应用】本方常用于治疗脱发、衰老、排卵障碍性不孕症等证属真元虚损，精血不足者。

1. 临床应用

（1）脱发　用本方加减治疗斑秃、脂溢性脱发、症状性脱发，用药1周后，脱发明显减少，随着用药时间延长新发即可正常生长。

（2）衰老　研究发现，七宝美髯丹胶囊能使肾虚衰老人群衰老症积分降低，可显著改善腰背酸痛、颈酸膝软、耳鸣、尿有余沥或失禁、健忘等衰老症状，又能减少自由基对机体的损害，提高机体抗氧化活力，调整脂质代谢紊乱，调节体内激素水平，起到补肾壮阳、抗老防衰、延年益寿的作用。

2.药理作用

（1）衰老　还有研究发现，对于 60 岁以上肝肾不足老年人，七宝美髯丹在对人体头发衰老宏观外观有改善的同时，对于与衰老关系密切的 mtDNA 异质性亦有影响，能明显减轻 mtDNA 突变。

（2）排卵障碍性不孕症　七宝美髯丹加减方可改善患者子宫内膜对胚胎的接受性，协调内分泌环境，促进卵泡发育，为妊娠准备条件，提高妊娠成功率。

【使用注意】本方味厚滋腻，脾胃虚弱或食少便溏者，不宜使用。

【参考文献】

［1］王有贵.七宝美髯丹加减治疗脱发 108 例临床观察［J］.内蒙古中医药，2013，32（21）：64-65.

［2］曹双艳.七宝美髯丹抗老防衰的临床研究［J］.中国伤残医学,2006,14（3）：41-43.

［3］罗文峰，程喜平，谭凤明，等.七宝美髯丹对 60 岁以上肝肾不足老年人黑白头发 mtDNA 异质性影响［J］.辽宁中医药大学学报，2014，16（2）：19-21.

［4］张晓芬，张慧珍.七宝美髯丹加减治疗肾虚排卵障碍性不孕［J］.中国实验方剂学杂志，2011，17（17）：241-243.

菟丝子丸

【出处】《太平惠民和剂局方》

【组成】菟丝子（净洗，酒浸）　泽泻　鹿茸（去毛，酥炙）　石龙芮（去土）　肉桂（去粗皮）　附子（炮，去皮）各一两（30g）　石斛（去根）　熟干地黄　白茯苓（去皮）　牛膝（酒浸一宿，焙干）　续断　山茱萸　肉苁蓉（酒浸，切）　防风（去苗）　杜仲（去粗皮）　补骨脂（去毛，酒炒）　荜澄茄　沉香　巴戟（去心）　茴香（炒）各三分（各 1g）　五味子　桑螵蛸（酒浸，炒）　芎䓖　覆盆子（去枝叶萼）各半两（各 15g）

【用法】上为细末，以酒煮面糊为丸，如梧桐子大。每服二十丸，空腹时用温酒或盐汤送下；如脚膝无力，木瓜汤下，晚食前再服（现代用法：蜜丸，每服9g，日2～3次；汤剂，水煎服）。

【功用】补肾阳，壮腰膝，固下元。

【主治】肾阳不足证。元阳不足，腰膝痿软少力，阳痿遗精，小便频数，或溺有余沥，或腰欠温暖。

【源流】本方收录于《太平惠民和剂局方》卷五。原书提出本方功能"填骨髓，续绝伤，补五脏，去万病，明视听，益颜色，轻身延年，聪耳明目"，主治"肾气虚损，五劳七伤，少腹拘急，四肢痿疼，面色鬈黑，唇口干燥，目暗耳鸣，心忪气短，夜梦惊恐，精神困倦，喜怒无常，悲忧不乐，饮食无味，举动乏力，心腹胀满，脚膝痿缓，小便滑数，房室不举，股内湿痒，水道涩痛，小便出血，时有余沥"。《普济方》中菟丝子丸以菟丝子、桑螵蛸、泽泻三药组方，有"菟丝子丸治肾气虚衰，精液不固，致患膏淋，脂膏随溺而下，茎中微痛，脉散涩而微"；《证治准绳·类方》第六册淋证篇中菟丝子丸以菟丝子、桑螵蛸、泽泻三药组方，"淋之为病，小便如粟状，小腹弦急，痛引脐中，趺阳脉数，胃中有热，即消谷引食，大便必坚，小便即数。淋家不可发汗，发汗则必便血。小便不利者，有水气，其人苦渴，用后丸主之"。《圣济总录》中菟丝子丸以菟丝子、肉苁蓉、五味子、续断、远志、山茱萸、泽泻、防风、巴戟天组方，主治"肝肾虚，眼黑暗，视物不明"。《太平圣惠方》中菟丝子丸以原方去泽泻、熟地黄、茯苓、续断、山茱萸、补骨脂、荜澄茄、沉香、巴戟、茴香、五味子、桑螵蛸、川芎、覆盆子，加入草薢、厚朴、柏子仁、远志、龙骨、棘刺组方，记载"菟丝子丸主虚劳失精，小便过多，不能饮食，腰膝无力"。《朱氏集验方》中菟丝子丸以原方去鹿茸、石龙芮、防风、补骨脂、沉香，加入猢孙姜、金铃子、干姜、天台乌药组方，有"菟丝子丸益颜色，去万病，安五脏，填骨髓和耳目，轻身延年。主男女虚劳"的记载。

【现代应用】本方常用于治疗尿失禁、月经不调、更年期综合征等证属肾阳不足者。

临床应用

（1）尿失禁　菟丝子丸加减治疗遗尿症60例，总有效率达96.67%，菟丝子丸加减配合西药治疗小儿遗尿33例，治疗组显效为81.18%，有效为15.11%，总有效率为96.19%，可提高治疗有效率。

（2）月经不调　苁蓉菟丝子丸化裁治疗继发性闭经30例，治愈15例，有效11例，无效4例。加减苁蓉菟丝子丸治疗肾之气阴两虚，冲任失养导致的卵巢早衰，通过填补精血，调养冲任而使得卵巢功能得以恢复。加减苁蓉菟丝子丸治疗轻体重型多囊卵巢综合征56例属肾虚肝郁型，34例恢复规律月经周期，22例BBT双相，妊娠率61.1%。

（3）更年期综合征　苁蓉菟丝子丸治疗更年期综合征伴焦虑抑郁38例与小剂量激素组进行对照，其能明显改善综合症状体征，并能改善焦虑、抑郁等情绪。

【使用注意】服药期间忌食辛辣刺激性食物。

【参考文献】

［1］游会玲.济生菟丝子丸治疗遗尿症60例［J］.时珍国医国药,2005,16（12）：1315.

［2］李须尧，魏朋星.菟丝子丸加减配合治疗小儿遗尿33例疗效观察［J］.中国实用医药，2008,3（30）：161.

［3］李文春，陈俊杰，王慧鸽，等.苁蓉菟丝子丸化裁治疗继发性闭经30例［J］.现代中西医结合杂志，2009，18（17）：2037.

［4］胡道敏，吴克明.加减苁蓉菟丝子丸治疗卵巢早衰疗效分析［J］.甘肃中医，2010，23（9）：43-44.

［5］傅捷，夏阳.加减苁蓉菟丝子丸治疗轻体重型多囊卵巢综合征56例［J］.四川中医，2011，29（11）：90-91.

［6］高志云，黄秀娟，高修安，等.苁蓉菟丝子丸治疗更年期综合征伴焦虑抑

郁 38 例［J］．中国中医药现代远程教育，2012，10（10）：28-29．

鹿茸丸

【出处】《三因极一病证方论》

【组成】鹿茸（去毛，切，炙）三分（15g） 麦门冬（去心）二两（100g） 熟地黄 黄芪 鸡内金（麸炒） 苁蓉（酒浸） 山茱萸 破故纸（炒） 牛膝（酒浸） 五味子各三分（各15g） 茯苓 玄参 地骨皮各半两（各25g） 人参三分（15g）

【用法】上为末，蜜丸如梧子大。每服三十丸至五十丸，米汤下（现代用法：蜜丸，每服9g，日 2～3 次；汤剂，水煎服）。

【功用】温阳滋阴，补肾固精。

【主治】肾阳不足，阴精亏虚之消渴。小便频数，混浊如膏，甚至饮一溲一，面容憔悴，耳轮干枯，腰膝酸软，四肢欠温，畏寒肢冷，阳痿或月经不调，舌淡苔白而干，脉沉细无力。

【源流】本方源自宋代陈言《三因极一病证方论》卷十三消治法，治疗"失志伤肾，肾虚消渴，小便无度"。《丹溪心法》中卷二以鹿茸、沉香、附子、菟丝子、当归、故纸、茴香、胡芦巴组成的鹿茸丸治疗溺血。张景岳在《景岳全书》中引用此方，但重新调整方中剂量，并另制一鹿茸丸，由鹿茸、五味子、当归、熟地黄，各等分组成，治疗"脚气腿腕生疮，及阴虚下元痿弱，咳嗽"。

【现代应用】本方常用于糖尿病肾病等证属肾虚精亏者。

临床应用

糖尿病肾病 鹿茸丸汤剂联合西医常规疗法治疗早期糖尿病肾病，能改善症状，降低尿微量白蛋白排泄率，调节血脂，且无不良反应。

【使用注意】本方性偏温热，阴虚火旺者勿用。

【参考文献】

[1] 陈建中，张斌，丁学屏．三因鹿茸丸对早期糖尿病肾病 UAE 的影响 [J]．放射免疫学杂志，2003，16（3）：148.

大造丸

【出处】《扶寿精方》

【组成】紫河车（米泔水洗净，新瓦上焙干，或云砂锅随水煮干，捣烂）一具（300g） 败龟板（年久者，童便浸三日，酥炙黄）二两（60g） 黄柏（去粗皮，盐酒浸，炒褐色）一两五钱（45g） 杜仲（酥炙，去丝）一两五钱（45g） 牛膝（去苗，酒浸，晒干）一两二钱（35g） 怀生地黄（肥大沉水者，纳入砂仁末）六钱（18g） 白茯苓一块重二两（60g）（稀绢包，同入银罐内，好酒煮七次。去茯苓不用） 天门冬（去心） 麦门冬（去心）各一两二钱（各35g） 人参一两（30g）

【用法】上除地黄另用石木舂一日，余共为末，和地黄膏，再加酒米糊为丸，如小豆大。每服 80～90 丸，空心，临卧，盐汤、沸汤、姜汤任下；寒月好酒下（现代用法：水蜜丸，每服 6g，蜜丸，每服 9g，日 2 次）。

【功用】滋阴养血，补益肺肾。

【主治】肺肾阴虚证。骨蒸潮热，五心烦热，盗汗，咳嗽痰喘，痰黏不利，痰中带血，头晕耳鸣，腰酸腿困。

【源流】本方出自明代吴旻《扶寿精方·诸虚门》，以紫河车一具为主药，谓其："久服却病益年，功夺造化，岂曰小补云乎？故以大造名。"用以治疗男子阳痿遗精，素无孕育，并在用法后注明"妇人加当归二两，去龟板。男子遗精，妇人带下，并加牡蛎煅粉两半"。吴氏宗丹溪之旨，创立大造丸，世咸遵之。《本草纲目》引《诸征辨疑》云："若无子及多生女，月水不调，小产难产人服之，必主有子。危疾将绝者，一二服，可更活一二日。其补阴之功极重，百发百中。久服耳聪目明，须发乌黑，延年益寿。"《景岳全书》载本方去人参、砂仁、茯苓，炼蜜为丸，亦名河车大造丸，治肝肾虚损，梦遗滑精，骨蒸潮热，腰酸腿软。《医灯续焰》减龟甲、砂仁、白茯苓、人参，加当归、枸杞子、五味子、小茴香、白术、陈皮、干姜、侧柏叶而成，用于"治诸虚百损，精血两亏，形体尪赢，筋骨痿弱。或七情伤感，以致成劳。或外感失调，久成虚乏。"并云："凡一切不足之疾，服此渐复真元，功难尽述。"吴旻去人参、砂仁、茯苓、龟板，加全当归、锁阳、五味子、淡苁蓉、熟地、枸杞子，亦名河车大造丸，用治喘咳宿痰。

【现代应用】本方常用于骨质疏松症、男性不育症、阳痿等证属阴血不足，肺肾两虚者。

临床应用

（1）骨质疏松症　研究显示，治疗组给予河车大造丸加减配合口服钙天力片治疗，与单服钙天力片的对照组比较，能显著提高患者骨密度，改善患者腰背疼痛、腰膝酸痛、下肢萎弱、步履维艰、目眩等临床症状，在一定程度上提高了患者的生活质量，表明河车大造丸加减配合口服钙天力片治疗肝肾不足型原发性骨疏松症具有较好疗效。

（2）男性不育症　运用河车大造丸治疗不育症，治疗时间为 4 个月，治疗后患者妻子受孕 49 例，总有效率达 67%。

（3）阳痿　用河车大造丸治疗抗抑郁药阿米替林、马普替林、多虑平、氯丙咪嗪、丙咪嗪等引起的阳痿 46 例，治愈 28 例，显效 7 例，好转 6 例，无效 5 例，总有效率 89.1%。

【使用注意】体虚便溏、食欲不振者不宜用；忌辛温燥烈之品。

【参考文献】

［1］陈希龙，梁晓辉.河车大造丸加减治疗肝肾不足型原发性骨质疏松症 57 例临床观察［J］.中医药导报，2010，16（8）：40-41.

［2］邓启源.河车大造丸治疗男性不育症 106 例［J］.辽宁中医杂志，1990，

（10）：15-16.

［3］梁宝利.河车大造丸加减治疗抗抑郁药所致阳痿46例［J］.中医药杂志，2003，19（4）：191.

养精种玉汤

【**出处**】《傅青主女科》

【**组成**】大熟地（九蒸）一两（30g）　当归（酒洗）五钱（15g）白芍（酒炒）五钱（15g）　山萸肉（蒸熟）五钱（15g）

【**用法**】水煎服（现代用法：水煎温服）。

【**功用**】滋补肝肾，填精益血。

【**主治**】肝肾精血不足，阴虚火旺证。婚久不孕，月经后期，量少色淡或暗褐，形体瘦弱，头晕目眩，腰膝酸软，口燥咽干，心中烦热，舌质红，少苔或苔薄，脉虚细或细数。

【**源流**】本方出自清代傅山《傅青主女科》卷一，治疗"妇人有瘦怯身躯，久不孕育，一交男子，即卧病终朝"。并强调"此方之用，不特补血而纯于填精。精满则子宫易于摄精，血足则子宫易于容物，皆有子之道也。惟是贪欲者多，节欲者少，往往不验。服此者果能节欲三月。心精神清，自无不孕之理。否则，不过身体健壮而已，勿咎方之不灵也"。本方是《傅青主女科》治疗不孕症的首方，养精种玉，顾名思义，是通过滋养肾精，化生阴血从而达到受孕之旨。其病机为阴血亏虚，每致阳气偏旺，血海蕴热，故治法为"大补肾水而平肝木，水旺则血旺，血旺则火消"。傅氏将该方去熟地、山萸肉，加白术、牡丹皮、茯苓、天花粉、香附，即为开郁种玉汤，具舒肝养血之功，主治肝气郁积所致的不孕症。

【**现代应用**】本方常用于多囊卵巢综合征、不孕症等证属肝肾精血不足，阴虚火旺者。

1.临床应用

不孕症　临床研究表明，对于原因不明不孕患者，养精种玉汤通过疏肝补肾方法，提高黄体中期血清孕酮水平，进而促进子宫内膜基质金属蛋白酶 -9 基因表达，有利于子宫内膜细胞外基质降解而适于胚泡种植。并能促进黄体中期子宫内膜胰岛素样生长因子 - Ⅱ 及其受体的基因表达，促进子宫内膜分化，提高子宫内膜对胚泡种植的接受性，使患者恢复到正常生育妇女状态而受孕。

2. 药理作用

多囊卵巢综合征　养精种玉汤可改善实验性多囊卵巢综合征大鼠的高雄激素血症，降低血清雌二醇含量、升高睾酮、17- 羟孕酮水平，并能促进卵巢内促卵泡激素受体、胰岛素样生长因子 1、类固醇激素急性调节蛋白 mRNA 的表达，改善卵巢的功能，促进卵泡发育。另有研究表明，养精种玉汤能改善过多雄激素诱导卵泡胰岛素抵抗，其机制与胰岛素受体底物 -1 与葡萄糖转运体 4 表达量有关。

【使用注意】虚寒宫冷者忌用。

【参考文献】

［1］马红霞，谢军，赖毛华，等 . 养精种玉汤对多囊卵巢综合征大鼠模型卵巢颗粒细胞分泌功能的影响［J］. 中国中西医结合杂志，2012, 32（1）: 54-57.

［2］丁涛，李晶，马红霞 . 养精种玉汤对过多雄激素诱导卵泡胰岛素抵抗的影响［J］. 中国实验方剂学杂志，2012, 18（16）: 163-166.

［3］吴瑞瑾，周馥贞 . 养精种玉汤对原因不明不孕患者子宫内膜基质金属蛋白酶 -9 表达及性激素调节的影响［J］. 中国中西医结合杂志，2004, 24（4）: 294-298.

［4］吴瑞瑾，周馥贞 . 养精种玉汤对原因不明不孕症患者子宫内膜胰岛素样生长因子 - Ⅱ 及其受体表达的影响［J］. 中国中西医结合杂志，2002, 22（7）: 490-493.

青娥丸

【出处】《太平惠民和剂局方》

【组成】熟地黄八钱（24g） 蒜（熬膏）四两（120g） 破故纸（酒浸，炒）八两（240g） 杜仲（去皮，姜汁浸，炒）十六两（500g）

【用法】上为细末，蒜膏为丸，每服30丸，空心温酒送下，妇人淡醋汤送下（现代用法：水蜜丸一次6～9g，大蜜丸一次1丸，一日2～3次）。

【功用】温肾壮阳，强腰固精。

【主治】肾虚为风寒湿邪所伤，或坠堕伤损所引起的腰痛，头晕耳鸣，溺有余沥，妇女白带。

【源流】本方方名系唐代广州太尉张寿明于岭南得之，服后白发转乌，有"夺得春光来在手，青娥休笑白髭髯"之句。首见于明代陈师文等撰《太平惠民和剂局方》卷五宝庆新增方，能治"肾气虚弱，风冷乘之，或血气相搏，腰痛如折，起坐艰难，俯仰不利，转侧不能，或因劳役过度，伤于肾经，或处卑湿，地气伤腰，或坠堕伤损，或风寒客搏，或气滞不散，皆令腰痛，或腰间似有物重坠，起坐艰辛者"。服法后注明"常服壮筋骨，活血脉，乌髭须，益颜色"。并云论治风湿证候，心气不足等证，腰痛甚者或腰股痛者，与青娥丸。方中集诸补肾强腰之品于一方，故补肾强筋壮骨之功较强，为治肾虚腰痛之证的专方。《三因极一病证方论》所载此方去蒜，加生姜，用胡桃肉研成膏，入蜜为丸，"治肝肾虚，腰重痛。并治风湿脚气"。称其"常服壮筋补虚，填精益髓"。《摄生众妙方》去蒜，加萆薢、黄柏、知母、牛膝而成，功具"滋肾水、壮阳益筋骨"，治"腰膝足疼痛"。

【现代应用】本方常用于骨关节炎、骨质疏松症等证属肾虚者。

1. 临床应用

（1）骨关节炎 采用青娥丸加味片及其他辅助疗法治疗膝关节骨关节炎54例。研究结果显示，青娥丸加味片可以明显缓解骨关节炎肿胀、晨僵等症状，同时不良反应少，用药安全。

（2）骨质疏松症　实验结果表明，青娥丸能促进骨钙吸收，调节钙磷平衡，抑制破骨细胞的活动，使骨代谢稳定。其中对雌激素代谢的调节是防治骨质疏松症的主要机制。

2. 药理作用

骨质疏松症　青娥丸醇提物具有显著的促细胞增殖分化活性，其中杜仲中含有的甾萜类化合物和补骨脂中含有的黄酮类化合物可能是其发挥促进骨形成的主要成分。

【使用注意】肝肾阴虚火旺，外感寒湿、风寒、风热，实热内盛、下焦湿热，以及外伤瘀血腰痛者均不宜用。

【参考文献】

［1］周樊华，杨晓玲．青蛾丸加味片治疗膝关节骨关节炎的治疗观察及护理［J］．中国中医骨伤科杂志，2004，12（3）：39-40.

［2］胡文，刘荷梅．青娥丸对实验性骨质疏松代谢的调节作用［J］．中国临床药学杂志，2002，11（6）：336-338.

［3］熊志立，郭兴杰，许勇，等．青娥丸提取物对成骨样细胞 UMRl06 增殖分化作用的研究［J］．中药药理与临床，2002，18（4）：3-5.

附子汤

【出处】《伤寒论》

【组成】附子（炮，去皮，破八片）二枚（18g）　茯苓三两（9g）人参二两（6g）　白术四两（12g）　芍药三两（9g）

【用法】上以水八升，煮取三升，去滓，温服一升，一日三次（现代用法：水煎服）。

【功用】温经助阳，祛寒除湿。

【主治】阳虚寒湿内侵证。背恶寒，手足冷，身体痛，骨节痛，口不渴，舌淡苔白滑，脉沉无力。

【源流】本方出自汉代张仲景《伤寒论》,该书304条指出:"少阴病,得之一二日,口中和,其背恶寒者,当灸之,附子汤主之。"305条又曰:"少阴病,身体痛,手足寒,骨节痛,脉沉者,附子汤主之。"说明本方病机主要是少阴病,阳虚寒盛。《医方考》评述:"伤寒以阳为主,上皆阴盛,几无阳矣。辛甘皆阳也,故用附、术、参、苓以养阳;辛温之药过多,则恐有偏阳之弊,故又用芍药以扶阴。经曰:火欲实,水当平之。此用芍药之意也。"唐代《千金要方》以本方加桂枝、甘草,为《伤寒论》附子汤合甘草汤组成,治疗"湿痹缓风,身体疼痛如欲折,肉如锥刺刀割"。孙氏将二方熔于一炉,合成温阳祛寒,补元化湿之剂。至宋代《三因极一病证方论》以该方治"风湿寒痹,骨节疼痛,皮肤不仁,肌肉重着,四肢缓纵"。同时,加减衍化而成同名异方,如治疗"房室竟中风,恶风多汗,汗出沾衣,口干上渎,不能劳事,身体尽疼",以本方去白术、芍药,加山药、干姜、炙甘草组成;如治疗"五脏中风寒,手足不仁,口面㖞斜,昏晕失音,眼目眴动,牙车紧急,不得转动",以本方去茯苓、白术、芍药,加肉桂、细辛、防风、干姜、姜、枣同煎。

【现代应用】本方常用于关节炎、心力衰竭、腰椎间盘突出症等证属阳虚寒湿内侵者。

1. 临床应用

(1)关节炎　运用附子汤加减治疗痹证患者160例,并随症加减,每服20剂为一个疗程。痊愈84例,总有效率91.7%。另有临床观察附子汤内服治疗膝关节骨性关节炎的疗效,在关节疼痛、关节压痛、关节功能、综合疗效、不良反应等方面的疗效,与莫比可相似。

(2)心力衰竭　临床研究显示:附子汤可以显著改善患者的临床症状及体征,并有效地提高其生活质量,减轻患者痛苦。并可以明显提高左心室射血分数,增强心肌收缩功能,从而增加心排血量,减轻心脏前后负荷,缩小心室腔,显著降低血浆氨基末端B型尿钠肽前体的含量。其作用机制可能是通过调节神经体液免疫,从而有效地治疗慢性心力衰竭。

（3）腰椎间盘突出症　临床研究，附子汤合独活寄生汤加减治疗寒湿型腰椎间盘突出症的临床疗效，二者合用能有效缓解腰椎间盘突出症所引起的症状，改善生活质量。

2. 药理作用

心力衰竭　实验研究表明，附子汤能显著降低阿霉素致心力衰竭大鼠血清脑钠素和白介素 -6 水平，以及慢性充血性心力衰竭心肌细胞的损伤程度，从而改善心功能、减轻心衰症状、降低死亡率。提示附子汤不仅能直接加强心肌收缩力、扩张外周血管、减轻前后负荷、改善心脏舒缩功能，而且具有调节改善心衰大鼠神经内分泌功能的作用。

【使用注意】方中附子有毒，应用本方时要注意炮制、剂量和煎煮时间，谨防中毒。

【参考文献】

［1］陈保平 . 附子汤加减治疗顽痹 160 例［J］. 现代中西医结合杂志，2009，18（31）：3856-3857.

［2］邓伟，丁明晖 . 附子汤治疗膝骨关节炎的临床研究［J］. 中国中医骨伤科杂志，2009，17（10）：23-25.

［3］侯晓亮，洪健康，肖雪云，等 . 附子汤对慢性心力衰竭患者心功能及血浆 NT-pro-BNP 的影响［J］. 新中医，2013，45（12）：32-34.

［4］黄惠刚，朱奔奔，黄波 . 附子汤对慢性充血性心力衰竭模型大鼠 BNP、IL-6 水平的影响［J］. 陕西中医，2009，30（6）：745-746.

［5］朱心玮，李宇卫，俞鹏飞，等 . 附子汤合独活寄生汤加减治疗寒湿型腰椎间盘突出症［J］. 中国中医骨伤科杂志，2013，21（5）：32-34.

赞育丹

【**出处**】《景岳全书》

【**组成**】熟地（蒸，捣）　白术各八两（各240g）　当归　枸杞（各180g）　杜仲（酒炒）　仙茅（酒蒸一日）　巴戟肉（甘草汤炒）　山茱萸　淫羊藿（羊脂拌炒）　肉苁蓉（酒洗，去甲）　韭子（炒黄）各四两（各120g）　蛇床子（微炒）　附子（制）　肉桂各二两（各60g）

【**用法**】为末，炼蜜为丸服（现代用法：蜜丸，每服9g，温开水送下；若做汤剂，则用量按原方比例酌减）。

【**功用**】温肾壮阳，益精补血。

【**主治**】肾阳不足，阳痿精衰，虚寒无子。

【**源流**】本方出自明代张景岳《景岳全书》卷五十一，为著名补肾方剂，用于下元虚寒，阳痿精衰无子之证。《景岳全书》认为，男子阳痿不起，原因为命门火衰，精气虚冷。并指出"火衰者十居七八，而火盛者仅有之耳"。方中群集附子、肉桂、杜仲、仙茅、巴戟、淫羊藿、肉苁蓉、韭子、蛇床子等大队辛热入肾壮阳之品，以温壮元阳，补益命门之火；再配熟地、当归、枸杞子、山茱萸等填精补血，而达"阴中求阳"之功，并制阳药之温燥；白术益气健脾，先后天并补。诸药配伍，共成温壮肾阳，填精补血之功。《临证偶拾》加减赞育丹由本方去白术、枸杞、当归、杜仲、韭子、蛇床子、肉桂、附子、加山药、茯苓、菟丝子、阳起石、锁阳、鹿角片而成，功能补肾壮阳，主治男子性功能障碍、阳痿、早泄等症。

【**现代应用**】本方常用于男性不育症、阳痿、子宫发育不良症等证属肾阳不足者。

临床应用

（1）男性不育症　运用赞育丹随证加减治疗男性不育症28例，经服药1～4个疗程（20日为1个疗程），23例女方受孕。

（2）阳痿　赞育丹加减治疗肾虚阳痿80例，治愈58例（阴茎勃起坚硬有力，能完成正常的性交过程），有效 10 例（阴茎勃起次数及硬度增加，多数情况下不能完成性交），无效 12 例（治疗前后症状无明显改变），总有效率 85%。

（3）子宫发育不良症　赞育丹治疗子宫发育不良症 50 例，6 个月为 1 个疗程（经期停服）。经治 50 例中，有效 43 例，无效 7 例。

【使用注意】方中多用甘温之品，阴虚火旺或阳热较盛之人忌服。

【参考文献】

［1］杨光伦. 赞育丹治疗男性不育 28 例［J］. 河北中医，1990，12（1）：45.

［2］何念善，朱强，滕小林. 赞育丹治疗阳痿 80 例［J］. 实用中医药杂志，2004，20（7）：364-365.

［3］徐集民. 赞育丹治疗子宫发育不良症 50 例观察［J］. 新中医，1991，（11）：30-31.

二、心肾同治常用方剂

四逆汤

【出处】《伤寒论》

【组成】甘草（炙）二两（6g）　干姜一两半（6g）　附子（生用，去皮，破八片）一枚（15g）

【用法】上三味，以水三升，煮取一升二合，去滓，分温再服。强人可大附子一枚，干姜三两（现代用法：水煎服）。

【功用】回阳救逆。

【主治】心肾阳虚寒厥证。四肢厥逆，恶寒蜷卧，神衰欲寐，面色苍白，腹痛下利，呕吐不渴，舌苔白滑，脉微细。

【源流】本方出自汉代张仲景《伤寒论》，其中《辨太阳病脉证并治》上 29 条云："伤寒脉浮，自汗出，小便数，心烦，微恶寒，脚挛急，反与桂枝，欲攻其表，此误也。得之便厥……若重发汗，复加烧针者，四逆汤主之。"《辨阳明病脉证并治》225条："脉浮而迟，表热里寒，下利清谷，四逆汤主之。"《辨厥阴病脉证并治》353条："大汗出，热不去，内拘急，四肢疼，又下利厥逆而恶寒者，四逆汤主之。"354条："大汗，若大下利而厥冷者，四逆汤主之。"等等。其病机阳气虚衰，阴寒内盛，故仲景用大辛大热之品回阳救逆。《伤寒明理论》谓此汤申发阳气，却散阴寒，温经暖肌，因此以四逆名之。后世《太平惠民和剂局方》载本方治伤寒自利不渴，呕哕不止，或吐利俱发，小便或涩、或利，或汗出过多，脉微欲绝，腹痛胀满，手足逆冷及一切虚寒厥冷。并指出运用该方治疗阴厥："初得病，身不热，大便不秘，自引衣盖身，或下利，或小便数，不见热证而厥逆者，即是阴厥也，方可用四逆汤之类。"明代《奇效良方》用其治伤少阴自汗或已出疮疹，瘢白无血色之重者。

【现代应用】本方常用于冠心病心绞痛、心力衰竭、高脂血症合并动脉粥样硬化、甲状腺功能低下等证属心肾阳虚者。

1.临床应用

冠心病心绞痛　临床研究结果表明，四逆汤能改善冠心病心绞痛患者的整体生活质量，寒凝和阳虚组改善较为显著。

2.药理作用

（1）心力衰竭　研究证实，四逆汤及其组分配伍能够不同程度地改善心力衰竭大鼠的心功能，其中四逆汤全方的强心作用与地高辛相当，附子配干姜能部分改善大鼠的血流动力学指标，附子配甘草的作用较弱，单用附子的作用最弱。单纯配伍甘草和干姜能够部分增强附子的强心作用，而三药合用后对心力衰竭大鼠血流动力学指标的改善作用全面而且显著。

（2）高脂血症合并动脉粥样硬化　四逆汤能调节实验性高脂血症合并动脉粥样硬化兔血脂代谢，降低胆固醇和甘油三酯的含量，并且能降低血中低密度脂蛋白和载脂蛋白B的含量，使其高密度脂蛋白、载脂蛋白A升高，通过调节内皮素和一氧化氮，具有扩张血管，减缓血管收缩，保持血管弹性，减少主动脉内皮细胞炎性反应，减少脂质颗粒的堆积等作用，从而减小斑块的厚度及面积，保持主动脉管壁的光滑，减少动脉粥样硬化斑块形成，预防动脉粥样硬化的发生、发展。同时，可清除氧自由基及抑制脂质过氧化反应，从而降低基质金属蛋白酶-2，9mRNA 的表达，如此达到稳定动脉粥样硬化斑块的作用。

（3）甲状腺功能低下　研究表明，四逆汤对下丘脑 - 垂体 - 甲状腺轴有兴奋作用。通过促进下丘脑分泌促甲状腺激素释放激素刺激垂体分泌促甲状腺激素，改善甲状腺本身的功能，从而使甲状腺激素分泌增加。促进肝肾等外周组织游离甲状腺素脱碘代谢，使其转变为游离三碘甲状腺原氨酸的量增高而改善甲状腺功能。

（4）血管性痴呆　实验研究表明，四逆汤可显著改善脑缺血再灌引起的学习记忆障碍，该作用可能与四逆汤能抑制一氧化氮合酶活性、降低脑组织内一氧化氮含量，以及增强谷胱甘肽过氧化物酶活性有关，从而提高脑组织的抗氧化水平，抑制脂质过氧化物的生成，发挥其神经保护作用。

【使用注意】本方乃治阳衰阴盛之厥逆，如属真热假寒者，当禁用。

【参考文献】

［1］杨兴俊.四逆汤对冠心病心绞痛疗效及生活质量影响的临床研究［J］.河南中医学院学报，2007，22（5）：28-30.

［2］翟建英，靳冉，朱晓光，等.四逆汤及其组分配伍对心力衰竭大鼠血流动力学的影响［J］.中西医结合心脑血管病杂志，2013，11（12）：1480-1482.

［3］杨舟，郁保生，吕瑶，等.四逆汤对实验性高脂血症合并动脉粥样硬化兔血脂及高低密度脂蛋白含量的影响［J］.实用中医内科杂志,2012,26（7）：1-3.

［4］石晓理，郁保生，吕瑶，等.四逆汤对实验性高脂血症合并动脉粥样硬化

兔高、低密度脂蛋白及载脂蛋白 Apo-A，B 含量的影响［J］. 中国实验方剂学杂志，2013，19（1）：295-299.

［5］杨舟，郁保生，吕瑶，等. 四逆汤对实验性高脂血症合并动脉粥样硬化兔血中内皮素与一氧化氮含量的影响［J］. 中国实验方剂学杂志，2013，19（3）：241-244.

［6］陈选，吕瑶，郁保生，等. 四逆汤对实验性高脂血症合并动脉粥样硬化兔 MMP2、9mRNA 表达的影响［J］. 中华中医药学刊，2013，21（2）：367-369，451-452.

［7］王晓英，苗得雨，裴妙荣. 四逆汤对甲状腺功能低下脾肾阳虚证动物模型的影响［J］. 山西中医学院学报，2013，14（1）：2-4.

［8］李建华，纪双泉，陈福泉，等. 四逆汤对血管性痴呆大鼠学习记忆力的影响［J］. 中国实验方剂学杂志，2011，17（12）：188-191.

天王补心丹

【出处】《校注妇人良方》

【组成】人参（去芦）　茯苓　玄参　丹参　桔梗　远志各五钱（各15g）　当归（酒浸）　五味　麦门冬（去心）　天门冬　柏子仁　酸枣仁（炒）各一两（各30g）　生地黄四两（120g）

【用法】上为末，炼蜜为丸，如梧桐子大，用朱砂为衣，每服二三十丸（6～9g），临卧，竹叶煎汤送下（现代用法：上药共为细末，炼蜜为小丸，用朱砂水飞9～15g为衣，每服6～9g，温开水送下，或用桂圆肉煎汤送服。亦可改为汤剂，用量按原方比例酌减）。

【功用】滋阴清热，养血安神。

【主治】阴虚血少，虚火内扰证。心悸怔忡，虚烦失眠，神疲健忘，或梦遗，手足心热，口舌生疮，大便干结，舌红少苔，脉细数。

【源流】本方录自宋代《校注妇人良方》卷六，原著谓其有"宁心保神，益血固精，壮力强志，令人不忘；清三焦，化痰涎，祛烦热，除惊悸，疗咽干，育养心神"之功。治疗妇人热劳，由心肺壅热，伤于气血，以致心神烦躁，颊赤头疼，眼涩唇干，口舌生疮，神思昏倦，四肢壮热，食饮无味，肢体酸疼，心忪盗汗，肌肤日瘦，或寒热往来。一方多石菖蒲、熟地黄、杜仲、百部、茯神、甘草。并指出其使用注意：此方内天门冬、麦冬、玄参、生地，虽能降火生血化痰，然其性沉寒，损伤脾胃，克伐生气，若人饮食少思，大便不实者，则不宜用。历代有多个同名方，如《世医得效方》天王补心丹功用与本方基本相同，仅用药有所差异，即本方去生地黄、朱砂，加金箔、熟地黄、菖蒲、炙甘草、杜仲、百部、茯神而成。《万病回春》所载天王补心丹，由本方去白茯苓，加白茯神、黄连、石菖蒲而成，其清心开窍、宁心安神之力优于前方，治疗健忘。《删补名医方论》以该方治心血不足，神志不宁，津液枯竭，健忘怔忡，大便不利，口舌生疮等症。柯琴曰：以此方养生，则百体从令，何有健忘怔忡、津液干涸、舌上生疮、大便不利之虞哉？《症因脉治》之天王补心丹比本方多白茯神、黄连、远志三味，谓其治血分发热之虚热，内伤嗽血之心血不足，内伤衄血之心火刑金、血虚劳伤、血虚眩晕、心血虚不得卧、心痹之虚火等证。《医碥》之天王补心丹，即本方去生地、麦冬、天门冬、玄参、人参，主治虚损劳瘵之心伤。

【现代应用】 本方常用于失眠、习惯性便秘、冠心病心绞痛等证属阴虚血少，虚火内扰者。

临床应用

（1）失眠 采用天王补心丹加减治疗失眠40例，总有效率为87.5%，疗效较艾司唑仑片口服更为显著。

（2）习惯性便秘 以天王补心丹治疗习惯性便秘21例，治疗2周后，治愈18例，显效2例，无效1例，治愈率为81%，疗效明显优于口服酚酞片。

（3）冠心病心绞痛 用此方治疗冠心病心绞痛26例，在心绞痛改善情况和心电图改变方面，天王补心丹加减优于口服消心痛。实验结果表明，天王补心丹对心肌缺血的保护作用主要表现在增加心肌组织血供和降低耗氧量两个方面，即有改善冠脉循环和心肌供氧的双重作用。

【使用注意】本方药味偏于寒凉滋腻，故脾胃虚弱者，应当慎用。

【参考文献】

［1］郭长学，李书霞，王剑英．天王补心丹加减治疗失眠 40 例临床观察［J］．云南中医中药杂志，2012，33（1）：44-45．

［2］院建生．天王补心丹治疗习惯性便秘［J］．河南中医，2014，34（2）：347-348．

［3］刘燕．天王补心丹治疗冠心病心绞痛 26 例临床观察［J］．湖北中医杂志，2002，24（5）：16-17．

［4］陈奕庆，张闻东，许冠荪．天王补心丹对急性心肌缺血保护作用的研究［J］．中国中西医结合杂志，1995，1：14-15．

柏子养心丸

【出处】《体仁汇编》

【组成】柏子仁四两（120g）　枸杞子三两（90g）　麦门冬　当归　石菖蒲　茯神各一两（各30g）　玄参　熟地黄各二两（各60g）　甘草五钱（15g）

【用法】上为末，内除柏子仁、熟地黄蒸过，石器内捣如泥，余药末和匀，加炼蜜为丸，如梧桐子大，每服四五十丸（现代用法：蜜丸，每服 9g，睡前服下）。

【功用】养心安神，滋阴补肾。

【主治】阴血亏虚，心肾失调证。精神恍惚，惊悸怔忡，夜寐多梦，健忘盗汗，舌红少苔，脉细而数。

【源流】本方始见于明代彭用光《体仁汇编》，具有"宁心保神，益血固精，祛烦热，除惊悸，长聪明，久服令人不忘"之效。用法中强调，如心神不宁，多惧少睡，加酸枣仁；健忘加远志。其病机为营血不足，肾阴亏损，治疗应以补血养心，滋阴补肾为主。方中柏子仁养心安神，当归、熟地黄、枸杞子补益精血，玄参、麦冬滋阴清热，菖蒲、茯神通心宁神，甘草和中调药。配伍巧妙，使心肾两调，神志得安，则诸症均愈。《古今医统》卷七十引《急验方》柏子养心丸，由柏子仁、白茯神、酸枣仁、生地黄、当归身、五味子、辰砂、犀角（今用水牛角代）、甘草组成，功能养心补血，镇惊安神，用治心劳太过，神不守舍，合眼则梦，遗泄不常。

【现代应用】本方常用于老年心律失常、精神分裂症、更年期综合征、绝经后高血压等证属阴血亏虚，心肾失调者。

临床应用

（1）老年心律失常 观察稳心颗粒联合柏子养心丸治疗老年心律失常疗效及安全性。

（2）精神分裂症 对精神分裂症后抑郁症患者采用柏子养心丸联合西酞普兰进行治疗，可有效改善患者抑郁状态。

（3）更年期综合征 用柏子养心丸加味治疗女性更年期综合征50例，治疗4周，总有效率为90%，疗效优于更年灵胶囊。

（4）绝经后高血压 服用降压药物卡托普利后，加服柏子养心丸，能明显降低高血压患者的血压，且降压效果稳定，又能减慢心率，疗效优于卡托普利联合安定。

【使用注意】忌食辛辣刺激性食物；脾虚便溏，或有痰湿者，不宜使用。

【参考文献】

［1］张蕴.稳心颗粒联合柏子养心丸治疗老年心律失常30例［J］.陕西中医，2012，33（2）：140-141.

［2］杜剑峰，汤宜朗.柏子养心丸联合西酞普兰治疗精神分裂症后抑郁临床分析［J］.陕西中医，2012，33（10）：1309-1311.

［3］郭素芬.柏子养心丸治疗心脏神经官能症 24 例［J］.河南中医，2010，30
　　（10）：1029-1030.

［4］镁日斯.柏子养心丸加味治疗更年期综合征的疗效观察［J］.广州中医药大
　　学学报，2005，22（5）：19-21.

孔圣枕中丹

【出处】《千金要方》

【组成】龟甲　龙骨　远志　菖蒲各等分（各 15g）

【用法】上四味等分，炙，下筛，酒服方寸匕，日三服（现代用法：
水煎温服）。

【功用】补肾宁心，益智安神。

【主治】心肾不足，健忘失眠证。心神不安，或头目眩晕，舌红苔
薄白，脉细弦。

【源流】本方始见于唐代孙思邈的《千金要方》，原名枕中方，治疗
"多忘"，并且"常服令人大聪"。《千金翼方》名为孔子枕中散，《医方
集解》正名为孔圣枕中丹，治疗读书善忘，久服具有令人聪明之效，强
调"读书易忘者，心血不足，而痰与火乱其神明也"。《清太医院配方》
所载孔圣枕中丹中无远志，加入朱砂、公鸡，且为丸剂，治读书健忘，
心神恍惚，夜不成寐，肾虚精滑。一切心肾两亏之症，并皆治之。古人
认为龟与龙是自然界的阴阳灵物，龟者，介虫之长，阴物之至灵者也；
龙者，鳞虫之长，阳物之至灵者也，二药具有滋阴潜阳、安神定志之
功。远志强志益智，石菖蒲祛湿除痰开窍。共奏补肾宁心，益智安神
之效。

【现代应用】本方常用于痴呆、儿童多动综合征、局灶性脑缺血、
失眠症、抑郁症等证属心肾不足者。

1.临床应用

（1）痴呆　临床研究表明，以孔圣枕中丹加味辨证治疗老年性痴呆
26 例，心脾两虚型合用归脾汤、益气聪明汤，肾精虚衰型合用左归丸，

气郁痰凝型合用逍遥散、涤痰汤，痰郁化火合用黄连温胆汤、《景岳全书》服蛮煎，肾虚血瘀型合血府逐瘀汤。结果显示，显效 12 例，有效 10 例，无效 4 例，总有效率达 84.61%。

（2）儿童多动综合征　研究显示，加味孔圣枕中丹治疗小儿多动症疗效优于西药（哌醋甲酯缓释片），治疗组有效率 87.5%，对照组有效率 67.9%。

2. 药理作用

（1）痴呆　实验研究表明，孔圣枕中丹改善痴呆模型动物学习记忆能力的作用机制可能与抑制胆碱酯酶活性、增强神经生长因子的表达有关。可以明显抑制痴呆大鼠因损伤导致的 N- 甲基 -D- 门冬氨酸（NMDA）表达增高，提高模型动物胶原纤维酸性蛋白（GFAP）、胶质细胞源性神经营养因子（GDNF）反应阳性细胞的含量，以稳定缺血损伤神经元代谢功能、减少因脑缺血导致的皮层神经元的变性坏死，并能缓解兴奋毒性所致的神经元损伤，从而起到神经保护作用，进而改善其学习记忆能力。

（2）局灶性脑缺血　实验研究观察了加味孔圣枕中丹对局灶性脑缺血大鼠神经行为学及血管内皮生长因子（VEGF）表达的影响。

（3）失眠症　实验研究表明，孔圣枕中丹具有较弱的镇静催眠作用。

（4）抑郁症　实验研究采用鼠强迫游泳实验和悬尾实验属于行为绝望这两种实验，以观察孔圣枕中丹及其拆方对小鼠抑郁状态行为的影响。结果显示孔圣枕中丹具有改善小鼠抑郁状态行为的作用。

【使用注意】脾胃虚寒、大便溏稀者不宜服。

【参考文献】

［1］孔繁林，赵文善.孔圣枕中丹加味治疗老年性痴呆 26 例［J］.山西中医，1998，14（1）：11-12.

［2］季旭明，于华芸，张桂菊.孔圣枕中丹对痴呆大鼠学习记忆能力的影响及其机制研究［J］.山东中医药大学学报，2007，31（5）：422-424.

［3］季旭明，江涛，王仁忠.孔圣枕中丹对痴呆大鼠学习记忆障碍NMDA机制研究［J］.中华中医药学刊，2007，25（3）：505-506.

［4］季旭明，张鸿婷.孔圣枕中丹对痴呆大鼠海马区神经元GFAP、GDNF、GDNFmRNA表达的影响［J］.中医药学报，2006，34（3）：7-8+1.

［5］邹文庆.加味孔圣枕中丹治疗儿童多动综合征56例［J］.中医研究，2011，24（6）：47-48.

［6］于华芸，吴智春，赵艳等.加味孔圣枕中丹对局灶性脑缺血大鼠神经行为学及VEGF表达的影响［J］.世界中西医结合杂志，2013，8（12）：1211-1214.

［7］胡锐，尚俊平，贠熙章，等.孔圣枕中丹对小鼠镇静催眠作用的拆方研究［J］.中药药理与临床，2011，27（6）：10-12.

［8］胡锐，冯康，杨瑞瑞，等.正交试验设计孔圣枕中丹抗小鼠抑郁作用的拆方研究［J］.中药药理与临床，2010，26（5）：19-21.

交泰丸

【出处】《韩氏医通》

【组成】川黄连五钱（15g） 肉桂心五分（1.5g）

【用法】煎百沸，入蜜，空心服（现代用法：水煎，加蜂蜜少许，临睡前服）。

【功用】交通心肾。

【主治】心火偏亢，心肾不交证。怔忡不宁，或夜寐不安。

【源流】本方始见于明代韩懋《韩氏医通》，原著无方名、无用量，赞其方"能使心肾交于顷刻"。至清代温病大家王孟英著《四科简效方》，将本方定名为交泰丸，用生川连五钱，肉桂心五分，改为丸剂，空心淡盐汤送下。本方所治之证为由于心火亢盛，肾阳不足导致心肾不交，故欲使心肾相交，就必须既清心泻火以使心火下降，又当扶助肾阳以鼓舞肾水上承，以交通心肾为法，正如《周慎斋遗书》所说："欲补心者须实肾，使肾得升；欲补肾者须宁心，使心得降。"此为交心肾之法也。本方黄连、肉桂寒热并用，以黄连泻心火，配以肉桂温其肾阳，其用量仅为黄连的十分之一，既制约黄连之苦寒太过，又无助火之弊，引火归原，使心火得降，肾阳得复，心肾相交。清代《医学集成》以本方加茯神、沉香，名朱雀交泰丸，治疗心肾不交，以人参汤下，无真沉香，用香附代替。

【现代应用】 本方常用于失眠症、抑郁症、糖尿病、慢性胃炎等证属心火偏亢，心肾不交者。

1. 临床应用

（1）失眠症　运用交泰丸加味治疗失眠，并随症加减，经治疗后，治愈（睡眠正常，伴有症状消失）15 例，显效（多数夜间能正常睡眠，但时有易惊醒）21 例，有效（仍有失眠、多梦，但症状明显减轻）19 例，无效（症状无改善）5 例，总有效率为 92%。

（2）慢性胃炎　临床将交泰丸剂型改为汤剂，加味治疗慢性胃炎，15 天为 1 个疗程。治愈 19 例，显效 32 例，有效 7 例，无效 2 例，总有效率达 95.2%。

2. 药理作用

（1）失眠症　实验研究表明，黄连用量十倍于肉桂的交泰丸，可明显抑制小鼠的自发活动，协同戊巴比妥钠的催眠作用。交泰丸可增加模型大鼠大脑中枢神经递质 γ-氨基丁酸（GABA）及受体表达，发挥镇静催眠作用。

（2）抑郁症　在小鼠悬尾实验中，交泰丸能明显缩短模型小鼠的不动时间，在小鼠强迫游泳实验中，交泰丸能明显缩短模型小鼠的不动时间，在利血平诱导的体温下降实验中，交泰丸能明显抑制小鼠体温的下降。提示交泰丸有明显的抗抑郁作用。

（3）糖尿病　实验研究表明，交泰丸对高糖高脂饲料喂养联合低剂量链脲佐菌素注射的大鼠 2 型糖尿病模型有治疗作用，其机制可能与改善胰岛素敏感性有关。提示交泰丸对 2 型糖尿病大鼠胰岛结构具有保护作用。

【使用注意】阴虚不寐者禁用。

【参考文献】

[1] 梁春香.交泰丸加味治疗不寐 60 例 [J].现代中西医结合杂志, 2002, 11（18）: 1787-1788.

[2] 王秋, 方志军.不同比例交泰丸镇静催眠作用的药效学研究 [J].中医临床研究, 2011, 3（11）: 16-17.

[3] 余运龙, 全世建.交泰丸对 PCPA 失眠大鼠大脑 r- 氨基丁酸及受体的影响 [J].时珍国医国药, 2010, 21（6）: 1417-1418.

[4] 吴琨, 时京珍, 曲莉莎, 等.交泰丸抗抑郁作用的药理实验研究 [J].贵阳中医学院学报, 2009, 31（5）: 29-31.

[5] 陆雄, 袁琳, 陆灏, 等.交泰丸降糖作用的实验研究 [J].辽宁中医杂志, 2007, 34（9）: 1327-1328.

[6] 胡娜, 袁琳, 刘志强, 等.交泰丸对 2 型糖尿病大鼠胰岛形态的影响 [J].中国中医药科技, 2011, 18（5）: 387-389+368.

[7] 方红, 楼建华.交泰丸加味治疗慢性胃炎 60 例 [J].四川中医, 1997, 15（11）: 34.

黄连阿胶汤

【出处】《伤寒论》

【组成】黄连四两（12g）　黄芩二两（6g）　芍药二两（6g）　鸡子黄二枚（2枚）　阿胶三两（9g）

【用法】上五味, 以水六升, 先煮三物, 取二升, 去滓, 纳胶烊尽, 小冷, 内鸡子黄, 搅令相得。温服七合, 日三服（现代用法: 先煎前三味, 去渣取汁, 阿胶烊化, 待冷, 再入鸡子黄搅匀, 分 2 次服）。

【功用】滋阴降火, 除烦安神。

【**主治**】少阴病阴虚火旺，心神不安证。心中烦热，失眠，口干咽燥，舌红苔少，脉细数。

【**源流**】本方始见于《伤寒论·辨少阴病脉证并治》，原书 303 条云："少阴病，得之三日以上，心中烦，不得卧，黄连阿胶汤主之。"仲师立黄连阿胶汤，苦寒与咸寒并用，苦寒上泻心火，咸寒下滋肾水，可使心肾相交，水火既济，心烦不寐可除。正如柯琴所述："病在少阴，而心中烦不得卧者，既不得用参、甘以助阳，亦不得用大黄以伤胃矣。用芩、连以直折心火，用阿胶以补肾阴，鸡子黄佐芩、连于泻心中补心血，芍药佐阿胶于补阴中敛阴气，斯则心肾交合，水升火降。"《女科指要》载本方治孕妇泄泻，脉洪涩者，从而使胎热内化，心火亦降，而阴血内充。《圣济总录》之黄连阿胶汤组方上去黄芩、白芍、鸡子黄，加入栀子仁、黄柏，治伤寒热毒入胃，下利脓血。《万氏女科》药用黄连、阿胶、木香、干姜、人参、白术、茯苓、炙甘草、乌梅，姜枣为引，用于治疗妊娠痢疾之痢久不止。《镐京直指医方》之黄连阿胶汤，药用黄连、生地、炙甘草、炒地榆、阿胶、炒黄芩、当归、生白芍，用以治疗春温内陷，赤痢伤阴。《温病条辨》将其方减鸡子黄，加炒生地、炙甘草两药，名加减黄连阿胶汤，春温内陷下痢，最易厥脱，取其甘寒苦寒合化阴气法。

【**现代应用**】本方常用于失眠症、焦虑症、舌炎、神经衰弱、抑郁症等证属阴虚火旺，心肾不交者。

1. 临床应用

（1）失眠症 临床研究表明，运用黄连阿胶汤治疗失眠 30 例，取得良好疗效，总有效率 96.7%。

（2）焦虑症 黄连阿胶汤治疗焦虑症 42 例，其中 42 例患者中除了 3 例急性焦虑症给予 3 天适量的安定、利眠宁外，其余 39 例均以黄连阿胶汤为主治疗。痊愈 10 例，显效 23 例，好转 8 例，无效 1 例。

（3）舌炎 临床运用黄连阿胶汤治疗萎缩性舌炎 12 例，仅表现为以舌部为主的病变，不伴有其他疾病。

（4）神经衰弱　运用黄连阿胶汤治疗神经衰弱 60 例，以失眠健忘、多梦易醒、头晕耳鸣、易疲劳、注意力不集中等症状完全消失为痊愈；上述主要症状消失或减轻，但仍觉不适者为好转；同治疗前比较无变化为无效。痊愈 47 例，占 78.33%；好转 13 例，占 21.67%，共治疗 1 ~ 3 个疗程。

（5）抑郁症　采用黄连阿胶汤加减治疗围绝经期抑郁症 30 例，治疗组有效率为 90.0%，对照组总有效率为 73.3%，治疗组明显优于对照组。

2. 药理作用

失眠症　实验研究显示，黄连阿胶汤能够改善对对氯苯丙氨酸致失眠模型小鼠脑内神经递质 5- 羟色胺的含量，推测其治疗失眠的机制可能与黄连阿胶汤抑制了 5- 羟色胺含量下降有关。

【使用注意】如果虚多邪少，则非本方所宜。

【参考文献】

［1］和红霞.黄连阿胶汤加减治疗失眠 30 例［J］.辽宁中医药大学学报，2008，10（10）：109.

［2］贾利利，周宁，李凯，等.黄连阿胶汤对对氯苯丙氨酸致失眠模型小鼠神经递质的影响［J］.中国实验方剂学杂志，2012，18（22）：240-242.

［3］谭天埠.黄连阿胶汤治疗焦虑症 42 例疗效分析［J］.黑龙江中医药，1984，27（4）：41.

［4］李宪梅，王艳玲，李明.黄连阿胶汤治疗萎缩性舌炎 12 例［J］.山东中医杂志，2007，26（8）：538-539.

［5］王霞.黄连阿胶汤治疗神经衰弱 60 例［J］.现代医药卫生，2003，19（9）：1162-1163.

［6］侣雪平，丛慧芳，王虹.黄连阿胶汤加减治疗围绝经期抑郁症 30 例［J］.中国中医药现代远程教育，2011，9（9）：43-44.

桑螵蛸散

【出处】《本草衍义》

【组成】桑螵蛸　远志　菖蒲　龙骨　人参　茯神　当归　龟甲（酥炙）以上各一两（各30g）

【用法】上为末，夜卧，人参汤调下二钱（现代用法：除人参外，共研细末，每服6g，睡前以人参汤调下；亦作汤剂，水煎，睡前服，用量按原方比例酌定）。

【功用】调补心肾，涩精止遗。

【主治】心肾两虚证。小便频数，或尿如米泔色，或遗尿，或遗精，心神恍惚，健忘，舌淡苔白，脉细弱。

【源流】本方出自宋代寇宗奭的《本草衍义》，该书载有一男子，小便日数十次，如稠米泔，色亦白，心神恍惚，瘦瘁，食减，以女劳得之。令服此桑螵蛸散，未终一剂而愈。该方能够"安神魂，定心志，治健忘、小便数，补心气"，用治男女虚损，遗精，阴痿，梦失精，遗溺，疝瘕，小便白浊，肾衰等证。本方证乃心肾两虚，水火不交所致，治宜调补心肾，涩精止遗。本方是由《千金要方》的茯神散（人参、茯神、远志、菖蒲）和枕中方（龟甲、远志、菖蒲、龙骨）等加味而成。明代《普济方》载《圣济总录》之桑螵蛸散以炮附子、人参、白茯苓、当归、肉桂、熟干地黄、牡丹皮、白术、羊肾一对组方，用以治疗肾气虚弱，气奔两耳，鸣甚成聋。

【现代应用】本方常用于小儿遗尿症、尿道综合征等证属心肾两虚者。

临床应用

（1）小儿遗尿症　临床观察用桑螵蛸散加味治疗小儿遗尿症的临床疗效。50例遗尿症患儿均采用桑螵蛸散加味治疗，并停止服用其他中西药物，1个月为1个疗程，1个疗程后统计疗效。痊愈46例，显效3例，无效1例，总有效率为98%。

（2）尿道综合征 临床观察用传统桑螵蛸散治疗尿道综合征的临床疗效。采用加减桑螵蛸散为基础方治疗本病 36 例，并与西药对照组（安定、谷维素）进行对比。总有效率为 94.4%，对照组为 68.7%。提示本方有调理心肾的功效。

【使用注意】若由下焦湿热而致的小便频数、溺赤涩痛，或由脾肾阳虚所致的尿频失禁，均非本方所宜。

【参考文献】

［1］王绍洁，刘志新，曹祥群.桑螵蛸散加味治疗小儿遗尿症 50 例［J］.中医儿科杂志，2012，8（2）：30-31.

［2］江惟明.桑螵蛸散治疗尿道综合征 36 例［J］.陕西中医，2002，23（4）：304.

三、肺肾同治常用方剂

麦味地黄丸

【出处】《体仁汇编》录自《医学全录》

【组成】熟地黄（酒蒸） 山茱萸（酒浸，去核，取净肉）各八钱（各24g） 丹皮 泽泻各二钱（各6g） 白茯神（去皮、木） 山药（蒸）各四钱（各12g） 五味子（去梗） 麦冬（去心）各五钱（各15g）

【用法】上为细末，炼蜜为丸。每日七十丸，空心白汤送下；冬天酒下亦宜（现代用法：蜜丸，每服 9g，日 2～3 次；汤剂，水煎服）。

【功用】滋补肺肾。

【主治】肺肾阴虚证。或咳或喘。

【源流】麦味地黄丸首见于明代医家彭用光所撰《体仁汇编》，原名八味地黄丸，明代医家龚廷贤《寿世保元》中所载八仙长寿丸由大怀生地黄、山茱萸、白茯神、牡丹皮、辽五味子、麦门冬、干山药、益智仁组成，方后加减曰："消渴，加五味子、麦门冬各一两。老人下元冷，胞转不得小便，臟急切痛，四五日困笃欲死者，用泽泻，去益智。诸淋沥，数起不通，倍茯苓，用泽泻，去益智。"清代阎纯玺的《胎产心法》中其名冬味地黄汤，又名八仙长寿丸，方中药物剂量各有变化，熟地四钱，量独重，山药、山茱萸依次减半，麦冬量同山茱萸，丹皮、泽泻、茯苓各七分，五味子十粒，治疗"妊娠吐血"，证属"肾经虚火"。冉小峰主编《全国中药成药处方集》收录了北京、天津、上海、福州、沈阳等地麦味地黄丸的中成药，有八仙长寿丸、五麦八味丸、麦味丸的不同药名，处方中各药剂量比有所不同，但方中用量最大者均是熟地黄。现在各版方剂学教材基本上将麦味地黄丸置于钱仲阳之六味地黄丸附方中，意为六味地黄丸加麦冬、五味子组成，主治肺肾阴虚之咳喘证。

【现代应用】本方常用于肺结核、哮喘、糖尿病等证属肺肾阴虚者。

临床应用

（1）肺结核　麦味地黄丸结合抗结核药治疗阴虚型老年肺结核，经过治疗后患者血清超氧化物歧化酶和白细胞介素-2的水平升高，优于单纯用抗结核药治疗，说明本方对阴虚型肺结核有抗自由基和恢复其细胞免疫功能的作用。

（2）哮喘　胸腺肽与麦味地黄丸合用可减少儿童哮喘患者的发作次数及减轻发作症状，与提高T细胞的免疫功能有关。

【使用注意】脾虚泄泻者慎用。

【参考文献】

[1] 李桂芳，李邦慧，林德谦，等.麦味地黄丸对阴虚型老年肺结核患者SOD、IL-2的影响[J].上海中医药杂志，2005，39（12）：16-17.

[2] 应瑞英，吕建勋.胸腺肽与麦味地黄丸治疗儿童哮喘80例[J].河南医科大学学报，2000，35（2）：164.

都气丸

【**出处**】《症因脉治》

【**组成**】熟地黄八钱（24g） 山萸肉 干山药各四钱（各12g） 泽泻 牡丹皮 茯苓（去皮）各三钱（各9g） 五味子二钱（6g）

【**用法**】上为细末，炼蜜为丸，如梧桐子大，每服三钱（9g），空腹服（现代用法：蜜丸，每服9g，日2～3次；汤剂，水煎服）。

【**功用**】滋肾纳气。

【**主治**】肺肾两虚证。咳嗽气喘，呃逆，滑精，腰痛。

【**源流**】本方见于明代医家秦景明所著《症因脉治》卷三。书中记载"都气丸，即六味地黄丸加五味子"，主治因"肺气不能收摄"所致"肺虚身肿"，以"泻利喘咳，面色惨白，或肿或退，小便清利，或气化不及，小便时闭，大便时溏"为主要症状。但此书中未标明五味子的具体用量。清代医家张璐在《张氏医通》卷十六祖方中指出本方"治肾水不固，咳嗽精滑"，并且记载本方是由崔氏八味丸变化而成，即"八味丸去桂、附，加五味子一两"。由于六味地黄丸在药物组成上可以看作崔氏八味丸去桂、附，且药物用量比例相同，故现代多遵从《症因脉治》将本方看作是六味地黄丸加五味子而成，认为本方主治证的病因病机与肺肾阴虚有关。

【**现代应用**】本方常用于糖尿病、衰老、围绝经期综合征、慢性支气管炎、慢性阻塞性肺病等证属肺肾两虚者。

1.临床应用

（1）糖尿病 都气丸加味方具有降低血浆内皮素（ET-1）的含量及提高血清一氧化氮（NO）含量的功能，使ET-1与NO保持平衡与协调，维持血管舒缩平衡，对糖尿病微血管病变有一定的防治作用。

（2）围绝经期综合征 都气丸加柴胡、白芍、桂枝治疗妇女更年期综合征100例，并随症加减。平均服药15剂，总有效率为91%。

（3）慢性支气管炎　用七味都气丸合六君子汤治疗慢性支气管炎患者 72 例，总有效率为 90%，疗效显著优于采用青霉素 V 钾片和川贝枇杷露的治疗。

（4）慢性阻塞性肺病　七味都气丸合苏子降气汤加减口服，联合西医常规治疗慢性阻塞性肺疾病急性加重期临床疗效优于常规西医治疗，对动脉血氧分压、二氧化碳分压、第 1 秒用力呼气肺容量和呼吸困难的评分均有明显的改善作用。

2. 药理作用

衰老　七味都气丸具有抗衰老作用，该方可有效地清除自由基，显著提高超氧化物歧化酶的活性，具有清除 D- 半乳糖所致的衰老模型小鼠体内自由基的作用，使其体内丙二醛的含量显著降低，阻断自由基的连锁反应，从而抑制或减轻肌体组织和细胞的过氧化过程，使肌体各项生理指标得到明显改善，提高学习记忆能力，从而发挥抗衰老的作用。

【使用注意】痰涎壅盛者慎用。

【参考文献】

［1］沈明霞，丁文君，康开彪，等 . 都气丸加味方对实验性糖尿病大鼠血浆内皮素、血清一氧化氮含量的影响［J］. 甘肃中医，2009，22（6）：66-67.

［2］张春蕾，张丹丹 . 七味都气丸对果蝇寿命及小鼠抗衰老作用影响的实验研究［J］. 河北中医药学报，2011，26（3）：9-11.

［3］张丹丹，柴恕，柴昕 . 七味都气丸对 D- 半乳糖衰老模型小鼠血清和皮肤 SOD、MDA 的影响［J］. 中国中医药科技，2009，16（4）：338.

［4］张春蕾，张丹丹 . 七味都气丸对小鼠记忆能力及抗氧化能力的影响［J］. 贵阳医学院学报，2011，36（4）：355-358.

［5］李世武 . 都气丸加柴芍桂治疗更年期综合征 100 例［J］. 四川中医，1999，17（8）：49.

［6］穆江涛，李粉萍，惠振亮 . 七味都气丸合六君子汤治疗慢性支气管炎 72 例［J］. 陕西中医，2010，31（6）：692.

［7］杨立春，刘瑛．苏子降气汤合七味都气丸治疗慢性阻塞性肺疾病急性加重期临床观察［J］．新疆中医药，2012，30（5）：3-5.

百合固金汤

【出处】《慎斋遗书》

【组成】熟地　生地　当归身各三钱（各9g）　白芍　甘草各一钱（各3g）　桔梗　玄参各八分（各6g）　贝母　麦冬　百合各一钱半（各4.5g）

【用法】现代用法：水煎服（本方原书未注明用法）。

【功用】滋养肺肾，止咳化痰。

【主治】肺肾阴亏，虚火上炎证。咳嗽气喘，痰中带血，咽喉燥痛，头晕目眩，午后潮热，舌红少苔，脉细数。

【源流】本方为明代著名医家周子干创制，在《慎斋遗书》中卷七虚损之阴虚中以之治疗"手太阴肺病，有因悲哀伤肺，患背心前胸肺募间热，咳嗽咽痛，咯血，恶寒，手大拇指循白肉际间上肩背，至胸前如火烙"，书中在药物后面添加"如咳嗽，初一二服加五味子二十粒"，原书周氏所论较简，但可看出其证与阴虚肺热有关。至清代汪昂明确指出本方有"助肾滋水，保肺安神，清热润燥，除痰养血"之功，用于肺肾阴虚，虚火上炎之"肺伤咽痛，喘嗽痰血"（《医方集解》）。汪氏还指出：本证之成，始于"金不生水，火炎水干"，方中配伍二地、玄参意在滋水以生金，因"肺肾为子母之脏，故补肺者，多兼滋肾"（《医方集解》），提示运用本方时应主要着眼于肺阴虚。汪氏之论得到后世医家的普遍认同。《医宗金鉴》卷五以百合固金汤治疗肺虚作喘，"若喘促夹痰者，以百合固金汤主之"，但在组成中加有天门冬。费伯雄《医方论》载有"此方金水相生，又兼养血。治肺伤咽痛失血者最宜。李士材谓：清金之后，急宜顾母。识解尤卓。予谓：咽痛一定，急当培土生金也"。本方沿用至今，成为临床治疗阴虚肺燥咳嗽痰血证的首选方剂。后世有人将本方改为丸剂，名"百合固金丸"（《医钞类编》），又名"固金丸"

（《中药成方配本》）

【现代应用】本方常用于肺结核、慢性支气管炎、支气管扩张咯血、慢性咽喉炎、肺癌、自发性气胸等属肺肾阴虚，虚火上炎者。

临床应用

（1）肺结核 在复治抗结核（力克肺疾＋丙硫异烟胺＋丁胺卡那＋左氧氟沙星＋吡嗪酰胺）的同时，合用百合固金汤加减治疗耐多药结核病患者。在治疗的 6 个月、12 个月、18 个月疗程时，痰菌转阴率均高于单纯用复治抗结核治疗患者，提示百合固金汤可增强西药治疗阴虚火旺型肺结核的疗效。

（2）慢性阻塞性肺疾病 百合固金汤能改善慢性阻塞性肺疾病稳定期肺阴亏虚型患者证候积分，改善临床症状和肺功能，提高患者生活质量。

（3）肺癌 对于中晚期肺癌患者，百合固金汤加减联合化学治疗在降低 EORTC-QLQ-C30 及 QLQ-LC13 症状领域评分、升高 QLQ-C30 功能领域、总体健康状况领域评分方面显著优于多西他赛和卡铂单纯化学治疗，提示本方加减联合化学治疗可以改善肺癌患者的症状，提高其生活质量。

（4）支气管扩张咯血 采用百合固金汤加减治疗支气管扩张咯血日久者 56 例，7 天为 1 个疗程，经过 3 个疗程的治疗后，总有效率为91.1%，疗效显著优于头孢三嗪及止血敏静点、云南白药口服。

（5）慢性咽炎 采用百合固金汤治疗慢性咽炎 100 例，并随症加减，治疗时间最短 5 天，最长 15 天，平均 10 天，总有效率 98%。

【使用注意】方中药物多属于甘寒滋润之品，脾虚便溏，食少纳呆者，慎用或忌用。服用本方时应忌用生冷、辛辣、油腻之品。

【参考文献】

［1］黄洁，尉理梁．百合固金汤治疗耐多药结核病 33 例观察［J］．浙江中医杂志，2009，44（6）：427.

［2］刘永萍，蒋建纲.百合固金汤治疗慢性阻塞性肺疾病稳定期50例［J］.中国实验方剂学杂志，2013，19（10）：331-333.

［3］王明选，旷云祥，刘黎，等.百合固金汤加减对肺癌患者生活质量的影响［J］.安徽中医学院学报，2012，31（6）：22-24.

［4］丛振日.百合固金汤加减治疗支气管扩张咯血56例［J］.光明中医，2012，27（3）：480.

［5］宋锦娟.百合固金汤治疗慢性咽炎100例［J］.陕西中医，2008，29（8）：1048.

月华丸

【出处】《医学心悟》

【组成】天门冬（去心，蒸）　麦冬（去心，蒸）　生地（酒洗）　熟地（九蒸晒）　山药（乳蒸）　百部（蒸）　沙参（蒸）　川贝母（去心，蒸）　真阿胶各一两（各30g）　茯苓（乳蒸）　獭肝　广三七各五钱（各15g）

【用法】用白菊花二两，去蒂，桑叶二两（经霜者）熬膏，将阿胶化入膏内，和药稍加炼蜜为丸，如弹子大。每服一丸，嚼化，日三服（现代用法：蜜丸，每服9g，日2～3次；汤剂，水煎服）。

【功用】滋阴润肺，化痰止咳。

【主治】阴虚肺燥之咳嗽。干咳，咳声短促，或咳少量黏痰，或痰中带有血丝，色鲜红，胸部隐隐闷痛，午后自觉手足心热，或有少量盗汗，皮肤干灼，口干咽燥，疲倦乏力，纳食不香，舌边尖红，苔薄，脉细或兼数。

【源流】月华丸源自清代程钟龄《医学心悟》卷三，在虚劳篇概述中言"虚损渐成，咳嗽不止，乃用紫菀散、月华丸，清而补之"。继而指出月华丸具有"滋阴降火、消痰祛瘀、止咳定喘、保肺平肝、消风热、杀尸虫"之功，并将其定位为"阴虚发咳之圣药"。并在咳嗽篇中补充曰"若病势深沉，变为虚损，或尸虫入肺，喉痒而咳

者，更佐以月华丸"。自此月华丸成为治疗肺痨之肺阴亏损证的代表
方剂。

古人指月亮或月亮周围的光环为月华，古有"清阴往来远，月华散
前墀"和"舟子夜离家，开舱望月华"等诗句。又因肺属阴，为五脏之
华盖，犹如月亮之光彩华美。本方能滋阴润肺，治疗肺结核，故名月
华丸。

【现代应用】本方常用于肺结核等证属阴虚肺燥者。

临床应用

肺结核　在常规化疗治疗的基础上应用月华丸治疗肺结核，可显著
提高肺结核治疗的临床效果，并降低抗结核药物的毒副作用。

【使用注意】虚火明显者不宜使用本方。

【参考文献】

[1]蔡志敏.月华丸治疗肺痨150例的经验总结［J］.中医中药，2012，2（6）：
　　65，67.

琼玉膏

【出处】申铁瓮方，录自《洪氏集验方》

【组成】人参（为末）二十四两（750g）　生地黄（捣汁）十六斤
（8kg）　白茯苓（为末）四十八两（1.5kg）　白蜜十斤（5kg）

【用法】上药人参、茯苓为细末，蜜用生绢滤过，地黄取自然汁，
捣时不得用铁器，取汁尽去滓用，药一处拌，和匀，入银石器或好瓷器
内封用，如器物小，分两处物盛。用净纸二三十重封闭，入汤内，以桑
木柴火煮六日，如连夜火即三日夜。取出用蜡纸数重包瓶口，入井内，
取火毒一伏时。取出再入旧汤内，煮一日，出水气。每晨二匙，以温酒
化服；不饮酒者，白汤化之（现代用法：前三味加水煮3次，时间为第
一次4小时，第二次3小时，第三次2小时，合并药液，静置沉淀，滤
去上清液，浓缩至稠膏。另取白蜜加入，搅动均匀，加热微炼，取出

过滤，除去泡沫，入缸待冷，装瓶密封备用。每服 9～15g，日服二次，温开水冲服）。

【功用】滋阴润肺，益气补脾。

【主治】肺痨之肺肾阴亏证。干咳少痰，咽燥咯血，肌肉消瘦，气短乏力，舌红少苔，脉细数。

【源流】本方录自宋代洪遵的《洪氏集验方》卷一，"铁瓮先生神仙秘法"，原书谓："此膏填精补髓，血化为筋，万神具足，五脏盈溢，髓实血满，发白变黑，返老还童，行如奔马，日进数食，或终日不食亦不饥，关通强记，日诵万言，神识高迈，夜无梦想。"揭示了本方具有补益养生，抗衰延年之功，是一首较早的滋补膏剂。明代《医学正传》卷二所载琼玉膏，为本方加琥珀、沉香而成，主治"虚劳、干咳嗽"，并言"好色之人，元气虚弱，咳嗽不愈，琼玉膏最捷"。又曰"三消者，琼玉膏最妙"。《寿世保元》卷四又名阳春白雪膏，载云："凡年老之人，当以养元气，健脾胃为主。每日三餐，不可缺此膏也。王道之品，最益老人。"《扶寿精方》载有琼玉膏，"补百损，除百病，返老还童，发白复黑，劳瘵尤宜……进御服食，赐号益寿永真膏"。其组成在本方的基础上，加天门冬、麦冬、枸杞，滋补清热之功胜于本方。主治方面，《东医宝鉴》增"瘫痪"；《证治宝鉴》言其治疗"里燥，口燥舌干，小便多而浊；吐利，或病后胃中津液不足，大便不秘而消渴者"；《医宗金鉴》言其治疗"虚劳，肺痿"。

【现代应用】本方常用于肺癌、肺结核、支气管扩张症、肺纤维化、肺硬变和矽肺等证属肺肾阴虚者。

药理作用

（1）肺癌　琼玉膏对化疗实验性肺癌小鼠导致的骨髓抑制具有保护作用，能明显改善化疗的骨髓抑制状况，但尚不能完全拮抗化疗的这种毒副作用。

（2）肝癌　琼玉膏能减缓人肝癌细胞移植裸鼠肿瘤的生长，并抑制

HBxAg 的表达，后者可能是其防治原发性肝癌的主要机制之一。

【使用注意】咳血量多者，应先止血，血止后再用本方培本；脾虚湿盛，便溏者不宜服用；本方需长时间服用，服药期间患外感或见泄泻，应暂停服用本药。

【参考文献】

［1］陈孝银.琼玉膏减轻实验肺癌小鼠化疗导致抑制骨髓有核细胞分裂的研究
　　［J］.中成药，2005，27（4）：489-491.

［2］陈孝银，魏春山，童光东等.琼玉膏抑制肝癌细胞 I-IBxAg 表达及对
　　原发性肝癌的防治作用［J］.细胞与分子免疫学杂志，2007，23（1）：
　　56-59.

金水六君煎

【出处】《景岳全书》

【组成】当归二钱（6g）　熟地三五钱（9～15g）　陈皮一钱半（6g）半夏　茯苓各二钱（各6g）　炙甘草一钱（3g）

【用法】水二盅，生姜三五七片，煎七八分，食远温服（现代用法：加生姜三五片，水煎服）。

【功用】养阴化痰，止咳平喘。

【主治】痰浊壅盛，阴血不足之喘咳。咳嗽呕恶，喘逆多痰，痰带咸味，或咽干口燥，自觉口咸，舌质红，苔白滑或薄腻，脉沉细。

【源流】本方源于《景岳全书》卷五十一新方八阵之和阵，主治"肺肾虚寒，水泛为痰，或年迈阴虚，血气不足，外受风寒，咳嗽呕恶，多痰喘急"。本方所治痰浊壅盛之咳嗽、呕吐，为肺肾虚损所致，同时兼有阴血不足。对于治疗方法，丹溪明确指出："凡治此者，只宜甘凉至静之剂，滋养金水，使肺肾相生，不受火制，则真阴渐复，而嗽可渐愈。"本方的特点是以当归、熟地黄养阴血，二陈化痰湿，组方似乎矛盾。因为养阴之药易阻气滞痰，而化痰之剂又温燥伤阴，所以

陈修园的《景岳新方砭》认为其立方杂乱，曰："景岳取熟地寒润，当归辛润，加此二味，自注为肺肾虚寒之剂。不知肺寒非干姜、细辛、五味子合用不可，肾寒非干姜、附子重用不可。若用当归、熟地之寒湿助其水饮，则阴霾四布，水势上凌，而气逆咳嗽之病日甚矣。燥湿二气，若冰炭之反，景岳以骑墙之见，杂凑成方，方下张大其说以欺人。"人们惑于其说，致使本方应用不广。裘沛然老先生在《壶天散墨》中论及其曾用金水六君煎治愈一患缠绵难愈之咳嗽的男性患者。症见"胸脘窒闷异常，腹胀不思进食，咳嗽频作，咯痰难出，痰质清稀而黏，唾出稍多则脘闷较舒，气逆喘急不平。患者面容憔悴，精神委顿，舌上满布腻厚白苔，脉象沉缓"。景岳之观点，或许与我们一般中医药理论相左，然确有疗效，不得不引起我们反思。原方后有临证加减，"如大便不实而多湿者，去当归，加山药；如痰盛气滞，胸胁不快者，加白芥子七八分；如阴寒盛而嗽不愈者，加细辛五七分；如兼表邪寒热者，加柴胡一二钱"。

　　【现代应用】本方常用于支气管哮喘、肺结核、肺源性心脏病证属痰浊壅盛，阴血不足者。

　　临床应用

　　（1）喘息型慢性支气管炎　在常规对症治疗的基础上，以金水六君煎治疗老年喘息型慢性支气管炎患者62例，治疗14天后，明显改善1秒钟用力呼气量占用力肺活量比值，疗效优于常规的抗感染、化痰、止咳、解痉平喘等对症支持治疗。

　　（2）肺源性心脏病　用金水六君煎治疗慢性肺心病继发感染患者32例，10天为1个疗程，经1个疗程治疗后，总有效率为90.6%，优于口服头孢氨苄薄膜衣片。

　　（3）支气管哮喘　对于支气管哮喘患者，用金水六君煎结合支气管舒张剂、祛痰剂，以及吸入糖皮质激素等基础的西医常规治疗，可以升高1秒钟用力呼气量占用力肺活量比值和最高呼气流量，提示本方能治疗支气管哮喘急性发作。

【使用注意】阴虚火旺、虚火显著之咳嗽不宜使用。

【参考文献】

[1] 颜蔓仪,杨坤.金水六君煎加减治疗老年喘息型慢性支气管炎32例临床观察[J].中医药导报,2013,19(3):57-58.

[2] 王晓明.金水六君煎治疗慢性肺心病继发感染[J].中国中医药信息杂志,2003,10(1):55.

[3] 王雪芹.金水六君煎治疗支气管哮喘急性发作疗效观察[J].现代医药卫生,2013,29(14):2209.

苏子降气汤

【出处】《太平惠民和剂局方》

【组成】紫苏子 半夏(汤洗七次)各二两半(各75g) 川当归(去芦)两半(45g) 甘草(爁)二两(60g) 前胡(去芦) 厚朴(去粗皮,姜汁拌炒)各一两(各30g) 肉桂去皮,一两半(45g)[一方有陈皮(去白)一两半(45g)]

【用法】上为细末,每服二大钱,水一盏半,入生姜二片,枣子一个,苏叶五叶,同煎至八分,去滓热服,不拘时候(现代用法:加生姜2片,枣子1个,苏叶2g,水煎服,用量按原方比例酌定)。

【功用】降气平喘,祛痰止咳。

【主治】上实下虚喘咳证。痰涎壅盛,喘咳短气,胸膈满闷;或腰疼脚弱,肢体倦怠;或肢体浮肿,舌苔白滑或白腻,脉弦滑。

【源流】本方始见于唐孙思邈的《千金要方》卷七风毒脚气门中,原名为"紫苏子汤",主治"脚弱上气",并曰:"昔宋湘东王在南州,患脚气困笃,服此汤大得力。"宋天宝年间此方被辑入《太平惠民和剂局方》,用于"治男、女虚阳上攻,气不升降,上盛下虚,膈壅痰多,咽喉不利,咳嗽,虚烦引饮,头目昏眩,腰疼脚弱,肢体倦怠,腹肚广刺,冷热气泻,大便风秘,涩滞不通,肢体浮肿,有妨饮食",并言

"常服清神顺气，和五脏，行滞气，进饮食，去湿气"，对本方的功效与主治进行了详细的论述，并用"上盛下虚"高度概括了本方的病因病机，使得本方广为传用，并一直沿用至今。后世许多医家对本方进行加减化裁，扩大了其主治范围。《证治准绳》卷二以沉香易桂心，增强了原方降逆平喘的作用，用于痰涎壅盛，喘咳气逆，难以平卧者。这种加减运用对后世影响很大，运用极为广泛，被汪昂的《医方集解》以及多种版本的方剂歌诀所收录。《简明医彀》加天南星，《证治汇补》加杏仁、桑白皮、桔梗等，以上均是加强治"上盛"之力。《圣济总录》言其治"肺感寒气，咳唾浊沫，语声不出，有妨饮食，神思倦怠"，紫苏子汤，则是加宣肺散寒药物，如麻黄、杏仁、陈橘皮、桑根白皮、桔梗等。《疮疡经验全书》加防风、黄芩或羌活、连翘等，用于弄舌喉风、喉缠风等，若后期正气虚弱者，加人参、黄芪等以扶正托毒，此加减化裁使治肺祛痰降逆之方变为外科疮疡之剂，扩大了本方的治疗范围和运用思路。

【现代应用】本方常用于慢性肺心病急性发作、睡眠呼吸暂停综合征、肺炎喘嗽等属肺气壅实者。

临床应用

（1）慢性肺心病急性发作 苏子降气汤加减治疗慢性肺心病急性发作期 80 例，并随症加减，酌情选用抗生素，经 7 天治疗，总有效率为 55.41%，疗效优于平喘、镇咳、抗感染、呼吸兴奋剂等西医疗法。

（2）睡眠呼吸暂停综合征 运用苏子降气汤治疗睡眠呼吸暂停 33 例，同时加以辅助治疗：咳喘为主有感染者，常规应用抗生素、平喘剂；有脑中风者用活血药、能量合剂等改善脑功能；高血压者常规服用降压药。经 15 日治疗，有效率为 91%。

（3）肺炎喘嗽 用苏子降气汤加味治疗肺炎喘嗽 63 例，并随症加减，治愈 52 例，好转 6 例，无效 5 例，治愈率占 82.5%。

【使用注意】本方降气祛痰，以治疗上盛为主。若咳喘不甚而肾虚明显者，不宜使用本方。

【参考文献】

［1］段静文．苏子降气汤加减治疗慢性肺心病急性发作期 80 例［J］．中国中医急症，2006，15（12）：1394.

［2］俞新中．苏子降气汤治疗睡眠呼吸暂停［J］．浙江中医杂志，2007，42（2）：68.

［3］苏荣华．苏子降气汤加味治疗肺炎喘嗽 63 例［J］．内蒙古中医药，2009（9）：10-11.

人参蛤蚧散

【出处】《博济方》

【组成】 蛤蚧一对（新好者，用汤洗十遍，慢火内炙令香，研细末）人参　茯苓　知母　贝母（去心，煨过，汤洗）　桑白皮各二两（各60g）　甘草五两（炙）（150g）　大杏仁六两（汤洗，去皮尖，滥煮令香，取出，研）（180g）

【用法】 上为细末，入杏仁拌匀研细。每服半钱，加生姜二片，酥少许，水八分，煎沸热服。如以汤点频服亦妙（现代用法：加生姜二片，水煎温服）。

【功用】 补肺益肾，止咳定喘。

【主治】 肺肾气虚，痰热内蕴之咳喘证。咳嗽喘息，呼多吸少，声音低怯，痰稠色黄，胸中烦热，身体羸瘦，或咳吐脓血，或遍身浮肿，脉浮虚。

【源流】 本方出于宋代王衮的《博济方》卷二五脏证治，原名蛤蚧散，主治"肺痿咳嗽，即肺痛嗽"。以人参、蛤蚧配伍止咳化痰药组方治疗肺虚痰阻之喘咳，在宋代方剂中屡见不鲜，如王氏之前《太平圣惠方》中的多首蛤蚧丸，王氏之后有《圣济总录》中的蛤蚧丸、蛤蚧汤较之本方仅少知母、贝母二味，可见本法在当时运用十分广泛。罗天益将此方收录到《卫生宝鉴》卷十二名方类集，治疗"三二十年间肺气上喘咳嗽，咯唾脓血，满面生疮，遍身黄肿"。元代医家许国祯对本方独有心得，将其治疗"三二十年间肺气上喘咳嗽，咯唾脓血，满面生疮，遍身黄肿"，并将方名更改为"人参蛤蚧散"，载入其代表作《御药院方》卷五中，由此本方逐渐广为人知，为历代著作转载，成为传世名方。吴昆将此方纳入《医方考》中，注释曰："二三年肺气上喘，则病久而肺损矣。咳嗽出脓者气病，出血者脉病也。面为清阳之分，六阳之气皆会于面，其气常实，不易受邪。今满面生疮，此正气衰而邪气盛，乃小人道长，君子道消之象。"朱良春的《汤头歌诀详解》中写到人参蛤蚧散主治"久病咳嗽，上气喘满，咳唾脓血，胸中烦热，身体羸瘦或遍身浮肿，脉浮而虚，渐成肺痿失音"；并根据人参蛤蚧散的方意，拟定"定喘散"以治疗虚性气喘，由人参、蛤蚧、沙参、五味子、麦冬、橘红、紫河车组成。

【现代应用】本方常用于慢性支气管炎、支气管扩张、支气管哮喘及肺心病等证属肺肾气虚兼痰热者。

1. 临床应用

慢性支气管炎　用人参蛤蚧散化裁后治疗 40 例老年慢性支气管炎反复发作并发肺气肿患者，结果显示症状明显改善 29 例，症状有所好转 9 例，无效 2 例，总有效率为 95%。

2. 药理作用

慢性阻塞性肺病　用改良烟熏加气管滴加脂多糖并结合中医证型造模方法复制肾气虚型慢性阻塞性肺病模型，人参蛤蚧散能降低该模型支气管和肺泡上皮细胞、平滑肌细胞，以及炎性细胞的 NF-kB、r-GCS 的表达，说明人参蛤蚧散对慢性阻塞性肺病有纠正氧化/抗氧化失衡、减轻炎性反应的作用。

【使用注意】若纯属肺肾虚衰，或单为痰热内蕴者，皆不宜使用。

【参考文献】

[1] 张伟, 邵雨萌, 张心月. 人参蛤蚧散对慢阻肺模型大鼠核因子 kB 和 r-GCS 表达的干预作用 [J]. 山东中医药大学学报, 2006, 30 (5): 399-401.

[2] 杨文娟. 人参蛤蚧散化裁治疗虚喘 40 例 [J]. 实用中医内科杂志, 1994, 8 (1): 20-21.

四、脾肾同治常用方剂

固冲汤

【出处】《医学衷中参西录》

【组成】白术一两（炒）（30g） 生黄芪六钱（18g） 龙骨（捣细） 牡蛎（煅, 捣细） 萸肉（去净核）各八钱（各24g） 生杭芍 海螵蛸（捣细）各四钱（各12g） 茜草三钱（9g） 棕边炭二钱（6g） 五倍子五分（轧细, 药汁送服）（1.5g）

【用法】上药煎汤, 用五倍子末和服（现代用法：水煎服, 五倍子冲服）。

【功用】益气健脾, 固冲摄血。

【主治】气虚冲脉不固之血崩证。猝然血崩或漏下不止, 头晕肢冷, 神疲气短, 脉微弱或微细无力。

【源流】本方源于张锡纯《医学衷中参西录》, 该书"治女科方"载："固冲汤：治妇女血崩"；"脉象热者, 加大生地一两。凉者, 加乌附子一钱"；"从前之方, 龙骨、牡蛎皆生用……此方独用煅者, 因煅之则收涩之力较大, 欲借之以收一时之功也。"张氏受《素问·上古天真论》之"太冲脉盛, 月事以时下, 故有子"的启发, 治疗经产诸病重视冲脉, 在温冲汤条下言"女子不育, 多责之冲脉。郁者理之, 虚者补之, 风袭者祛之, 湿胜者渗之, 气化不固者固摄之, 阴阳偏胜者调剂之"（《医学衷中参西录》上册）, 确立了治冲诸法, 并拟定理冲汤、安冲汤、固冲汤、温冲汤等治冲系列，本方即为其中之一，用于"冲脉滑脱"（《医学衷中参西录》中册之崩中漏下）。本方广为后世医家所应用，被后世奉为治疗崩漏的代表方，当代临床多做基本方使用，随证加减。

【现代应用】本方常用于阴道炎、功能性子宫出血、流产、不孕等证属脾气虚弱与冲任不固者。

临床应用

（1）阴道炎　本方可以治疗产后阴吹，有临床报道显示，3剂药尽，阴中作响明显减轻，发作次数明显减少，继进6剂痊愈，追访3年未复发。

（2）功能性子宫出血　本方可用以治疗更年期崩漏，在本方中加入熟地黄、鹿角霜等补肾之品，组成补肾益气、固摄冲任之剂，80例中痊愈46例，有效29例，无效5例，总有效率为93.8%。也有报道以本方治疗脾肾两虚型青春期功能失调性子宫出血，与给予倍美力、甲羟孕酮疗效相近。

（3）流产　用固冲汤随症加减结合西药黄体酮对症治疗先兆流产，与单用西药黄体酮组进行比较，其作用明显优于单用黄体酮组。

（4）不孕　以固冲汤联合克罗米芬治疗多囊卵巢综合征所致的不孕，发现二者合用可降低患者雄激素睾酮水平，升高雌二醇水平。

【使用注意】全方药味虽不至大热，但仍偏温补，若兼有血虚有热者，可加生地黄；若阳虚内寒明显者，可加附子、干姜；血热妄行崩漏者忌用本方。

【参考文献】

［1］王凤学.固冲汤治疗产后阴吹［J］.甘肃中医学院学报，1995，12（4）：18.

［2］马世杰，王久瑞.补肾固冲法治疗更年期崩漏80例［J］.中国中医药现代远程教育，2011，9（13）：126-127.

［3］鲍爱利.固冲汤治疗脾肾两虚型青春期功能失调性子宫出血临床观察［J］.中国中医急症，2010，19（4）：589.

［4］王红艳，崔素英.益肾安胎固冲汤结合黄体酮治疗先兆流产的临床疗效［J］.求医问药，2013，11（8）：155-156.

［5］谢桂珍，周卓秀，孙荃荟，等.调经固冲汤联合克罗米芬治疗多囊卵巢综合征所致不孕临床观察［J］.中医中药，2006，3（14）：119-120.

真武汤

【出处】《伤寒论》

【组成】 茯苓　芍药　生姜（切）各三两（各9g）　白术二两（6g）附子一枚（炮，去皮，破八片）（9g）

【用法】 上五味，以水八升，煮取三升，去滓，温服七合，日三服（现代用法：水煎服）。

【功用】 温阳利水。

【主治】 ①脾肾阳虚，水气内停证。小便不利，四肢沉重疼痛，腹痛下利，或肢体浮肿，苔白不渴，脉沉。②太阳病，发汗，汗出不解，其人仍发热，心下悸，头眩，身𥆧动，振振欲擗地。

【源流】 本方源于东汉医家张仲景《伤寒论》。该书第82条云："太阳病发汗，汗出不解，其人仍发热，心下悸，头眩，身𥆧动，振振欲擗地者，真武汤主之。"第316条云："少阴病，二三日不已，至四五日，腹痛，小便不利，四肢沉重疼痛，自下利者，此为有水气。其人或咳，或小便不利，或下利，或呕者，真武汤主之。"本方济火而镇水，是温阳利水的代表方剂，在临床上大凡治疗脾肾阳虚，水气内停等病证的方剂，多从本方化裁而成。《饲鹤亭集方》中的真武丸，用药与本方相同，只是增减了方中部分药物的用量，并以姜汁为丸，其治证与本方基本一致，因病势较慢，不能速效，故以丸剂缓图。《胎产秘书·卷下》所载真武汤为本方加当归身、肉桂、酸枣仁、炙甘草而成，除用以治疗脾肾阳虚，水气内停之证外，还用其治疗妇女产后的类中风痉证。盖妇女产后，阴血亏耗，阳气亦受损伤，故于方中增加温阳养血之品，从而拓宽了本方的治疗范围。

【现代应用】本方常用于心衰、肾病综合征、癌性腹水、高血压、前列腺增生、结肠炎、荨麻疹等证属脾肾阳虚，水湿内停者。

1.临床应用

（1）肾病综合征　临床研究报道，真武汤治疗糖尿病肾病，能有效降低糖尿病肾病患者尿微量白蛋白，显著改善患者肾功能。

（2）癌性腹水　以真武汤化裁治疗恶性腹水 71 例，痊愈 5 例，显效 18 例，好转 38 例，总有效率 85.9%。临床研究表明，以真武汤联合顺铂治疗肝癌腹水，能改善癌性腹水和患者的生存质量。

（3）高血压　肾阳虚高血压 36 例，采用真武汤为基础方进行治疗，结果显示，治愈 26 例，好转 9 例，无效 1 例，总有效率 97.2%。

（4）前列腺增生　临床报道，用真武汤加减治疗前列腺增生症，临床效果优于用西药非那雄胺片。

（5）结肠炎　以真武汤治疗顽固性结肠炎 38 例，总有效率 78.9%，对久治无效的慢性泄泻、结肠炎，以真武汤重用附子，确有良效。

（6）荨麻疹　临床研究报道，以真武汤治疗寒冷性荨麻疹，其疗效优于西药特非那丁，且停药不复发。

2.药理作用

（1）心衰　研究发现，真武汤治疗肺心病并心衰模型大耳兔，是通过降低醛固酮水平发挥治疗作用。心衰模型大鼠实验表明，真武汤能改善心衰模型大鼠的神经内分泌功能，拮抗过度激活的神经内分泌系统。真武汤能降低心衰模型大鼠 ET 水平，升高 CGRP 水平。

（2）肾病综合征　真武汤对阿霉素肾病大鼠有明显治疗作用，其作用机制可能与降低炎细胞因子 IL-6 和 TGF-β 1 的水平有关。对于大鼠慢性肾衰竭模型，真武汤能改善 24 小时尿蛋白量、SCR、BUN、血磷、血钙、血红蛋白水平。真武汤具有抗肾间质纤维化的作用，其作用途径可能与抑制 I、III型胶原纤维增生有关。

（3）前列腺增生 以真武汤合桂枝茯苓丸治疗良性前列腺增生，能明显改善最大尿流率，缩小前列腺体积。

（4）帕金森病 真武汤可明显延长帕金森病（PD）模型大鼠跳台实验的错误潜伏期，显著减少错误次数，并提高 PD 大鼠在 Y 迷宫中的自主选择正确率，且有一定的剂量依赖关系。本方还能升高模型鼠大脑皮质内 DA、DOPAC、5-HT、5-HIAA 和 HVA 的含量，提示其改善帕金森病大鼠的学习记忆障碍作用与保护脑内多巴胺能神经系统有关。

【使用注意】忌酢、猪肉、桃、李、雀肉等。

【参考文献】

［1］陈建杉，杨殿兴，江泳.真武汤对肺心病并右心衰激素水平影响的实验研究［J］.成都中医药大学学报，2004，27（3）：46-48.

［2］朱奔奔，郭维，黄亮.真武汤对慢性充血性心力衰竭模型大鼠 ET/CGRP 水平的影响［J］.江苏中医药，2005，26（8）：49-51.

［3］梁然淑，范颖.真武汤对阿霉素肾病大鼠治疗与机制初探［J］.中华中医药学刊，2013，31（11）：2491-2493.

［4］姜岳，邱模炎，孙慧，等.真武汤对慢性肾衰竭大鼠肾功能影响的实验研究［J］.中国实验方剂学杂志，2008，14（11）：42-44.

［5］邱模炎，姜岳，赵宗江，等.真武汤抗大鼠肾间质纤维化作用的研究［J］.中国实验方剂学杂志，2010，16（17）：177-180.

［6］胡昌珍，姬水英，王东.真武汤治疗糖尿病肾病.68 例［J］.中国老年学杂志，2012，32（24）：5565-5566.

［7］蔡永，贾松娟，杜小彬.真武汤化裁治疗恶性腹水 71 例［J］.江苏中医药，2006，27（8）：30.

［8］鲍文菁.真武汤联合顺铂治疗肝癌腹水临床研究［J］.实用中西医结合临床，2009，9（2）：21-22.

［9］皮秀国.真武汤温阳利水治疗肾阳虚高血压 36 例［J］.北方药学，2012，9

（1）：10.

［10］刘成，李磊.真武汤合桂枝茯苓丸治疗良性前列腺增生［J］.中国实用医
　　　药，2010，5（5）：162-163.

［11］张振武.真武汤加减治疗前列腺增生症的疗效观察［J］.中医临床研
　　　究.2013，5（12）：14-15.

［12］张俊中，刘静，姚改英.真武汤治疗顽固性结肠炎38例［J］.河南中医药
　　　学刊，1999，14（6）：29-30.

［13］张书元，刘西珍，田蕾.真武汤治疗寒冷性荨麻疹临床观察［J］.中医药
　　　学报，2000，28（5）：31.

［14］邓继敏，李秀敏，徐长亮.真武汤对帕金森病模型大鼠学习记忆能力的影
　　　响［J］.海峡药学，2011，23（5）：32-36.

真人养脏汤

【出处】《太平惠民和剂局方》

【组成】人参　当归（去芦）　白术（焙）各六钱（各18g）　肉豆蔻（面裹，煨）半两（15g）　肉桂　甘草（炙）各八钱（各24g）　白芍药一两六钱（48g）　木香（不见火）一两四钱（42g）　诃子（去核）一两二钱（36g）　罂粟壳（去蒂萼，蜜炙）三两六钱（108g）

【用法】上锉为粗末，每服二大钱，水一盏半，煎八分，去渣，食前温服（现代用法：水煎服）。

【功用】涩肠止痢，温中补虚。

【主治】久泻久痢，脾肾虚寒证。泻痢无度，滑脱不禁，甚至脱肛坠下，脐腹疼痛，不思饮食，舌淡苔白，脉迟细。

【源流】本方始见于《太平惠民和剂局方》卷六绍兴续添方，名纯阳真人养脏汤，"治大人小儿肠胃虚弱，冷热不调，脏腑受寒，下痢赤白，或便脓血，有如鱼脑，里急后重，脐腹绞痛，日夜无度，胸膈痞闷，胁肋胀满，全不思食，及治脱肛坠下，酒毒便血，诸药不效者，并皆治之"。《仁斋直指方论》卷十三称之为真人养脏汤，并为后

世所沿用。因本方对于肠胃虚弱，脏腑受寒，导致泻痢日夜无度等证，服诸药不效者，确有良效，故历代医家常用不衰，并针对所治证候的标本缓急，灵活地加以化裁，其衍化方大致有以下三类：一是突出祛邪治标，以本方去肉桂、白术，加茯苓、陈皮等，用于治疗中焦虚寒，泻痢肠滑。如《是斋百一选方》卷六之真人养脏汤，以本方去白术、肉桂、甘草，加白茯苓、筌草、乌梅肉、酸石榴皮、陈皮、赤芍药、黄连、厚朴、干姜、阿胶、地榆。二是突出温补培本，以本方加姜、附等温补脾肾之品，用于本方证之脾肾虚寒较甚者。如《证治准绳·幼科》卷七之养脏汤，以本方去当归，加生姜、大枣。三是突出理气调中，用于本方证兼有气滞者。如《三因极一病证方论》卷十二之固肠丸，以本方去白术、肉豆蔻、肉桂，加枳壳、橘红、炮姜。《全国中药成药处方集》（吉林方）将本方改为散剂，名为真人养脏散、养脏散。

【现代应用】本方常用于儿童腹泻、糖尿病腹泻、溃疡性结肠炎、肠结核、直肠脱垂、肝硬化腹泻等证属脾胃虚寒、固摄无权者。

临床应用

（1）儿童腹泻　研究显示，真人养脏汤治疗小儿秋季腹泻，患者食欲不振、腹痛、腹胀等伴随症状的改善程度明显优于蒙脱石对照组。另有研究显示，真人养脏汤治疗小儿腹泻与对照组口服枯草杆菌二联活菌及蒙脱石散对比，真人养脏汤组具有明显优势，对小儿腹泻有良好的治疗作用。

（2）糖尿病腹泻　研究显示，糖尿病顽固性腹泻，是由糖尿病并发胃肠植物神经病变所致，应用真人养脏汤治疗该病，取得了较好疗效。

（3）溃疡性结肠炎　研究显示，对中医辨证为脾肾阳虚型溃疡性结肠炎患者，宜用温肾健脾、涩肠止泻法，采用真人养脏汤口服及保留灌肠治疗慢性溃疡性结肠炎 25 例，疗效满意。另有研究显示，真人养脏汤化裁方治疗慢性溃疡性结肠炎，其疗效明显优于柳氮磺吡啶对照组，且复发率低。

（4）肠结核　临床研究显示，以真人养脏汤加减治愈 5 年痼疾肠结核，且未复发。

（5）直肠脱垂　临床研究显示，真人养脏汤加黄芪、陈皮、枳壳、升麻等治疗肛门坠胀 120 例，疗效较好。

（6）肝硬化腹泻　临床研究显示，真人养脏汤随证加味治疗晚期肝硬化引起的慢性腹泻 46 例，总有效率 94.5%，效果显著。

（7）便秘　便秘常与脾胃肝肾功能失调有关，以真人养脏汤随证加减治疗各型便秘 64 例，治愈 40 例，有效 22 例，总有效率 96.9%。

【使用注意】泻痢或泄泻初起，湿热积滞未去者，忌用本方；慢性菌痢而仍有脓血便者，慎用本方；本方重用罂粟壳，故不宜久服。服用本方期间忌酒、生冷、鱼腥、油腻之物。

【参考文献】

［1］杨晓锋.真人养脏汤治疗小儿秋季腹泻的疗效观察［J］.中国实用医药，2010，5（21）：32-33.

［2］钟先明.真人养脏汤治疗小儿腹泻临床研究［J］.实用中医药杂志，2013，29（1）：1-2.

［3］王晓蕴，王元松，李文东.真人养脏汤治疗糖尿病肠病顽固性腹泻［J］.河北中西医结合杂志，1999，8（1）：73-74.

［4］李萍，张志茋.真人养脏汤治疗糖尿病性腹泻 32 例临床观察［J］.河北中医，2004，26（5）：357-358.

［5］苑珍珍，张国霞，王万刚.真人养脏汤治疗溃疡性结肠炎 25 例［J］.实用中医内科杂志，2007，21（1）：65.

［6］李铭德.真人养脏汤化裁方治疗慢性溃疡性结肠炎 60 例［J］.中国民间疗法，2006，14（5）：5-6.

［7］周安卓.真人养脏汤加减治愈肠结核［J］.四川中医，1991，9（2）：23-24.

［8］黄德铨，许璟，傅林平.真人养脏汤加味治疗肛门坠胀120例临床观察

　　［J］.江苏中医药，2010，42（6）：42.

［9］郑荣林.真人养脏汤加味治疗晚期肝硬化慢性腹泻46例［J］.四川中医，

　　2009，27（7）：80.

［10］杜丽萍，杨现彩.真人养脏汤治疗便秘64例疗效观察［J］.云南中医中药

　　杂志，2004，25（5）：13.

四神丸

【出处】《内科摘要》

【组成】肉豆蔻二两（60g）　补骨脂四两（120g）　五味子二两（60g）　吴茱萸（浸，炒）一两（30g）

【用法】上为末，生姜八两，红枣一百枚，煮熟取枣肉和为丸，如桐子大。每服五七十丸，空心或食前白汤送下（现代用法：丸剂，每服9g，日2～3次，用淡盐汤或温开水送服；亦做汤剂，加姜6g，枣10枚，水煎服）。

【功用】温肾暖脾，固肠止泻。

【主治】脾肾阳虚之肾泄。五更泻泄，不思饮食，食不消化，或久泻不愈，腹痛肢冷，神疲乏力，舌淡，苔薄白，脉沉迟无力。

【源流】本方始见于宋代陈文中所著《陈氏小儿痘疹方论》一书，是将《普济本事方》卷二的二神丸（肉豆蔻，补骨脂，姜、枣为丸）与卷四的五味子散（五味子、吴茱萸）两方合用，加入生姜八两，大枣一百枚，组成四神丸，治脾肾虚寒导致的"五更泄泻，不思饮食，或久泻不愈，腹痛腰肢冷，神疲乏力等"。明代薛己《内科摘要·卷下》云："治脾肾虚弱，大便不实，饮食不思。"其所载的四神丸组成药物与陈氏相同，但生姜、大枣之量减半。薛己临证强调脏腑辨证，主张治病务求其本源，重视元气，重视脾胃，重视肾中水火，尤其注重脾与肾的关系。本方体现了这种脾肾并重的学术思想。《古今名医方论》云："柯韵伯曰，夫鸡鸣至平旦，天之阴，阴中之阴也。因阳气当至而不至，虚邪

得以留而不去，故作泻于黎明。其由有四：一为脾虚不能制火，一为肾虚不能行水，故二神丸君补骨脂之辛燥者，入肾以制水，佐肉豆蔻之辛温者，入脾以暖土，丸以枣肉，又辛甘发散为阳也。一为命门火衰不能生土，一为少阳气虚无以发陈，故五味子散君五味子之酸温，以收坎宫耗散之火，少火生气以培土也；佐吴茱萸之辛温，又顺肝木欲散之势，为水气开滋生之路，以奉春生也。此四者，病因虽异，而见症则同，皆水亢为害。二神丸是承制之剂，五味散是化生之剂也。二方理不同而用则同，故可互用以助效，亦可合用以建功。"二神丸"主治脾肾虚弱，全不进食"，五味子散专"治肾泄"，两方相合，则补肾以暖脾，涩肠以止泻，被历代医家奉为治疗肾泄的代表方剂，迄今沿用不衰。原书肉豆蔻、补骨脂、五味子、吴茱萸均未标剂量，后世方书此四药剂量多参照《证治准绳·类方》卷六之四神丸而定。四神丸的衍化方主要有以下三类：一以本方加温肾益火之品，用于本方证肾阳虚尤甚者，如《景岳全书》卷五十一新方八阵之九气丹，以本方加熟地、制附子、炮姜、荜茇、甘草；《温疫论补注》卷上之七成汤，以本方去吴萸、肉蔻，加熟附子、茯苓、人参、甘草；《医学衷中参西录》上册之加味四神丸，以本方加花椒、硫黄。二以本方加温中散寒之品，用于本方证之脾虚较甚者，如《景岳全书》卷五十一新方八阵之五德丸，以本方出入，加干姜、木香等；《兰台轨范》卷八之四神丸，倍用生姜、红枣。三以本方加温肾补脾之品，用于本方证之病情较重者，如《证治准绳·类方》卷六之五味子丸以本方加人参、白术、炒山药、茯苓、巴戟天、煅龙骨。

【现代应用】本方常用于溃疡性结肠炎、慢性腹泻、腰背痛、哮喘、习惯性遗尿等证属脾肾虚寒，尤以肾阳虚为主者。

1. 临床应用

（1）腰背痛 虚寒性腰痛主要是由于肾阳亏虚所致，临床报道，以四神丸随证加减治疗虚寒腰痛，颇有验效。另有研究显示，四神丸加羌活、葛根、牛膝、杜仲等治疗腰背肌筋膜炎36例，大部分患者1~2个疗程治疗后症状完全消失或明显减轻，总有效率 97.2%。

（2）慢性腹泻　临床报道，四神丸加苍术、白术等治疗慢性功能性腹泻 50 例，7 天为 1 个疗程，3 个疗程后，治愈率为 96%，总有效率为 98%。临床报道，用四神丸与痛泻要方合方治疗五更泄，比单用四神丸能明显提高疗效。

（3）哮喘　临床研究显示，四神丸加柴胡、桔梗、杏仁等治疗证属肾虚肝寒型五更咳嗽 6 剂而愈；四神丸加味治疗肺肾两虚型五更哮喘，8 剂而愈。

（4）习惯性遗尿　遗尿发病机理多为肺脾肾三脏虚损所致。研究显示，以四神丸加味益智仁、桑螵蛸、覆盆子等治疗脾肾虚寒型遗尿 86 例，痊愈 72 例，显效 11 例，无效 3 例，总有效率为 96.5%。

2. 药理作用

溃疡性结肠炎　实验研究显示，探讨四神丸与加味四神丸（桃仁、红花）前后治疗实验性溃疡性结肠炎的效果及作用机制异同。二者均可有效缓解实验性溃疡性结肠炎的炎症损伤，其作用机制的差异性可能在于加味四神丸可以通过抑制血小板活化因子，调节结肠局部促抗炎因子之间的平衡来实现，而四神丸可能是通过升高 TGF-B 表达水平，促进上皮损伤后修复、溃疡愈合。

【使用注意】肠胃积滞未消，以致泄泻者禁用；忌生冷油腻食物。

【参考文献】

［1］汤菲，赵海梅，潘琦虹 . 四神丸化裁治疗溃疡性结肠炎的对比性实验研究［J］. 时珍国医国药，2009，20（8）：1969-1971.

［2］詹新宇，詹振宇，李博乐 . 四神丸加减治疗虚寒腰痛［J］. 浙江中医药大学学报，2008，32（4）：497.

［3］王庆成，何海波 . 四神丸加味治疗腰背肌筋膜炎 36 例［J］. 医学理论与实践，2013，26（2）：197-198.

［4］许凤莲 . 痛泻要方合四神丸治疗五更泄 50 例［J］. 光明中医，2006，21（2）：

36-37.

［5］周祥凤.四神丸加味治疗慢性功能性腹泻50例［J］.国医论坛，2004，
　　19（3）：25-26.

［6］唐小儒.四神丸加味治疗五更病3则［J］.新中医，2011，43（10）：159-
　　160.

［7］庄儒森.四神丸加味治疗遗尿86例［J］.中医研究，2005，18（1）：42-
　　43.

无比山药丸

【出处】《千金要方》

【组成】薯蓣二两（60g）　苁蓉（酒浸）四两（120g）　五味子六两
（180g）　菟丝子（制）　杜仲（制）各三两（各90g）　牛膝　泽泻　干
地黄　山茱萸　茯神　巴戟天（去心）　赤石脂各一两（各30g）

【用法】上为末，炼蜜丸，梧桐子大。每服三十丸，空心温酒下
（现代用法：丸剂，每服9g，日2～3次）。

【功用】温阳益精，补肾固摄。

【主治】肾气虚惫。头晕目眩，耳鸣腰酸，冷痹骨痛，四肢不温，
或烦热有时，遗精盗汗，尿频遗尿，或带下清冷，舌质淡，脉虚。

【源流】本方收录于唐代医家孙思邈《千金要方》卷十九之无比薯
蓣丸。《太平惠民和剂局方》收录此方名为无比山药丸。《千金要方》中
指出本方"补虚健体，祛热安神，消食破积。令人健，四体润泽，唇口
赤，手足暖，面有光悦，消食，身体安和，音声清明。补元脏，益阳
气，轻身驻颜。壮气血。补益筋脉，安和脏腑，除心中伏热，强筋骨，
轻身，明目，去冷除风。安魂定魄，开三焦，破积聚"。用于治疗"肾
气虚惫，头晕目眩，耳鸣腰酸，冷痹骨痛，四肢不温，或烦热有时，遗
精盗汗，尿频遗屎，或带下清冷，舌质淡，脉虚冷"。常服壮筋骨，益
肾水，令人不老。现代临床常用以治疗年老、病后体弱之证，亦有用于
治疗尿血者。

【**现代应用**】本方常用于骨质疏松、尿道综合征、肾病综合征、蛋白尿等证属肾气虚者。

1. 临床应用

（1）尿道综合征　临床报道，无比山药丸合五苓散加减治疗尿道综合征的临床效果较好，优于西药治疗组。

（2）肾病综合征　临床报道，采用无比山药丸加减治疗难治性肾病综合征，肾功能明显好转，水肿减轻，蛋白尿减少，总有效率为80.5%。无比山药丸治疗非激素敏感性肾病综合征，温补固涩下元，加牛膝以助泽泻、茯苓使湿浊下引而去，使全方补肾精又不腻恋湿邪，用于肾病综合征实为对症之治。

（3）蛋白尿　临床研究显示，无比山药丸配合饮食调护，治疗蛋白尿，尤以老人、小儿和体质较差者更为适宜。

2. 药理作用

骨质疏松　实验研究结果显示，无比山药丸对去卵巢所致的骨质疏松症具有一定的预防作用。

【**使用注意**】肠胃积滞未消，以致泄泻者禁用，孕妇慎用；忌生冷油腻食物。该药宜饭前服用。服药期间，忌食醋、蒜等陈臭之物。

【**参考文献**】

［1］周晟芳，李艳，刘梅洁.无比山药丸对去卵巢所致骨质疏松症大鼠胫骨骨组织形态计量学指标的影响［J］.中国中医基础医学杂志，2012，18（11）：1211-1212.

［2］刘旭东.无比山药丸合五苓散加减治疗尿道综合征46例观察［J］.实用中医药杂志，2011，27（1）：15.

［3］范慧胜.无比山药丸加减治疗慢性非感染性尿道综合征11例［J］.中国中医药现代远程教育，2013，11（21）：25.

［4］杨尚凌，桂海燕.无比山药丸加减治疗肾病综合征36例［J］.湖南中医杂志，2004，20（1）：41.

[5] 冯泽英，伍峰，蒋玉清.无比山药丸治疗非激素敏感性肾病综合征 27 例
[J].浙江中医杂志，2000，35（2）：76-77.

[6] 蒋玉清，刘永忠.无比山药丸治疗蛋白尿 65 例[J].四川中医，2000，18
（11）：27.

附子理中丸

【出处】《太平惠民和剂局方》

【组成】附子（炮，去皮、脐） 人参（去芦） 干姜（炮） 甘草
（炙） 白术各三两（各 90g）

【用法】上为细末，炼蜜为丸，每两做十丸。每服一丸，以水一盏
化破，煎至七分，空心、食前稍热服（现代用法：蜜丸。每服 9g，日
2～3 次；水蜜丸一次 60 粒（6g），日 2～3 次；汤剂，水煎温服）。

【功用】温阳祛寒，益气健脾。

【主治】脾肾阳虚证。脘腹冷痛，下利清谷，恶心呕吐，畏寒肢冷，
或霍乱吐利转筋。

【源流】本方收录于宋代《太平惠民和剂局方》卷五之附子理中
丸。别名附子白术丸、理中丸、大姜煎丸。原书指出，本方主治"脾
胃虚寒，腹痛吐利，脉微肢厥，霍乱转筋，或感寒头痛，以及一切沉
寒痼冷"。本方是由医圣张仲景《伤寒论》中的四逆汤和理中汤组合而
成，方中附子大辛大热，与干姜相伍，温阳散寒，以消阴翳；参、术、
草益气健脾，共奏温阳散寒，益气健脾之功。后世应用极为广泛。中
医临床用于治疗脾胃虚寒，阳气不足而引起的胃脘腹部冷痛、呕吐、
腹泻、腹胀肠鸣、食欲不振、手足四肢逆冷（发凉）等症，以及脾
肾两虚，阳虚寒凝所导致的精神倦怠、形寒肢冷、腰膝冷痛、面色
苍白无华、不思饮食、脘腹冷痛、大便溏泄、带下清稀等症；也常
用于中医辨证属于脾胃虚寒的胃、十二指肠溃疡，以及各种腹泻的
治疗。

【现代应用】本方常用于腹泻、肠易激综合征、面神经炎、慢性

胃炎、原发性痛经、溃疡性结肠炎等证属脾胃虚寒较甚，或脾肾阳虚者。

1. 临床应用

（1）腹泻　临床报道，附子理中丸（汤）加味温补脾肾，调理营血，固涩止泻，治疗久泻，疗效明显。又有报道，以附子理中丸配合按揉足三里、提中强穴及分明阳穴；后经消毒神阙穴后，将附子理中丸做成半粒花生米大小之药丸纳入其内固定，总有效率为98%。

（2）肠易激综合征　临床研究显示，以四神丸合附子理中丸治疗腹泻型肠易激综合征，明显优于西医常规治疗法。

（3）面神经炎　临床报道，附子理中汤重用附子，少佐升麻、柴胡，治疗急性面神经炎，总有效率100%。

（4）慢性胃炎　临床报道，采用理中丸内服，结合穴位针灸，取穴中脘、章门、关元、足三里等穴，连续针灸2～5个疗程。75例慢性胃炎患者治愈35例，显效20例，好转15例，无效5例，有效率93%。慢性浅表性胃炎以附子理中汤加味，温阳散寒，益气健脾，48例患者中，临床治愈25例，占52.8%；有效20例，占41.67%；无效3例，占6.25%，总有效率为93.5%。

（5）原发性痛经　临床报道，附子理中汤配合艾灸治疗原发性痛经65例，总有效率98.46%。

2. 药理作用

溃疡性结肠炎　毒理实验结果显示，附子理中丸长期反复给药对大鼠肝肾功能和脊髓有一定的影响，正常动物与脾虚型溃疡性结肠炎模型动物间的毒性差异不明显。

【使用注意】忌食生冷食物；不适用于肠结核腹泻、急性肠炎腹泻，哺乳期妇女慎用，孕妇忌服。

【参考文献】

[1] 崔杰.附子理中丸（汤）加味治疗久泻56例[J].光明中医,2012,27（4）:
709-710.

[2] 王有芝.附子理中丸敷脐治疗婴幼儿秋季腹泻150例[J].中国社区医师,
2006,22（17）:41.

[3] 叶蜀晖.四神丸合附子理中丸治疗腹泻型肠易激综合征62例[J].山东中
医杂志,2010,29（5）:310.

[4] 吴振成.附子理中汤重用附子治疗急性面神经炎120例效果观察[J].山东
医药,2009,49（23）:53.

[5] 赵珩,张建功.附子理中丸合针灸治疗慢性胃炎75例分析[J].中国误诊
学杂志,2007,7（23）:5666-5667.

[6] 杜春文.附子理中汤治疗慢性浅表型胃炎48例[J].实用中医药杂志,
2005,21（10）:598.

[7] 金焱.附子理中汤配合艾灸治疗原发性痛经65例[J].陕西中医,2010,
31（3）:280-281.

[8] 徐新华,李能,郑侠.附子理中丸对正常及脾虚型溃疡性结肠炎模型大鼠
长期毒性研究[J].中药药理与临床,2012,28（2）:15-16.

玉液汤

【出处】《医学衷中参西录》

【组成】生山药一两（30g）　生黄芪五钱（15g）　知母六钱（18g）
生鸡内金二钱（捣细）（6g）　葛根一钱半（5g）　五味子三钱（9g）　天
花粉三钱（9g）

【用法】水煎服（现代用法:水煎服）。

【功用】益气生津,润燥止渴。

【主治】肾虚胃燥之消渴。口渴引饮,水精下流,小便频数量多,
困倦气短,舌嫩红而干,脉虚细无力。

【源流】本方收录于张锡纯《医学衷中参西录》上册卷二。原书提出："消渴之证，多由于元气不升，此方乃升元气以止渴者也。方中以黄芪为主，得葛根能升元气。而又佐以山药、知母、花粉以大滋真阴，使之阳升而阴降，自有云行雨施之妙也。用鸡内金者，因此证尿中皆含有糖质，用之以助脾胃强健，化饮食中糖质为津液也。用五味者，取其酸收之性，大能封固肾关，不使水饮急于下趋也。"临床所见口渴尿多，困倦气短，脉虚细无力等均属本方治疗范围。

【现代应用】本方常用于胃炎、口眼干燥、关节炎综合征、老年口干症、糖尿病肾病、糖尿病等证属肾虚胃燥者。

1. 临床应用

（1）胃炎　临床报道显示，以玉液汤治疗胃阴不足胃痛，治疗 20 剂后，症状明显缓解。

（2）老年口干症　临床报道显示，老年口干症患者 68 例，使用健脾升津法治疗，以玉液汤加味为基础方，治愈 51 例，显效 9 例，好转 5 例，无效 3 例，总有效率为 95.58%。提示健脾升津法为治疗老年口干症的有效方法。

（3）糖尿病肾病　临床报道显示，将原发病为糖尿病肾病的慢性肾功能不全患者随机分为治疗组与对照组，治疗组在常规治疗的基础上加服玉液汤，对照组口服包醛氧淀粉，两组疗程均为 3 个月，治疗组能明显改善患者临床症状、体征，显著改善糖代谢紊乱，优于对照组。

（4）糖尿病骨代谢紊乱　临床报道显示，采用加味玉液汤治疗 2 型糖尿病骨代谢紊乱，给予加味玉液汤治疗，提示加味玉液汤能有效纠正 2 型糖尿病骨代谢紊乱。

2. 药理作用

糖尿病　实验研究显示，用高脂饲料复制胰岛素抵抗大鼠动物模型，提示玉液汤对胰岛的修复作用不明显，只是通过降低胆固醇及甘油三酯水平改善胰岛素抵抗。

【使用注意】服药期间，忌食甜物。

【参考文献】

［1］王乃汉．玉液汤治疗胃阴不足胃痛126例［J］.湖北中医杂志,1990,12（6）:
　　8.

［2］郎世平，陈惠英，李奕才.健脾升津法治疗老年口干症68例疗效观察［J］.
　　四川中医，2008，26（12）：85.

［3］庞晓英，高继宁，钱雅玉.玉液汤治疗糖尿病肾病所致慢性肾功能不全临
　　床观察［J］.上海中医药杂志，2006，40（9）：43-44.

［4］冯锋，董琳，张义伟.玉液汤治疗大鼠胰岛素抵抗实验研究（Ⅱ）［J］.时
　　珍国医国药，2008，19（5）：1166.

［5］石景洋，刘焕华.加味玉液汤对2型糖尿病骨代谢紊乱的影响［J］.中国临
　　床康复，2003，7（30）：4166.

还少丹

【出处】《洪氏集验方》

【组成】干山药　牛膝（酒浸一宿，焙干）各一两半（各45g）　山茱萸　白茯苓（去皮）　五味子　肉苁蓉（酒浸一宿，焙干）　石菖蒲　巴戟（去心）　远志（去心）　杜仲（去粗皮，用生姜汁并酒合和，涂炙令热）　楮实　舶上茴香各一两（各30g）　枸杞子　熟干地黄各五钱（各15g）

【用法】上药捣罗为末，炼蜜入枣肉为丸，如梧桐子大。每服三十丸，用温酒、盐汤送下，空腹，日进三服（现代用法：丸剂，每服9g，日2～3次）。

【功用】温补脾肾，养心安神。

【主治】脾肾虚损。腰膝酸软，失眠健忘，眩晕倦怠，小便混浊，遗精阳痿，未老先衰，疲乏无力。

【源流】本方收录于《洪氏集验方》卷一之还少丹。异名还少丸

（《杨氏家藏方》卷九）、滋阴大补丸（《医学正传》卷三）。原书指出：
"功用为温补脾肾，养心安神。治虚损劳伤，脾肾虚寒，心血不足，腰膝酸软，失眠健忘，眩晕倦怠，小便混浊，遗精阳痿，未老先衰，疲乏无力。"《仁斋直指》卷九之还少丹以本方加续断、菟丝子"补虚劳、益心肾、生精血，主心虚肾冷，漏精白浊，梦遗"。《叶氏女科》卷四之还少丹以本方加续断、菟丝子，用于"男子虚寒艰嗣。脾肾虚寒，饮食少思，发热盗汗，遗精白浊，真气亏损，肌体瘦弱。脾肾不足而足痿者，及一切亏损体弱之证"。《扶寿精方》之还少丹以本方加何首乌、黄柏、补骨脂、车前子、柏子仁、麦门冬、天门冬，去山药、山茱萸、白茯苓、五味子等用于"发白返黑，益精补髓，壮元阳，却病延年"。《外科大成》卷二之还少丹以本方加续断、菟丝子，用于"补肝肾，进饮食。主鹤膝风"。本方广为后世医家所用，其应用范围不断扩大且沿用至今。

【现代应用】本方常用于男性不育症、老年性痴呆、记忆障碍、高脂血症等证属脾肾虚损者。

1. 临床应用

（1）男性不育症　以还少丹配合锌硒宝治疗男性不育症，发现二者合用能明显增加和提高患者精子密度活率及活力。

（2）老年性痴呆　在口服阿米三嗪/萝巴新基础上，以还少丹加减治疗血管性痴呆，疗效优于口服阿米三嗪/萝巴新。

2. 药理作用

（1）记忆障碍　还少丹能改善记忆障碍模型小鼠的空间学习记忆能力，高剂量可明显改善氢溴酸东莨菪碱诱导记忆障碍模型小鼠的空间参考记忆和工作记忆能力。

（2）高脂血症　将还少丹运用于老年大鼠高脂血症模型，能降低其血脂中总胆固醇三酰甘油、低密度脂蛋白胆固醇的含量，升高高密度脂蛋白胆固醇的含量，并使体质量下降。提示还少丹对老年大鼠具有调节血脂和减肥作用，从而抑制动脉硬化的发生。

【**使用注意**】忌辛辣、生冷、油腻食物；宜饭前服用，且不宜长期服用。

【**参考文献**】

［1］于凤娟，王莹，郑艳辉.还少丹配伍锌硒宝治疗男性不育症的临床观察［J］.黑龙江医学，2002，26（7）：531.

［2］张晶，张彪.还少丹加减治疗血管性痴呆54例［J］.南京中医药大学学报，2008，24（6）：424-425.

［3］龚梦鹃，邹忠杰，谢媛媛.还少丹对记忆障碍模型小鼠空间学习记忆能力的影响［J］.时珍国医国药，2011，22（8）：1912-1913.

［4］阳力争，刘群良，成细华.还少丹对老年大鼠高脂血症模型血脂及体质量的影响［J］.湖南中医学院学报，2006，26（3）：18-19.

五、肝肾同治常用方剂

杞菊地黄丸

【**出处**】《麻疹全书》

【**组成**】六味地黄丸加枸杞子　菊花各三钱（各9g）

【**用法**】上为细末，炼蜜为丸，如梧桐子大，每服三钱（9g），空腹服（现代用法：蜜丸，每服9g，日2次；汤剂，水煎服；浓缩丸，每次8粒，每日2次；口服液，每次10mL，日2次；胶囊剂，每次5粒，日3次；片剂，每次4片，日3次）。

【**功用**】滋补肾阴，养肝明目。

【**主治**】肝肾阴虚证。两目昏花，视物模糊，或眼睛干涩，迎风流泪等。

【**源流**】本方首见于《麻疹全书》，原名"杞菊六味丸"，《医级》卷八谓之"杞菊地黄丸"，《医家四要》改丸为汤，名"杞菊六味汤"。本方乃六味地黄丸加枸杞子、菊花而成，主治肝肾不足，目生花歧视，或干涩眼痛，以及肝血虚，目耗散而不明。《类证治裁》以本方大剂煎服，治肝肾受损，阴火上乘之两目肿痛难开，旬日后白睛通赤入上，中裹白膜，视物无睹，服散风火退浮翳之药不应者。《顾松园医镜》以本方去泽泻，加麦冬、五味子，亦名杞菊地黄丸，通治肝血肾水虚衰目疾，并谓："此方滋阴固精明目，不寒不热，和平之剂，久服最效。"

【现代应用】本方常用于干眼症、老年性白内障、老年性黄斑变性、高血压、糖尿病等证属肝肾阴虚者。

1. 临床应用

（1）干眼症　研究表明，杞菊地黄丸能促进泪液分泌，延长泪膜破裂时间，改善临床症状，对干眼症有较好疗效。

（2）老年性白内障　临床研究表明，长期服用杞菊地黄丸能减缓视力下降速度，对老年性白内障的发展有一定的控制作用。

（3）老年性黄斑变性　临床观察显示，杞菊地黄口服液能提高视力、改善 Amsler 表中心视野、转化软性玻璃膜疣，有效治疗早期老年黄斑变性。

（4）高血压　研究表明，杞菊地黄丸能明显改善高血压患者的临床症状，有一定的降压作用，联合硝苯地平、波依定等西药疗效尤为确切，能抑制内皮素、血管紧张素 II 的生物活性，同时促进降钙素基因相关肽的释放。

（5）糖尿病　杞菊地黄丸能降低血糖，对糖尿病有一定治疗作用。长期服杞菊地黄丸能改善 2 型糖尿病视网膜病变患者的视物障碍和眼底病变，对 2 型糖尿病视网膜病变有明显的防治作用。

2. 药理作用

（1）老年性黄斑变性　杞菊地黄口服液能降低血沉、血沉方程 K 值、血浆比黏度、红细胞电泳率，升高全血比黏度、红细胞压积、高切下全血还原比黏度，通过改善血液流变参数，提高老年性黄斑变性的疗效。

（2）高血压　本方还能明显改善血管紧张素 II 诱导损伤的血管

内皮细胞超微结构，对保护高血压血管内皮细胞损伤具有一定的作用。

【使用注意】感冒发热者不宜用。

【参考文献】

［1］林秋霞，韦企平．杞菊地黄丸治疗干眼症的临床研究［J］．中国中医眼科杂志，2012，22（3）：172-175.

［2］黄江丽．杞菊地黄丸对老年性白内障发展的控制观察［J］．亚太传统医药，2007，3（9）：40-41.

［3］李玉涛．杞菊地黄口服液治疗老年早期黄斑变性临床分析［J］．中国中医眼科杂志，1992，2（3）：153-154.

［4］李玉涛．杞菊地黄口服液对老年性黄斑变性患者血液流变学的影响［J］．中国中医眼科杂志，1994，4（4）：210-211.

［5］朱春秋．杞菊地黄丸联合硝苯地平控释片治疗老年性高血压的疗效分析［J］．中国医药科学，2012，2（3）：119，121.

［6］杜边军，黄祖芳，孔祥春．杞菊地黄丸联合波依定对高血压患者血浆 Ang Ⅱ、ET 及 CGRP 水平的影响［J］．中医药信息，2009，26（4）：53-54.

［7］多芳芳，邹志东，王文娟，等．杞菊地黄丸对血管紧张素Ⅱ诱导损伤的血管内皮细胞超微结构的影响［J］．中国医药导刊，2010，12（10）：1751-1752，1750.

［8］范钦平．杞菊地黄丸加味治疗糖尿病33例［J］．中国民间疗法，2003，11（9）：53.

［9］何扳龙，唐艳平，庄光波，等．杞菊地黄丸治疗2型糖尿病背景型视网膜病变的近远期疗效观察［J］．中国医药导报，2009，6（24）：83，118.

石斛夜光丸

【出处】《瑞竹堂经验方》

【组成】天门冬（去心，焙） 麦门冬（去心） 生地黄 熟地黄 新罗参（去芦） 白茯苓（去黑皮） 干山药各一两（各30g） 枸杞子（拣净） 牛膝（酒浸，另捣） 金钗石斛（酒浸，焙干，另捣） 草决明（炒） 杏仁（去皮、尖，炒） 甘菊（拣净） 菟丝子（酒浸，焙干，另捣） 羚羊角（镑）各七钱半（各23g） 肉苁蓉（酒浸，焙干，另捣） 五味子（炒） 防风 甘草（炙赤色，锉） 沙苑蒺藜（炒） 黄连（去须） 枳壳（去瓤，面炒） 川芎 生乌犀（镑） 青葙子各半两（各15g）

【用法】上药捣为极细末，炼蜜为丸，如梧桐子大。每服三五十丸（10～15g），空心温酒送下，盐汤亦可（现代用法：如上法为蜜丸，每丸10g，早、晚各服一丸，淡盐汤送服）。

【功用】滋补肝肾，清肝明目。

【主治】肝肾不足，风火上扰证。瞳神散大，视物昏花，羞明流泪，头晕目眩，两目干涩，内障目暗。

【源流】本方首见于元代沙图穆苏所撰《瑞竹堂经验方》，原名夜光丸，主治"肾虚血弱，风毒上攻眼目，视物昏花不明，久而渐变内障"，可见，本方原为肾虚风热上攻之眼疾而设。元末眼科医家倪维德将本方收入《原机启微》，并更名为石斛夜光丸，用以"治神水宽大渐散，昏如雾露中行，渐睹空中有黑花，渐睹物成二体，久则光不收，及内障，神水淡绿色、淡白色者"等瞳神之疾。本方融补、清、散三法于一方，五脏并补以补益肝肾为主，清肝火于内，散风热于外，体现了中医治疗眼疾的基本大法，其配伍方法对后世眼科组方产生了较大的影响。

【现代应用】本方常用于白内障、干眼症、玻璃体混浊、中心性浆液性脉络膜视网膜病变等证属肝肾不足，火热上扰者。

1. 临床应用

（1）干眼症 临床观察表明，石斛夜光丸联合羟糖苷滴眼液治疗干眼症有确切疗效，能显著增加泪液分泌量，延长泪膜破裂时间，较单纯局部应用羟糖苷滴眼液疗效更好。

（2）玻璃体混浊 口服石斛夜光丸、血塞通片并给予氨碘肽滴眼液滴眼治疗玻璃体变性混浊，疗效优于单纯应用氨碘肽滴眼液，是一种有效治疗玻璃体变性混浊的方法。

（3）中心性浆液性脉络膜视网膜病变 口服石斛夜光丸合复方血栓通胶囊治疗中心性浆液性脉络膜视网膜病变有明显疗效，并具有疗程短、复发率低的特点，效果优于口服地巴唑、肌苷片等。

2. 药理作用

白内障 研究表明，石斛夜光丸颗粒剂及丸剂均可延缓大鼠半乳糖性白内障形成，并能改善家兔球结膜微循环，对白内障有预防及治疗作用。

【使用注意】本方药性偏凉，且较为滋腻，阳虚者忌用，脾虚便溏者慎用。

【参考文献】

[1] 孙兆泉，彭源贵，首弟武，等.石斛夜光颗粒剂对大鼠实验性白内障及家兔球结膜微循环的影响［J］.中国中医眼科杂志，1998，8（1）：1-4.

[2] 徐静静，叶河江.石斛夜光丸联合羟糖苷滴眼液治疗肝肾阴虚型干眼症的临床观察［J］.成都中医药大学学报，2010，33（1）：18-20.

[3] 程凯尧.石斛夜光丸、血塞通片联合氨碘肽滴眼液治疗玻璃体变性混浊［J］.江西医药，2008，43（4）：334-335.

[4] 黄江丽.石斛夜光丸合复方血栓通胶囊治疗中心性浆液性脉络膜视网膜病变［J］.光明中医，2008，23（12）：1934-1935.

知柏地黄丸

【出处】《医方考》

【组成】熟地黄八两（24g） 山萸肉（去核，炙） 山药各四两（各12g） 泽泻 牡丹皮（去木） 白茯苓各三两（各9g） 黄柏（盐炒）知母（盐炒）各二两（各6g）

【用法】上为末，炼蜜为丸，如梧桐子大，每服二钱（6g），温开水送下（现代用法：蜜丸，每服9g，日2~3次；汤剂，水煎服）。

【功用】滋阴降火。

【主治】肝肾阴虚，虚火上炎证。腰膝酸软，头晕目眩，耳鸣耳聋，盗汗，遗精，消渴，骨蒸潮热，手足心热，口燥咽干，牙齿动摇，足跟作痛，小便淋沥，以及小儿囟门不合，舌红少苔，脉沉细数。

【源流】本方由明代医家吴昆创制，见于《医方考》卷三和卷五，即书中所载六味地黄丸加黄柏知母方。吴昆在卷三虚损劳瘵门第十八中指出"肾劳，背难俯仰，小便不利，有余沥，囊湿生疮，小腹里急，便赤黄者，此方主之"。卷五瘵瘵门第四十五中记载"肾气热，则腰脊不举，骨枯而髓减，发为骨痿，宜此方主之"，归纳出本方主治病证的病机是肾阴亏虚，命门之火无制，具有滋阴降火之功。从本方的药物组成上看，是《小儿药证直诀》中六味地黄丸加入黄柏和知母而成；从本方药物剂量的比例上来看，与六味地黄丸相同。由于六味地黄丸创制在先，故本方沿用其主治，为治疗肾阴亏虚，阴虚火旺之证。后世医家亦多用之。如《景岳全书》卷五十一新方八阵之寒阵中增加黄柏和知母用量到各三两，更名为滋阴八味丸，主治"阴虚火盛，下焦湿热"，将此方变丸为汤，即名滋阴八味煎。到清代《医宗金鉴》删补名医方论卷二中明确指出六味地黄丸加黄柏、知母，名知柏地黄丸，"治两尺脉旺，阴虚火动，午热骨痿，王冰所谓壮水之主，以制阳光者是也"。至此，后世医家用本方治疗阴虚火旺之证沿用至今。

【现代应用】本方常用于糖尿病、性早熟、复发性口腔溃疡、骨质疏松症、围绝经期综合征、甲状腺功能亢进等证属肝肾阴虚，虚火上炎者。

1. 临床应用

（1）糖尿病　本方在降低葡萄糖耐量受损患者血糖的同时，还可显著降低患者的腰围、TG 及 TC，较单纯生活方式干预更为有效，表明知柏地黄丸可减少 2 型糖尿病高危人群的心脑血管疾病的危险因子，预防心脑血管事件的发生。

（2）性早熟　临床研究发现，与单用曲普瑞林比较，西药联合知柏地黄丸治疗特发性性早熟女性患儿，可有效缓解第二性征提前发育，改善下丘脑 - 垂体 - 性腺轴功能，抑制骨龄提前，还可在一定程度上缓解骨质的过分流失。

（3）复发性口腔溃疡　用知柏地黄丸合复方丹参片治疗复发性口腔溃疡患者，疗效优于左旋咪唑、维生素 B_2、维生素 C、西吡氯铵的治疗。进一步分析发现，治疗后，患者的全血黏度、血浆黏度、血小板聚集率、红细胞聚集指数、纤维蛋白原、血沉，均有明显的下降，说明知柏地黄丸联合复方丹参片有明显地降低复发性口腔溃疡患者血液流变学增高状态的作用，并通过降低血液流变学的多项指标，改善微循环，达到治疗效果。对于老年复发性口腔溃疡患者的治疗，知柏地黄丸与甘草锌联合治疗疗效优于单用知柏地黄丸。

（4）骨质疏松症　采用加味知柏地黄丸治疗阴虚型骨质疏松症患者 58 例，临床疗效显著，可有效地缓解患者疼痛症状。还有研究发现，知柏地黄丸联合骨瓜提取物注射液治疗绝经后骨质疏松症（肝肾阴虚型），疗效优于口服阿伦膦酸钠维生素 D_3 片，对疼痛的改善更为明显。

（5）围绝经期综合征　天王补心丸配伍知柏地黄丸可提高和改善更年期症状，减轻病人痛苦，效果优于常规西药对症治疗。用知柏地黄丸配合雌激素治疗更年期综合征，根据证候表现，加减口服尼尔

雌醇片、维生素 E 片、维生素 B$_6$ 片等中西医结合治法，总有效率为
100%。

（6）甲状腺功能亢进　本方联用丙硫氧嘧啶片治疗甲状腺功能亢进
患者，能显著减慢患者的心率，增加体质量，减低游离三碘甲腺原氨
酸和游离甲状腺素，升高促甲状腺激素，减少游离脂肪酸及抵抗素水
平，升高脂联素及瘦素水平，从而显著改善甲状腺功能亢进患者体内
甲状腺激素及相关脂肪细胞因子的水平，其机制是否与通过知柏地黄
丸的滋阴降火作用减少了机体的高血流灌注及高血流动力，从而改善
了甲亢患者的高代谢、高消耗状况所导致的组织缺氧有关，有待进一
步探讨。

2. 药理作用

（1）糖尿病　知柏地黄丸中的多种药物成分具有改善胰岛素抵抗、
调节脂质代谢及抗炎、抗氧化等作用，可能是知柏地黄丸预防糖尿病并
减少其心脑血管疾病风险的主要原因，但具体的机制尚需进一步研究。

（2）性早熟　本方可对抗瘦素诱导的幼龄雌鼠性早熟，其治疗作用
可能与其能抑制下丘脑 - 垂体 - 性腺轴功能的提前发动有关。本方对抑
那通刺激诱导的雌鼠性早熟模型也具有一定的对抗作用，其机制可能是
通过抑制下丘脑 - 垂体 - 性腺轴的靶腺（性腺）而起作用。进一步研究
发现，其机制是抑制垂体分泌黄体生成素，进而抑制雌二醇分泌，或直
接抑制瘦素对性腺的作用。

【使用注意】脾虚泄泻者慎用。

【参考文献】

［1］龚敏，白春英，赵英英，等 . 知柏地黄丸对葡萄糖耐量受损的干预作用
　　［J］. 中国中医药信息杂志，2013，20（8）：72-73.

［2］付宝才 . 知母总皂苷对高脂血症大鼠血脂及肝脏低密度脂蛋白受体活性的
　　影响［D］. 青岛：青岛大学，2005.

［3］史正刚 . 知柏地黄丸对肾上腺皮质激素致肾阴虚幼龄大鼠免疫功能的影响

　　［J］.中国实验方剂学杂志，2006，12（1）：62-64.

［4］刘孟渊.知柏地黄丸对瘦素诱导特发性性早熟模型小鼠的影响［J］.广州中
　　医药大学学报，2008，25（6）：544-548.

［5］徐雯，刘孟渊，肖柳英，等.加减知柏地黄丸对抗瘦素诱导特发性性早熟
　　模型的实验研究［J］.中国实验方剂学杂志，2009，15（6）：62-65.

［6］顾淑萍，陈美元.曲普瑞林联合知柏地黄丸对女性特发性性早熟第二性征、
　　骨龄及骨密度的影响［J］.现代中西医结合杂志，2013，22（26）：2283-
　　2285.

［7］周萍，周莹.知柏地黄丸合复方丹参片治疗复发性口腔溃疡临床观察［J］.
　　实用中医药杂志，2007，23（9）：561-562.

［8］周萍.知柏地黄丸联合复方丹参片对复发性口腔溃疡患者血液流变学影响
　　的研究［J］.云南中医中药杂志，2012，33（1）：24-27.

［9］孙兰池.知柏地黄丸与甘草锌联合治疗老年复发性口腔溃疡疗效观察［J］.
　　河北北方学院学报，2009，26（4）：36-37.

［10］徐俊.加味知柏地黄丸治疗骨质疏松症58例临床观察［J］.江苏中医药，
　　　2011，43（6）：45.

［11］白金丽，李怡莹，胡军.知柏地黄丸联合骨瓜提取物注射液治疗绝经后骨
　　　质疏松症70例疗效评价［J］.现代医药卫生，2014，30（3）：342-345.

［12］贺萍生，贺新生.天王补心丸配伍知柏地黄丸治疗更年期综合征［J］.中
　　　国社区医师，2011，13（7）：135.

［13］韩素新，辛德梅，冀守明.知柏地黄丸配合雌激素治疗更年期综合征172
　　　例［J］.陕西中医，2008，29（9）：1174.

［14］薛青，张桦，蔡素玲，等.知柏地黄丸对甲状腺功能亢进症患者抵抗素、
　　　脂联素及瘦素的影响［J］.中成药，2009，31（10）：1488-1490.

大补阴丸

【出处】《丹溪心法》

【组成】熟地黄（酒蒸）　龟甲（酥炙）各六两（各180g）　黄柏

（炒褐色） 知母（酒浸，炒）各四两（各120g）

【用法】上为末，猪脊髓蒸熟，炼蜜为丸。每服七十丸（6～9g），空心盐白汤下（现代用法：上四味，碾为细末，猪脊髓适量蒸熟，捣如泥状；炼蜜，混合拌匀和药粉为丸，每丸约重15g，每日早晚各服1丸，淡盐水送服，或水煎服，用量按原方比例酌减）。

【功用】滋阴降火。

【主治】阴虚火旺证。骨蒸潮热，盗汗遗精，咳嗽咯血，心烦易怒，足膝疼热，舌红少苔，尺脉数而有力。

【源流】本方为金元医家朱震亨所创。朱氏提出"阳常有余，阴常不足"的论点，创立了许多滋阴降火方剂，尤以本方为代表。本方原名大补丸，《丹溪心法》谓其"降阴火，补肾水"。《医学正传》卷三据其滋阴补肾之功而更名为大补阴丸，并沿用至今。本方对后世滋阴降火法的应用影响极大。后世治疗肝肾阴虚火旺之证，多依本方配伍之法：滋阴多用熟地黄、龟甲之类，降火常以知母、黄柏之属。吴谦《医宗金鉴·删补名医方论》言："是方能骤补真阴，承制相火，较之六味功效尤捷……是谓培其本，清其源矣。"陈念祖《时方歌括》："此治阴虚发热之恒法也……李士材、薛立斋、张景岳辈以苦寒而置之，犹未参透造化阴阳之妙也。"因本方较为滋腻，明代吴昆《医方考》将知母、黄柏与六味地黄丸相合而成"六味地黄丸加黄柏知母方"，至清《医宗金鉴》更名为知柏地黄丸，如此滋腻之性减，而清火之力优，较之大补阴丸更受后世医家推崇，成为治疗肝肾阴虚火旺最为常用的方剂。

【现代应用】本方常用于更年期综合征、甲状腺功能亢进、性早熟、自身免疫性疾病等证属阴虚火旺者。

1. 临床应用

（1）更年期综合征 临床观察显示，大补阴丸能调节月经，缓解潮热面红、情志异常等症状，对妇女更年期综合征有一定治疗作用。

（2）性早熟 临床研究表明，大补阴丸对女童特发性中枢性性早熟

（ICPP）有较好的治疗作用，可使生殖器官发育受到抑制，子宫、卵巢容积缩小，性激素水平下降，骨龄指数下降。

2. 药理作用

（1）更年期综合征　实验研究表明，大补阴丸能降低去卵巢更年期模型大鼠的促卵泡激素、促黄体生成激素水平，缓解肾上腺萎缩，对妇女更年期综合征防治具有积极意义。

（2）甲状腺功能亢进　研究表明，大补阴丸能降低甲亢模型大鼠血清游离三碘甲状腺原氨酸、游离甲状腺素、三碘甲腺原氨酸、甲状腺素，提高促甲状腺激素含量；亦能改善甲亢大鼠胸腺的病理改变，对甲状腺激素调节产生一定影响。

（3）性早熟　实验研究显示，大补阴丸可使真性性早熟模型大鼠阴门开启数显著减少，子宫系数降低，卵巢黄体数减少，延缓子宫的提前发育，发挥治疗性早熟的作用。

【使用注意】火热属于实证者以及脾虚便溏者，不宜用。

【参考文献】

［1］薄丽亚，王茹，李俊敏.大补阴丸加减治疗妇女更年期综合征［J］.中医药学刊，2006，24（2）：349.

［2］汪文来，赵红霞，金香兰，等.大补阴丸及加减方对去卵巢更年期模型大鼠血清FSH、LH及体质量、肾上腺指数的影响［J］.中国中医基础医学杂志，2013，19（3）：280-281，285.

［3］龙玲，胡方林，刘仙菊，等.大补阴丸对甲亢大鼠FT_3、FT_4、T_3、T_4、TSH影响的实验研究［J］.中国中医药现代远程教育，2008，6（9）：1009-1010.

［4］胡方林，刘仙菊，张国民，等.大补阴丸对实验性甲亢大鼠胸腺病理改变的影响［J］.世界中西医结合杂志，2008，3（6）：322-323.

［5］王瑞芹，刘国华，牟春山，等.中药大补阴丸治疗女性特发性性早熟的临床研究［J］.中国医疗前沿，2012，7（1）：19.

［6］陈永霞，程敏，缪云萍，等.大补阴丸对真性性早熟模型大鼠的治疗作用
　　［J］.中国药理学与毒理学杂志，2012，26（1）：47-51.

一贯煎

【出处】《续名医类案》

【组成】北沙参　麦冬　当归身各三钱（各9g）　生地黄六钱至
一两五钱（18～30g）　枸杞子三钱至六钱（9～18g）　川楝子一钱半
（4.5g）（原书无用量，据人民卫生出版社《方剂学》教材补）

【用法】水煎服。

【功用】滋阴疏肝。

【主治】肝肾阴虚，肝气郁滞证。胸脘胁痛，吞酸吐苦，咽干口燥，
舌红少津，脉细弱或虚弦。亦治疝气瘕聚。

【源流】本方为清代医家魏之琇所创制，首载于《续名医类案》卷
十八高鼓峰、吕东庄治胃痛案的按语中。魏氏云："此病外间多用四磨、
五香、六郁、逍遥，新病亦效，久服则杀人矣。"又云："高吕二案，持
论略同，而俱用滋水生肝饮。子早年亦尝用此，却不甚应，乃自创一
方，名一贯煎，用北沙参、麦冬、地黄、当归、杞子、川楝，六味出入
加减，投之应如桴鼓……可统治胁痛、吞酸、吐酸、疝瘕，一切肝病。"
王士雄将其辑入《柳州医话》，并指出"胸胁痛，有因于痰饮者，滋腻
亦不可用也"，使其广为流传。《归砚录》以其治妇人少腹瘕聚，覆杯即
愈。《冷庐医话》言其为治心痛、胃痛、胁痛之要方。从本方配伍而言，
以大队滋补柔润药配伍疏肝理气之品，补中有疏补而不滞，较那些一见
胁痛气滞即用辛香燥烈之品，以至"屡发屡服，则肝血燥竭，少壮者多
成劳，衰弱者多发厥而死"者，确实独树一帜，张山雷称其"乃养阴方
中之别出机杼者"，"涵养肝阴无上良方"。

【现代应用】本方常用于慢性肝炎、慢性胃炎、消化性溃疡、糖尿
病等证属阴虚兼气滞者。

1. 临床应用

（1）慢性胃炎　一贯煎常用于萎缩性胃炎、浅表性胃炎、胆汁反流性胃炎等多种慢性胃炎的治疗。临床观察显示，一贯煎能改善慢性萎缩性胃炎的临床症状，减轻腺体萎缩程度，疗效优于西药。

（2）消化性溃疡　一贯煎能改善消化性溃疡的临床症状，缩小胃镜下溃疡面积，且复发率低。

2. 药理作用

（1）慢性肝炎　研究表明，一贯煎能降低肿瘤坏死因子 - α 致肝炎小鼠模型血清丙氨酸氨基转移酶、天门冬氨酸氨基转移酶，减轻小鼠肝组织病理改变，促进肝组织 cIAP1 蛋白的表达，发挥保肝、降酶的作用。

（2）消化性溃疡　实验研究表明，一贯煎能显著减轻无水乙醇或 0.2NaOH 所致的急性胃黏膜损伤，且有一定的量效关系，并能加快已经形成的无水乙醇性胃黏膜损伤的修复过程。

（3）糖尿病　一贯煎能降低经灌服高脂高糖乳剂及注射链脲佐菌素复制糖尿病大鼠血糖、胰岛素、胰岛素抵抗指数，对糖尿病并发肝功能异常、胃轻瘫、抑郁症、视网膜病变等亦有一定治疗作用。

【使用注意】方中甘寒滋腻药偏多，若证属停痰积饮，不宜使用。

【参考文献】

［1］刘文兰，油红捷，张红月，等 . 一贯煎治疗肝炎药理机制的研究［J］. 中国实验方剂学杂志，2010，16（5）：192-194.

［2］崔颖蕾，沈焕彬 . 一贯煎方治疗慢性萎缩性胃炎的疗效观察［J］. 中国中西医结合消化杂志，2013，21（8）：414-415.

［3］李莉，王伟 . 一贯煎加味治疗消化性溃疡 40 例［J］. 现代中医药，2010，30（3）：18.

［4］李林，刘芭，宋湘芝，等 . 一贯煎抗急性实验性胃溃疡和促进溃疡愈合作用［J］. 广东医学，1998，19（5）：328-330.

［5］王晓敏，周志愉，施翠芬，等．一贯煎对 2 型糖尿病大鼠血糖、IL-6 及 PI3K 的影响［J］．时珍国医国药，2013，20（1）：257-258.

二至丸

【**出处**】《扶寿精方》

【**组成**】冬青子（去梗叶，酒浸一昼夜，粗布袋擦去皮，晒干为末）（20g）旱莲草（待出时，采数担，捣汁，熬浓）（20g）（原书未著用量）

【**用法**】二药为丸，如梧桐子大。每夜酒下一百丸（现代用法：女贞子粉碎成细粉，过筛。墨旱莲加水煎煮二次，合并煎液，滤过，滤液浓缩至适量，加炼蜜 60g 及适量的水，与上述粉末泛丸，干燥即得）。

【**功用**】补益肝肾，滋阴止血。

【**主治**】肝肾阴虚证。眩晕耳鸣，咽干鼻燥，腰膝酸痛，下肢痿软，月经量多，舌红苔少，脉细或细数。

【**源流**】本方源自明代吴旻《扶寿精方·诸虚门》，原名女真丹，服之可"发白返黑，健腰膝，强阴不足，能令老者无夜起之劳"。明代王三才《医便》中提出"冬青子，冬至日采，旱莲草，夏至日采"，故更名为二至丸，并指出本方"清上补下，又能变白为黑，理腰膝，壮筋骨，强阴不足，酒色痰火人服尤更奇效"。本方所用二药均为清凉平补之品，补而不滞，润而不腻，久服不碍脾胃，为平补肝肾常用方。

【**现代应用**】本方常用于骨质疏松症、围绝经期综合征、缺铁性贫血、老年痴呆、乳腺癌、皮肤衰老等属肝肾阴虚者。

1. 临床应用

（1）骨质疏松症　二至丸能升高血雌二醇水平，增加骨密度，改善更年期骨质疏松征症状。

（2）围绝经期综合征　二至丸可有效缓解围绝经期综合征症状，可加味应用，或与二仙汤、六味地黄丸、大补阴丸、甘麦大枣汤、逍遥散、四君子汤等方联合应用。

2. 药理作用

（1）骨质疏松症　研究表明，二至丸对左旋单钠谷氨酸肾虚骨质疏松模型大鼠股骨骨密度、骨矿含量及骨影面积的下降均有明显改善作用；二至丸含药血清能不同程度地促进大鼠原代成骨细胞的增殖，增加大鼠原代成骨细胞 ALP 活性和矿化结节的数量，促进成骨细胞增殖、分化、矿化，有效防止骨质疏松。

（2）缺铁性贫血　加味二至丸对缺铁性贫血大鼠模型（IDA 大鼠模型）的复健实验，表明它能提高缺铁性贫血大鼠血红蛋白（Hb）、血清铁蛋白（SF），降低红细胞内游离原卟啉（PEP）的作用，对缺铁性贫血模型大鼠有明显的治疗作用，并可促进铁的吸收利用，对缺铁性贫血有良好的治疗作用。

（3）老年性痴呆　二至丸能升高老年痴呆小鼠血清和脑组织谷胱甘肽过氧化物歧化、超氧化物歧化酶活力，减少丙二醛含量，改善抗氧化能力。二至丸能明显提高老年痴呆模型小鼠 Na^+-K^+-ATPase、Ca^{2+}-ATPase 活性、缩短小鼠学习潜伏期、延长记忆潜伏期、减少错误次数，维持脑组织的正常功能。

（4）乳腺癌　二至丸能延长二甲基苯蒽诱发性乳腺癌大鼠乳腺肿瘤的平均潜伏期，降低平均肿瘤直径、平均肿瘤体积、平均瘤重，并能降低肿瘤组织中血管内皮生长因子、基质金属蛋白酶 -9 表达，抑制乳腺癌生长恶化。

（5）皮肤衰老　二至丸有提高抗氧化酶活性，增强皮肤组织抗氧化的作用，减少皮肤中的脂质过氧化物，使表皮角化上皮角延长，真皮成纤维细胞数目增多，对皮肤组织衰老有延缓作用。

【使用注意】本方药性偏于寒凉，故脾胃虚寒、大便溏薄者慎用。

【参考文献】

[1] 邢薇薇，张宏，吴锦忠，等. 二至丸对肾阴虚骨质疏松大鼠的影响［J］. 福建中医药，2008，39（6）：45-47.

［2］虞巧英.二至丸治疗更年期骨质疏松症临床疗效观察［J］.海峡药学，
2009，21（11）：169-170.

［3］程敏，王庆伟，刘雪英.二至丸含药血清对成骨细胞增殖、分化及矿化的
影响［J］.时珍国医国药，2013，24（7）：1555-1557

［4］徐树槐.二至丸加味治疗更年期综合征52例［J］.云南中医中药杂志，
2005，26（1）：55.

［5］陈育，吴晓勇，毕莲.加味二至丸对缺铁性贫血模型大鼠复健的实验研究
［J］.贵阳中医学院学报，2007，29（5）：62-64.

［6］陈育.加味二至丸对缺铁性贫血模型大鼠铁吸收利用影响的实验研究［J］.
贵阳中医学院学报，2011，33（4）：144-145.

［7］薛娣，王卫娜.二至丸对老年痴呆小鼠抗氧化能力的影响［J］.临床和实验
医学杂志，2010，9（20）：1550-1551.

［8］李弋，杨友谊.中药二至丸对老年痴呆模型小鼠脑组织 Na$^+$-K$^+$-ATPase、
Ca^{2+}-ATPase 活性及学习记忆的影响［J］.广州医学院学报，2005，33（3）：
23-25.

［9］尚广彬，曾莉萍，赵益，等.二至丸对诱发性乳腺癌组织中 VEGF 和
MMP-9 表达的影响［J］.中国实验方剂学杂志，2013，19（13）：270-273.

［10］丁玉琴，马凤巧，尚喜雨.二至丸对 D- 半乳糖所致衰老小鼠皮肤组织的
抗氧化作用［J］.中国临床康复，2006，10（19）：141-143.

滋水清肝饮

【出处】《医宗己任编》

【组成】熟地（24g） 山药（6g） 黄肉（6g） 丹皮（5g） 茯苓
（5g） 泽泻（5g） 柴胡（3g） 白芍（6g） 山栀（6g） 枣仁（5g）
归身（6g）（原书未著用量）

【用法】水煎服。

【功用】滋阴养血，清热疏肝。

【主治】肝阴亏虚，虚热内生证。头痛头晕，胁肋胀痛，胃脘疼痛，

咽干口燥，舌红少苔，脉虚弦或细软。

【源流】本方为清代医家高鼓峰所制，首见于《医宗己任编》。《四明医案》以本方治小儿盛夏发热，惊搐不已，腰曲目直，小便短赤，面无神色，为火燥生风所致者，尽一剂而汗解便利热退。《东庄医案》以本方治妇人胃脘痛，体中忽热忽止，觉有气逆左胁上，呕吐酸水，脉弦数，重按则濡，为火郁肝血燥者。以上所治，症状迥然不同，但病机则一，乃肝肾阴虚血燥，虚热内生所致，故均以本方治之。吕用晦赞其："取地黄丸之探原而不隔于中，取生地黄汤之降火而不犯于下，真从来之所未及。"《邯郸遗稿》中又有清肝滋肾汤，用药与本方相似而少山栀、枣仁、当归，治妊娠恶阻，少阴肾水既养胎，少阳之火益炽，常与逍遥散合用。《临症验舌法》心与小肠病中，舌见赤色干燥而属小肠阴虚火旺者，以滋水清肝饮去柴胡，加生地、木通治之。《冷庐医话》以本方治心痛、胃痛、胁痛由肝气为患者，并谓："俾肾水涵濡肝木，肝气得舒，肝火渐熄而痛自平。"

【现代应用】本方常用于高血压、围绝经期综合征、抑郁症等属于肝阴亏虚，虚热内生者。

1. 临床应用

（1）高血压　在常规西药处理的基础上加服滋水清肝饮治疗原发性高血压，在显效率、症状改善、降低血压、血液流变性改善等方面均明显优于西药组，经半年随访未发现血压反弹上升者，远期疗效良好。

（2）围绝经期综合征　滋水清肝饮能提高匹兹堡睡眠质量指数（PSQI）评分、WHOQOL-100 评分，治疗肝肾阴虚型围绝经期失眠疗效好，同时可改善围绝经期妇女急躁易怒、烘然汗出等多种躯体不适症状，明显提高生活质量。以黛力新结合滋水清肝饮治疗围绝经期综合征相关情绪障碍，患者抑郁、焦虑量表积分下降，且下降程度优于单用黛力新组，临床疗效良好。

（3）抑郁症　研究表明，滋水清肝饮能使汉密顿抑郁量表评分及神经功能缺损评分下降，ADL认知能力评分上升，有效地改善抑郁障碍，促进神经功能康复，治疗脑卒中后抑郁症；亦能提高血清内分泌激素雌二醇水平，降低卵泡次激素、黄体生成素水平，提高血浆单胺类神经递质去甲肾上腺素、多巴胺、五羟色胺，治疗围绝经期抑郁症，联合心理疏导效果尤佳。

2.药理作用

（1）高血压 滋水清肝饮能改善机体高凝状态，松弛血管平滑肌，保护血管内皮功能，对原发性高血压早期肾脏损害亦有较好疗效。研究表明，滋水清肝饮能提高C型利尿钠肽（CNP）活性，调节血管内皮功能，保护血管内皮，从而发挥降低血压的效应。

（2）围绝经期综合征 实验研究表明，滋水清肝饮能提高围绝经期抑郁模型大鼠ER-α mRNA的转录水平，使ER-α合成增加，提高E-ER的生物效应，进而升高脑内5-HT含量，降低围绝经期抑郁症的发生。

【使用注意】肝阴虚而无虚火妄动者慎用。

【参考文献】

［1］张晓江，江建锋.滋水清肝饮治疗原发性高血压临床观察［J］.中国中医药信息杂志，2007，14（1）：64-65.

［2］陈青.滋水清肝饮干预原发性高血压早期肾脏损害临床研究［J］.中华中医药学刊，2010，28（6）：1332-1334.

［3］谢海波，孙敏，陈新宇.滋水清肝饮对原发性高血压肝肾阴虚证血清CNP的影响［J］.中国中医药现代远程教育，2009，7（4）：47-48.

［4］孙艳.滋水清肝饮治疗围绝经期失眠的临床观察［J］.辽宁中医杂志，2013，40（12）：2533-2534.

［5］孙艳明.滋水清肝饮加减治疗围绝经期综合征相关情绪障碍的临床观察［J］.天津中医药，2013，30（11）：660-662.

［6］姜大珍，冯秋霞，高英堂，等.滋水清肝饮对围绝经期抑郁模型大鼠下丘

脑雌激素 α 受体 mRNA 表达及 5- 羟色胺含量的影响［J］. 天津中医药，2008，25（2）：170-173.

［7］方芳，张勇. 滋水清肝饮治疗脑卒中后抑郁症［J］. 浙江中医药大学学报，2007，31（1）：106-107.

［8］金季玲，赵珂，冯秋霞，等. 中药联合心理疏导治疗围绝经期抑郁症临床研究［J］. 新中医，2011，43（7）：70-72.

固经丸

【出处】《丹溪心法》

【组成】黄芩（炒）　白芍（炒）　龟甲（炙）各一两（各30g）　黄柏（炒）三钱（9g）　椿树根皮七钱半（22.5g）　香附二钱半（7.5g）

【用法】为末，酒糊丸，如梧桐子大，每服五十丸（6g），空心温酒或白汤送下（现代用法：以上六味，粉碎成细粉，过筛，混匀，用水泛丸干燥，即得。每服6g，每日2次，温开水送服；亦可作汤剂，水煎服，用量按原书比例酌定）。

【功用】滋阴清热，固经止血。

【主治】阴虚血热之崩漏。月经过多，或崩中漏下，血色深红或紫黑稠黏，手足心热，腰膝酸软，舌红，脉弦数。

【源流】本方源自《丹溪心法》卷五，无方名，用治经水过多。方名始见于《医方类聚》卷二百一十引《新效方》。朱丹溪为养阴派代表人物，其认为"阳常有余，阴常不足"，创立了许多滋阴降火的方剂，本方即是其中之一。后世治疗阴虚火旺之崩漏，多以本方加减化裁。如《仁术便览》卷四之固经丸为本方加生地、白术"治经水过多，不止"。《类证治裁》卷八以本方加生地黄、芍药治月经先期。另外，本方在流传的过程中主治范围亦有所扩大，如《万病回春》卷六之固经丸即是以本方加山栀、苦参、白术、山茱萸、贝母、干姜，治疗"带下属湿热者"。《简明医彀》则将本方易名为樗白固经丸，用治"经水过多不止，及赤白带下，崩漏淋沥"。

【现代应用】本方常用于功能失调性子宫出血、人流术后月经过多等证属阴虚内热者。

临床应用

（1）功能失调性子宫出血 研究表明，固经丸能改善月经的量、色、质，升高雌二醇、孕酮水平，延长月经周期天数，对于排卵型功能失调性子宫出血有较好的治疗作用[1]。

（2）人流术后月经过多 固经丸治疗人流术后月经过多80例，疗程平均20～30天，其中痊愈42例，有效30例，无效8例，总有效率为90%[2]。

【使用注意】虚寒崩漏者，本方禁用。

【参考文献】

[1] 张晓金，杨家林，魏绍斌，等.清经胶囊治疗月经先期的临床研究[J].中药新药与临床药理，2004，15（1）：59-61，63.

[2] 许晓波.固经丸治疗人流术后月经过多80例[J].辽宁中医杂志，2003，30（4）：278.

镇肝息风汤

【出处】《医学衷中参西录》

【组成】怀牛膝一两（30g） 生赭石（轧细）一两（30g） 生龙骨（捣碎）五钱（15g） 生牡蛎（捣碎）五钱（15g） 生龟甲（捣碎）五钱（15g） 生杭芍五钱（15g） 玄参五钱（15g） 天门冬五钱（15g） 川楝子（捣碎）二钱（6g） 生麦芽二钱（6g） 茵陈二钱（6g） 甘草一钱半（4.5g）

【用法】水煎服。

【功用】镇肝息风，滋阴潜阳。

【主治】类中风。头目眩晕，目胀耳鸣，脑部热痛，心中烦热，面色如醉，或时常噫气，或肢体渐觉不利，口眼渐形歪斜；甚或眩晕颠仆，昏不知人，移时始醒；或醒后不能复原，精神短少，或肢体痿废，或成偏枯，脉弦长有力。

【源流】本方系张锡纯治类中风（脑溢血证）之主方。张氏受《内经》"血之与气，并走于上，则为大厥，厥则暴死，气复反则生，不反则死"的启发，融汇西学，认为中风之发病，"此因肝木失和，风自肝起，又加以肺气不降，肾气不摄，冲气胃气又复上逆，于斯，脏腑之气化皆上升太过，而血之上注于脑者，亦因之太过，致充塞其血管而累及神经"所致，在治疗上"气反而下行，血即随之下行，故其人可生"。确立了镇肝潜阳，引气血下行治标为主，辅以滋养肝肾以培本的治法。方中重用牛膝以引血下行，用龙骨、牡蛎、龟甲、芍药以镇息肝风，赭石以降胃降冲，玄参、天门冬以清肺气，又加熟地、萸肉以补肾敛肾，此为初拟之方。"后因用此方效者固多，间有初次将药服下，转觉气血上攻而病加剧者，于斯加生麦芽、茵陈、川楝子即无斯弊"。张氏认为，这是因为本方镇降之力太过，激发了"将军之官"的反动之力，于是加入上述三味药，以顺肝木之性，此为现行方。在临床应用时，心中热甚者，当有外感，伏气化热，故加石膏；有痰者，恐痰阻气化之升降，故加胆星也。本方至今仍为治疗类中风阳亢风动证之常用效方。

【现代应用】

1. 临床应用

本方常用于高血压、急性脑卒中、血管神经性头痛、围绝经期综合征等证属肝肾阴虚，肝阳上亢者。

（1）高血压　本方能降低高血压患者全血黏度、全血还原黏度、血浆黏度等血液流变学指标，对高血压具有良好的治疗作用。

（2）急性脑卒中　镇肝息风汤能明显缓解急性脑卒中的临床症状，降低神经功能缺损程度的积分，对急性脑卒中有较好疗效。

（3）血管神经性头痛　镇肝息风汤能减轻血管神经性头痛患者的头痛及其伴随症状，改善脑血流图及经颅彩色多普勒，对该病有较好治疗作用。

（4）围绝经期综合征　临床观察表明，镇肝息风汤能明显缓解患者潮热汗出，烦躁易怒，眩晕耳鸣，失眠，心悸等临床症状，并能调整激素水平紊乱，提高患者生活质量。

2.药理作用

（1）高血压　镇肝息风汤能提高自发性高血压大鼠（SHR）血清游离钙水平，稳定细胞膜，对早期高血压具有稳定而可靠的降压作用。本方可有效抑制血管平滑肌细胞增殖核抗原（PCNA）表达，改善动脉中膜厚度，促进血管重塑；本方还可降低自发性高血压大鼠（SHR）血浆及心肌组织中 AngII、脑组织中 ET 的含量，对心、脑有一定的保护作用，可预防高血压并发症的发生。

（2）急性脑卒中　实验研究表明，本方可显著降低脑出血大鼠的神经缺损症状积分、脑含水量和脑指数，降低大鼠脑组织中丙二醛和内皮素含量，提高超氧化物歧化酶活性，明显缓解脑水肿；并能减少脑出血模型大鼠脑细胞凋亡，对脑出血后脑细胞具有保护作用。对大脑中动脉梗死大鼠，本方预处理后可明显减少缺血侧脑组织神经元细胞的凋亡率，降低缺血侧脑组织活化 Caspase-3 和 PARP 蛋白表达量，发挥保护缺血大鼠脑组织的作用。

（3）围绝经期综合征　实验研究结果显示，镇肝息风汤能降低去势大鼠血清卵泡刺激素、黄体生成素水平，提高雌二醇含量，有效调整性激素水平。还能降低总胆固醇、甘油三酯、低密度脂蛋白水平，升高高密度脂蛋白水平，改善脂代谢，从而多环节调整围绝经期综合征。

【使用注意】方中金石介类药物重镇碍胃，脾胃虚弱者慎用。

【参考文献】

［1］周荣峰，景光光，邓茜.镇肝息风汤对自发性高血压大鼠血压及血清游离钙的影响［J］.中国实用医药，2008，3（19）：31-32.

［2］孟云辉，于慧卿，刘真，李武卫.镇肝息风汤对自发性高血压大鼠血管重

塑的影响［J］.河北中医，2010，32（7）：1065-1067.

［3］姜坤，高璇，宋静.镇肝息风汤对高血压病人血液流变学的影响［J］.中国血液流变学杂志，2004，14（2）：180-239.

［4］孟云辉，吴艳霞，涂欣，等.镇肝息风汤对自发性高血压大鼠血管紧张素Ⅱ、内皮素的影响［J］.中国临床药理学与治疗学，2006，11（5）：550-553.

［5］邵淑娟.镇肝息风汤为主治疗急性脑卒中疗效观察［J］.湖北中医杂志，2004，26（10）：30-31.

［6］党全伟，王晓丽，马秀霞.镇肝息风汤对急性脑出血大鼠模型抗脑水肿作用研究［J］.中医研究，2010，23（10）：21-24.

［7］夏荣蓉，吴颖昕，姜惟.镇肝息风汤对脑出血模型大鼠脑细胞凋亡的影响［J］.山东中医杂志，2005，24（12）：742-744.

［8］吴艳霞，吴婷玉，叶红，等.镇肝息风汤预处理对MCAO大鼠脑组织病理学变化和神经元凋亡的影响［J］.中国实验方剂学杂志，2013，19（9）：224-228.

［9］彭暾，周荣.镇肝息风汤治疗血管神经性头痛126例临床观察［J］.四川中医，2009，27（7）：73-74

［10］马云枝，朱世瑞.镇肝息风汤治疗更年期综合征50例临床观察［J］.中国实用神经疾病杂志，2009，12（1）：91，94.

［11］李琼，许锐，罗汉川，等.镇肝息风汤治疗围绝经期综合征的实验研究［J］.中医杂志，2005，46（12）：897.

建瓴汤

【出处】《医学衷中参西录》

【组成】生怀山药一两（30g）　怀牛膝一两（30g）　生赭石（轧细）八钱（24g）　生龙骨（捣细）六钱（18g）　生牡蛎（捣细）六钱（18g）生怀地黄六钱（18g）　生杭芍四钱（12g）　柏子仁四钱（12g）

【用法】磨取铁锈浓水，以之煎药（现代用法：水煎服）。

【功用】镇肝息风，滋阴安神。

【主治】脑充血证（中风）预兆发露者。其脉必弦硬而长，或寸盛尺虚，或大于常脉数倍，而毫无缓和之意；其头目时常眩晕，或觉脑中昏愦，多健忘，或常觉疼，或耳聋目胀；胃中时觉有气上冲，阻塞饮食不能下行，或有气起自下焦，上行作呃逆；心中常觉烦躁不宁，或心中时发热，或睡梦中神魂飘荡；或舌胀、言语不利，或口眼歪斜，或半身似有麻木不遂，或行动脚踏不稳、时欲眩仆，或自觉头重足轻，脚底如棉絮。

【源流】本方出自张锡纯《医学衷中参西录》，乃张氏"窃师风引汤之义"所创。风引汤见于《金匮要略·中风历节病脉证并治》，由龙骨、牡蛎、寒水石、滑石、赤石脂、白石脂、紫石英、石膏、大黄、干姜、桂枝、甘草组成，可"除热、瘫、痫"。张氏认为："夫瘫既以热名，明其病因热而得也。其证原似脑充血也。方用石药六味，多系寒凉之品，虽有干姜、桂枝之辛热，而与大黄、石膏、寒水石、滑石并用，药性混合，仍以凉论。且诸石性皆下沉，大黄性尤下降，原能引逆上之血使之下行。又有龙骨、牡蛎与紫石英同用，善敛冲气，与桂枝同用，善平肝气。肝冲之气不上干，则血之上充者自能徐徐下降也。"所以在创制治脑充血证之建瓴汤时，借鉴风引汤以金石介类镇肝降逆，大黄引血下行，以凉降为主的配伍方法，用代赭石合龙骨、牡蛎平肝降逆，以牛膝易大黄引血下行，去温热之干姜、桂枝，加芍药、生地黄、生山药、柏子仁滋补肝肾，清热安神，并用铁锈水煎药以增重镇之力。本方为张氏所创，是治脑充血证的代表方之一，重镇清降之力较为平和，且能宁心安神，适用于阴虚阳亢，心神不宁之脑充血证病情较轻者。

【现代应用】本方常用于高血压、高脂血症、顽固性鼻衄等属阴虚阳亢者。

1.临床应用

（1）高血压　研究表明，建瓴汤治疗阴虚阳亢型原发性高血压效果确切，并有助于患者各项临床症状的改善，有良好的临床应用价值。本方还能改善老年高血压患者的生活质量，并能增加患者的血清过氧化氢酶活力，防止机体的脂质过氧化。

（2）顽固性鼻衄　研究显示，加味建瓴汤对临床上因高血压、感冒、外伤、劳累等不同原因引起的顽固性鼻衄均有显著的疗效，尤以高血压引起的鼻衄疗效最佳。

2. 药理作用

（1）高脂血症　建瓴汤能显著降低实验性高脂血症大鼠血中的总胆固醇、甘油三酯水平，提高血清超氧化物歧化酶活性，降低丙二醛含量，显著降低低密度脂蛋白水平，提高高密度脂蛋白水平，具有降脂和抗脂质过氧化作用。

（2）顽固性鼻衄　该方水提液和醇提液均能明显缩短小鼠出凝血时间，对小鼠的内源性出凝血系统有一定的作用。

【使用注意】 方中金石介类药物重镇碍胃，脾胃虚弱者慎用。

【参考文献】

［1］佟文浩.建瓴汤对阴虚阳亢型原发性高血压的临床疗效分析［J］.中国医药指南，2013，11（3）：258-259.

［2］范荣，周虹，谭海彦.老年高血压患者生活质量和CAT的改变及中药的干预效果［J］.中国现代医学杂志，2005，15（11）：1706-1708.

［3］俸道荣，韦斌.建瓴汤对实验性肝肾阴虚高脂血症大鼠血脂及脂质过氧化的影响［J］.广西中医药，2009，32（4）：51-54.

［4］戴新民，张尊祥，王洪华，等.加味建瓴汤对小鼠出凝血时间的影响及临床应用［J］.中医药学报，2005，33（1）：16-17.

暖肝煎

【出处】《景岳全书》

【组成】 当归二钱（6g）　枸杞子三钱（9g）　小茴香二钱（6g）　肉桂一钱（3g）　乌药二钱（6g）　沉香一钱（木香亦可）（3g）　茯苓二钱

（6g）

【用法】水一盅半，加生姜三五片，煎七分，食远温服（现代用法：水煎服）。

【功用】温补肝肾，行气止痛。

【主治】肝肾不足，寒滞肝脉证。睾丸冷痛，或小腹疼痛，疝气痛，畏寒喜暖，舌淡苔白，脉沉迟。

【源流】本方为明代医家张景岳创制，出自《景岳全书》新方八阵之热阵，用"治肝肾阴寒，小腹疼痛，疝气等证"。张氏制方以温补著称，暖肝煎为其温补肝肾的代表方，尤以治疝对后世影响深远。因疝气多以受寒受湿所致，景岳以暖肝煎主治疝气"非有实邪而寒胜者"，从而开创了温补法治疝气的新思路。对其他病症属肝肾虚寒者，景岳亦常用暖肝煎以温之：如寒热篇之"寒中厥阴，则少腹疼痛"者，气瘕篇之"若肝肾寒滞，小腹气逆而痛者"，以及妇人阴冷，"肝肾虚寒者"，等等。后人多用本方治疝，如《医学举要》云"此治阴寒疝气之方"。亦有用本方治胁痛者，如《医学从众录》谓"两旁季胁痛者，肝气虚也，宜暖肝煎"。现代临床还用本方治疗妇女痛经属肝肾不足，寒凝气滞者，均未超出《景岳全书》的主治范围。

【现代应用】本方常用于疝气、精索静脉曲张、慢性前列腺炎、痛经、心绞痛等属肝肾虚寒，经气郁滞者。

临床应用

（1）疝气　暖肝煎能缓解疼痛，缩小肿块，对各类疝气病均有较好的治疗作用。251例患者中，临床治愈195例，显效22例，有效16例，总有效率92.8%。

（2）精索静脉曲张　暖肝煎能缓解精索静脉曲张患者阴囊下坠和疼痛等症状，对该病有较好的治疗作用。临床治疗52例，治愈46例，显效4例，总有效率96%。

（3）慢性前列腺炎　暖肝煎能减轻慢性前列腺炎患者尿频尿急、小腹坠胀等症状，改善前列腺触诊时的压痛及质地，减少前列腺液中白细胞数目，对该病有较好治疗作用。

（4）痛经 暖肝煎治疗阳虚寒凝型原发性痛经有良好疗效。30例患者治疗3个疗程后，痛经减轻或消失，总有效率为96.7%。

（5）心绞痛 加减暖肝煎胶囊能减少心绞痛发作，改善异常心电图，减少心肌耗氧量，降低血浆 TXB_2 水平，升高 6-K-PGF1α 水平，对不稳定性心绞痛具有较好的治疗作用。

【使用注意】疝气郁热而见阴囊红肿热痛者禁用。

【参考文献】

［1］贺启智，贺清珍.暖肝煎加减治疗疝气病251例［J］.陕西中医，1995，16（1）：15.

［2］李高旗，王俊芳.暖肝煎加减治疗精索静脉曲张52例［J］.实用中医药杂志，2004，20（12）：687.

［3］宋跃飞.温补肝肾行气逐寒法治疗慢性前列腺炎48例［J］.山西中医学院学报，2004，5（4）：36.

［4］杨蕾，杨怡.暖肝煎新用治疗阳虚寒凝型原发性痛经30例的临床观察［J］.贵阳中医学院学报，2012，34（2）：146-147.

［5］贺敬波，黄绵清，张勤，等.加减暖肝煎胶囊治疗冠心病不稳定性心绞痛33例临床研究［J］.中医杂志，2003，44（5）：352-353.

独活寄生汤

【出处】《千金要方》

【组成】独活三两（9g） 桑寄生 杜仲 牛膝 细辛 秦艽 茯苓 肉桂心 防风 川芎 人参 甘草 当归 芍药 干地黄各二两（各6g）

【用法】上咬咀，以水一斗，煮取三升，分三服，温身勿冷也（现代用法：水煎服）。

【功用】祛风湿，止痹痛，益肝肾，补气血。

【**主治**】肝肾两亏，气血不足之痹证。腰膝疼痛，肢节屈伸不利，或麻木不仁，畏寒喜温，心悸气短，舌淡苔白，脉细弱。

【**源流**】本方首见于《千金要方》卷八，主治"腰背痛者，皆由肾气虚弱，卧冷湿地，当风得之，不时速治，流入脚膝，为偏枯冷痹，缓弱疼重，或腰痛挛脚重痹"，且"诸处风湿亦用此法，新产竟便患腹痛不得转动，及腰脚挛痛不得屈伸痹弱者"。《肘后备急方》卷四治卒患腰胁痛诸方之"治肾气虚衰，腰脊疼痛，或当风卧湿，为冷所中，不速治，流入腿膝，为偏枯冷痹，缓弱，宜速治之方"，较本方多附子一枚，无寄生、人参、甘草、当归，无方名。推测独活寄生汤应是孙氏在此方基础上加减化裁而成，并扩大了主治范围。后世医家对本方的主治病证有所发挥。《保婴撮要》卷十三治"鹤膝风，气血虚弱，四肢颈项等处肿，不问肿溃，日久不敛。"《丹溪心法》卷三治脚气，《济阴纲目》卷十一"专治产后脚气"；《丹台玉案》治白虎历节风；《外科理例》治臂痛、附骨疽及历节风；《医方集解·祛风之剂》"治肝肾虚热，风湿内攻，腰膝作痛，冷痹无力，屈伸不便"。后世医家亦结合临床实际对本方进行加减应用。《世医得效方》之独活寄生汤即本方去牛膝、茯苓、秦艽，功用主治与本方同。《慎斋遗书》卷七独活寄生汤，即本方去秦艽、茯苓，加白芷而成，主治鹤膝风痛甚因风，并主病风。《笔花医镜》卷四之独活寄生汤，乃本方去杜仲、人参、地黄、芍药、川芎，加威灵仙、金毛狗脊而成，治"产后腰痛，若上连脊背，下连腿膝者"。本方以祛风寒湿为主，兼以补肝肾，益气血，祛邪不伤正，扶正不碍邪，现代临床凡属风寒湿痹着日久，正气不足者，均可加减化裁应用。

【**现代应用**】本方常用于类风湿关节炎、骨性关节炎、骨质疏松症、腰椎间盘突出症、强直性脊柱炎、肿瘤等证属风寒湿痹日久，正气不足者。

1. 临床应用

（1）类风湿关节炎　临床研究表明，独活寄生汤治疗类风湿关节炎安全有效，能有效缓解患者关节疼痛、压痛、肿胀、活动障碍指数、晨僵等临床症状，改善血沉、C 反应蛋白等实验室指标。

（2）骨性关节炎　采用 JOA 膝关节功能判定标准评价骨性关节炎治疗效果，分别服用独活寄生汤 1 个月、3 个月、6 个月后，骨性关节炎患者的 JOA 评分均明显高于治疗前，且无不良反应发生。

（3）骨质疏松症　独活寄生汤能缓解骨质疏松症的临床症状，升高骨密度，治疗原发性骨质疏松疗效明显。

（4）腰椎间盘突出症　采用 Oswestry 功能障碍指数问卷表和《中医病证诊断疗效标准》腰椎间盘突出症的疗效评定标准联合评定，独活寄生汤治疗腰椎间盘突出症均有明显疗效。

（5）强直性脊柱炎　临床观察显示，独活寄生汤能改善强直性脊柱炎患者的关节症状、体征，并可明显改善血清 ESR、CRP、IgA 等实验室指标，对强直性脊柱炎有较好疗效，且未发现不良反应。

2. 药理作用

（1）类风湿关节炎　实验研究表明，独活寄生汤可显著抑制大鼠佐剂性关节炎急性足跖肿胀，对于继发性的足肿胀也有明显的抑制作用，并可降低继发性关节炎炎性组织中 IL-1β 和 TNF-α 的含量，具有防治佐剂性关节炎的作用。

（2）骨性关节炎　独活寄生汤能降低兔膝骨关节炎模型血清及关节液 NO 的含量，升高 SOD 水平，保护关节软骨，延缓早期骨关节炎关节软骨的退变。

（3）骨质疏松症　研究表明，不同浓度的独活寄生汤含药血清能促进成骨细胞 OPG 蛋白的表达，并且抑制成骨细胞 RANKL 蛋白的表达，促进成骨细胞的增殖并且影响成骨细胞的分化，发挥治疗骨质疏松的作用。

（4）腰椎间盘突出症　研究表明，独活寄生汤可通过降低纤维环细胞 P38 丝裂原活化蛋白激酶磷酸化水平，抑制炎性因子的产生，减缓由 P38 丝裂原活化蛋白激酶信号转导通路介导的软骨细胞凋亡进程，从而达到治疗腰椎间盘源性腰痛的目的。

（5）肿瘤　研究表明，独活寄生汤能显著抑制小鼠肉瘤 S180 瘤重，活化荷瘤鼠的 T 细胞增殖能力，促进其自然杀伤细胞活性和白介素 -2 分泌水平，调节机体免疫功能。

【使用注意】热痹忌用本方。

【参考文献】

［1］吴利群，蔡辉，于德勇，等．独活寄生汤加减治疗类风湿关节炎的有效性探讨［J］.辽宁中医杂志，2010，37（10）：1873-1874.

［2］戴锦娜，李宏明，陈崇民.独活寄生汤对大鼠佐剂性关节炎防治作用研究［J］.辽宁中医药大学学报，2011，13（12）：133-135.

［3］吴迪，崔明，陈云霞，等.独活寄生汤加减治疗膝关节骨性关节炎临床研究［J］.中医药学报，2011，39（2）：114-115.

［4］李爱萍，何昌谋.独活寄生汤对兔膝骨关节炎体液中 NO、SOD 水平的影响［J］.陕西中医，2010，31（10）：1430-1431.

［5］郑乃旭，张学红，郭海梅，等.独活寄生汤治疗骨质疏松症临床观察［J］.河北医学，2011，17（2）：225-227.

［6］万春飞，詹秀琴，孙玉明.独活寄生汤含药血清对成骨细胞 OPG/RANKL 蛋白表达的影响［J］.吉林中医药，2013，33（1）：66-69.

［7］包春宇，马长江.独活寄生汤加减治疗腰椎间盘突出症疗效观察［J］.中医正骨，2010，22（10）：11-12，16.

［8］周江涛，王庆来，赵依娜，等.独活寄生汤对腰椎间盘纤维环细胞 P38 信号转导通路的影响［J］.中医正骨，2012，24（6）：9-12.

［9］周冰.独活寄生汤治疗强直性脊柱炎临床观察［J］.华夏医学，2008，21（1）：125-127.

［10］张若楠，王三虎，任东青.独活寄生汤对荷瘤小鼠的抗肿瘤作用研究［J］.中国实验方剂学杂志，2007，13（10）：28-31.

大补元煎

【**出处**】《景岳全书》

【**组成**】人参（补气补阳，以此为主）少则用一二钱，多则用一二两（少则 3～6g，多则 30～60g）　山药（炒）二钱（6g）　熟地（补精补阴，以此为主）少则用二三钱，多则用二三两（少则 3～6g，多则 30～60g）　杜仲二钱（6g）　当归二三钱（若泄泻者，去之）（6～9g）　山茱萸一钱（如畏酸吞酸者，去之）（3g）　枸杞二三钱（6～9g）　炙甘草一二钱（3～6g）

【**用法**】水二盅，煎七分，食远温服（现代用法：水煎服；水蜜丸，每次 9g，每日 2 次）。

【**功用**】救本培元，大补气血。

【**主治**】肝肾不足，气血两亏证。精神疲惫，心悸健忘，头晕目眩，四肢酸软。

【**源流**】本方出自《景岳全书》之新方八阵，乃张景岳所创制，位列补阵之首。张氏以其"治男妇气血大坏，精神失守危剧"，称其为"回天赞化，救本培元第一要方"。综观《景岳全书》，多种病症如汗证、痉证、瘟疫、疟疾、寒热、火证、虚损、关格、眩晕、怔忡惊恐、不寐、消渴、咳嗽、喘促、呃逆、郁证、胁痛、五官诸证、遗溺、血证、脱肛、痴呆、秘结等属证肝肾气血虚损者均可以本方治之。景岳在本方后云："本方与后右归饮出入互思。"右归饮与本方均有熟地、山药、山茱萸、杜仲、枸杞、炙甘草，均能滋肾养肝，右归饮又有肉桂、附子，温肾力佳，为益火之剂；本方又有人参、当归，大补气血，为救本培元之方。临证应用时，两方确可互参使用。故景岳在本方后加减法云："如元阳不足多寒者，于本方加附子、肉桂、炮姜之类，随宜用之。"即是取法右归饮。本方以人参、熟地黄为主药，且云补气补阳以人参为主，补精补阴以熟地黄为主，实乃气血阴阳并补之方，从其临床应用来看，五脏元气大虚，气血不足者均可加减应用，其使用范围遍及临床各科，无愧为补方之首。

【现代应用】本方常用于眩晕、头痛、肿瘤化疗后等证属肝肾不足，气血两亏者。

临床应用

（1）眩晕 大补元煎能减轻晕眩症状，减少发作次数，改善椎基底动脉血流，有效治疗虚证眩晕。

（2）头痛 大补元煎能减轻头痛症状，延长发作周期，对肾虚性头痛有明显改善作用；还可增加脑脊液压力，改善低颅压性头痛。

（3）肿瘤化疗后 大补元煎能减轻化疗的消化道反应及对脏器的损害，提高患者对化疗的耐受性。对乳腺癌化疗后骨髓抑制，大补元煎能降低白细胞、血红蛋白和血小板减少程度，改善临床症状。

【使用注意】凡阴虚阳亢，血分有热，胃火炽盛，肺有痰热，外感风寒或风热者慎服。

【参考文献】

［1］田乃定.大补元煎治疗眩晕证51例小结［J］.湖南中医药导报，2003，9（4）：18.

［2］廖雪芬.大补元煎加味治疗肾虚型头痛34例［J］.广西中医药，2012，35（6）：32-33.

［3］王滨，陈亮，吴迪.大补元煎治疗低颅压性头痛的临床研究［J］.中国伤残医学，2009，17（4）：151-152.

［4］马东升.大补元煎辨证加减防治癌症化疗副反应44例［J］.四川中医，2000，18（11）：18-19.

［5］姬广伟，何宏涛，孙见新.大补元煎防治乳腺癌化疗后骨髓抑制的疗效观察［J］.中国药物与临床，2009，9（10）：988-989.

补肾壮筋汤

【出处】《伤科补要》

【组成】熟地 当归 牛膝 山萸 云苓 川断 杜仲 白芍 青

皮　五加皮（各 10g）（原方未著用量）

【用法】用河水煎服（现代用法：水煎服）。

【功用】补益肝肾，强筋健骨。

【主治】肝肾不足，筋骨失养证。老人及体虚者习惯性关节脱位或筋伤，或骨折久不愈合，腰膝酸软无力，畏寒肢冷，舌淡，脉沉细。

【源流】本方出自清代伤科学家钱秀昌的《伤科补要》卷三，用治"肾经虚损，常失下颏"。钱氏云："颏者，即牙车相交之骨也。若脱，则饮食言语不便，由肾虚所致……服补肾壮筋汤。"方中诸药旨在补益肝肾精血，强筋壮骨，妙在以青皮疏肝行气，五加皮补肝肾而祛风湿，茯苓健脾祛湿，如此则全方补而不滞，扶正为主，兼以祛邪，对于老弱之人，肝肾亏虚，筋骨失养之脱位、筋伤、骨折等，加减使用，均有良效，不必拘于"常失下颏"之症。

【现代应用】本方常用于骨性关节炎、腰椎间盘脱出症、骨质疏松症、骨折迟缓愈合等证属肝肾不足，筋骨失养者。

1. 临床应用

（1）骨性关节炎　采取 ISO 评分和中医症状评分相结合的方法评价补肾壮筋汤治疗前后的疗效，发现补肾壮筋汤能明显改善膝骨关节炎症状。

（2）腰椎间盘脱出症　补肾壮筋汤能减少腰椎间盘脱出症患者腰椎椎体前后的移动距离，改善椎体稳定性，从而减轻动态压迫及炎性反应，改善临床症状。

（3）骨质疏松症　加味补肾壮筋汤颗粒剂及汤剂均能有效缓解腰背疼痛等原发性骨质疏松症的临床症状，增加骨密度。

（4）骨折迟缓愈合　临床研究显示，补肾壮筋汤对骨折迟缓愈合及骨不连有较好的治疗作用。

2. 药理作用

（1）骨性关节炎　研究表明，补肾壮筋汤能降低兔膝关节实验性骨关节炎软骨细胞的凋亡指数，提高细胞核增殖抗原的表达，降低血清和关节液的一氧化氮浓度，从而减少软骨细胞的凋亡，促进软骨细胞的增殖。加味补肾壮筋汤具有抗脂质过氧化，提高抗氧化酶活性，保护软骨细胞免于自由基损害，延缓关节软骨退变，促进关节软骨修复的作用。

（2）骨质疏松症　实验研究表明，加味补肾壮筋汤颗粒剂能调节去卵巢骨质疏松大鼠血清中 NO、SOD、MDA 的含量，防治骨质疏松症。

【使用注意】肝肾阴虚火旺者不宜用。

【参考文献】

［1］张炳冉 . 补肾壮筋汤对膝骨关节炎患者血清肿瘤坏死因子 - α 与白细胞介素 -6 水平的影响［J］. 中草药，2006，37（9）：1389-1390.

［2］潘浩，胡庆丰，李雄峰，等 . 补肾壮筋汤对兔早期实验性膝骨关节炎软骨细胞凋亡及增殖细胞核抗原表达的影响［J］. 中国骨伤，2005，18（5）：278-281.

［3］姚啸生，李洪久，宋雅梅，等 . 加味补肾壮筋汤对膝骨关节炎氧自由基代谢的影响［J］. 中医正骨，2005，17（9）：5-6，79.

［4］文纪平 . 补肾壮筋汤治疗肾虚型腰椎间盘脱出症 132 例临床观察［J］. 实用中医内科杂志，2013，27（13）：28-29.

［5］吕朝晖，温振杰，吴少鹏，等 . 加味补肾壮筋汤治疗原发性骨质疏松症临床观察［J］. 中国骨伤，2002，15（5）：263-264.

［6］吕朝晖，温振杰，邱剑鸣，等 . 加味补肾壮筋汤颗粒剂治疗原发性骨质疏松症的临床观察［J］. 湖北中医学院学报，2003，5（1）：46-47.

［7］吕朝晖，吴少鹏，温振杰，等 . 加味补肾壮筋汤颗粒剂对去卵巢骨质疏松大鼠血清 NO、SOD 及 MDA 的影响［J］. 中国骨伤，2004，17（12）：8-10.

索　引

药食索引（以汉语拼音为序）

方剂索引（以汉语拼音为序）